Ann Louise Gittleman
James Templeton • Candelora Versace

Ihr Ernährungstyp

**»Entdecken Sie das Geheimnis
der optimalen Ernährung für Ihren Typ«**

Der Stoffwechseltyp als Schlüssel zur optimalen Ernährung.
Testen Sie Ihren Ernährungstyp, und erfahren Sie,
mit welcher Nahrung Ihr Körper
sich am wohlsten fühlt

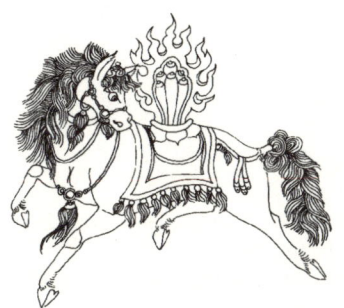

WINDPFERD

Originalangaben   Titel der Originalausgabe:"Your Body Knows best"
© 1996, 1997 by Ann Louise Gittleman, M.S.
Erschienen bei: Pocket Books, a division of Simon & Schuster Inc., New York
First Pocket Books paperback printing February 1997

Übersetzung aus dem Amerikanischen: Peter Königs

Wichtiger Hinweis   Die Autorin ist keine Ärztin. Die hier vorgestellten Methoden, Ideen und Vorschläge können und sollen daher nicht die Beratung durch einen Arzt oder Heilpraktiker ersetzen. Bei Gesundheitsproblemen sollten Sie daher einen kompetenten Therapeuten konsultieren. Sprechen Sie mit Ihrem Therapeuten über die Empfehlungen in diesem Buch, aber auch über gesundheitliche Probleme, die eventuell medizinisch diagnostiziert oder betreut werden müssen. Die Aussagen der Autorin über die in diesem Buch erwähnten Produkte und Dienstleistungen geben lediglich ihre persönliche Meinung wieder. Dabei handelt es sich nicht um Empfehlungen für diese Produkte und Dienstleistungen durch den Verlag. Autorin und Verlag lehnen jegliche Verantwortung für Folgen, die direkt oder indirekt aus der Lektüre dieses Buches oder durch die Verwendung der hierin erwähnten Produkte entstehen, ab.

Impressum   1. Auflage 1998

© 1998 by Windpferd Verlagsgesellschaft mbH, Aitrang
Alle Rechte vorbehalten
Umschlaggestaltung: Kuhn Grafik, Digitales Design, Zürich
Lektorat: Ulrike Kerstiens
Layoutkonzeption: Schneelöwe, Aitrang
Layout/Satz: *panta rhei!* – MediaService Uwe Hiltmann, Niedernhausen/Ts.
Herstellung: Schneelöwe, Aitrang

ISBN 3-89385-276-X

Printed in Germany

**Für alle, die nicht den ausgetretenen Pfaden folgen,
sondern sich ihren eigenen Weg bahnen ...
auf dem andere ihnen folgen können**

Inhaltsverzeichnis

Vorwort

Seit 25 Jahren beschäftige ich mich nun mit Ernährung, doch erst vor kurzem habe ich endlich verstanden, was dieses Thema so kompliziert macht und warum dabei so viele unterschiedliche Meinungen anzutreffen sind. Die Methode, die ich in diesem Buch beschreibe, hat mir die Augen geöffnet.

Lange Zeit war ich davon überzeugt, daß eine vegetarische Ernährung die einzig richtige sei, nicht nur aus gesundheitlichen, sondern auch aus spirituellen und ökologischen Gründen. Schließlich beobachtete ich Tag für Tag bei meinen Patienten die Auswirkungen der nicht besonders gesunden deutschen Durchschnittskost, die oft genug zu Übersäuerung und in der Folge zu allen möglichen chronischen Krankheiten führte. Und ich konnte die Besserungen sehen, wenn sie sich basenreich und eiweißarm – am besten also vegetarisch – ernährten. Eigentlich dachte ich, damit die Antwort auf alle Ernährungsfragen gefunden zu haben und kam zehn Jahre lang damit gut zurecht, bis mir auffiel, daß es zwar vielen Patienten mit meinen Empfehlungen besser ging, immer wieder aber einmal jemand darunter war, der sich trotz anfänglicher Besserung auf Dauer damit nicht wohl fühlte und doch wieder krank wurde. Vor ein paar Jahren kam mir dann der rettende Gedanke: Kann es sein, daß es nicht nur eine richtige Ernährung – die vegetarische – gibt, sondern daß die Bedürfnisse individuell von Mensch zu Mensch verschieden sind?

Bei meiner Suche nach Antworten stieß ich auf traditionelle Ansätze – wie Ayurveda und die Fünf-Elemente-Lehre – und neuere Versuche – wie die Akerbergmethode – die sich leider in der Praxis alle recht schnell als unzutreffend oder unzuverlässig bei der Bestimmung des individuellen Ernährungsbedarfs erwiesen. Sie lagen – wie meine früheren Empfehlungen zur vegetarischen Ernährung – zwar häufig richtig, aber allzu oft auch falsch. Dieses Roulettspiel konnte nicht die Lösung sein. Als ich die Suche schon fast aufgegeben hatte, stieß

ich in Amerika auf einen Namen, der immer wieder als Geheimtip auftauchte, wenn es um die individuell richtige Ernährung, besonders bei Krebspatienten ging: Dr. William R. Kelley aus Texas.

Es ist mir zwar nie gelungen, ihn persönlich ausfindig zu machen, weil er sich vor einigen Jahren im Alter von 65 Jahren zur Ruhe gesetzt hat. Doch seinen brillanten Nachfolger Bill Wolcott, der über acht Jahre Dr. Kelleys Assistent war, lernte ich vor fünf Jahren kennen. Er arbeitet seit nunmehr 18 Jahren mit Dr. Kelleys Methode und hat sie inzwischen so weit entwickelt, daß man damit den individuellen Ernährungsbedarf sehr zuverlässig bestimmen kann.

Nachdem ich mich bei einem Besuch bei Bill von der Wirksamkeit seiner Methode überzeugen konnte und er mich in die Geheimnisse seines Ansatzes eingeführt hatte, beschloß ich, dieses System in Deutschland bekannt zu machen, um anderen Therapeuten und ihren Patienten das mühselige Spiel von Versuch und Irrtum bei Ernährungsfragen zu ersparen.

Sie können sich vorstellen, daß die genaue Bestimmung des individuellen Ernährungsbedarfs keine ganz einfache Methode ist. Die grundlegenden Erkenntnisse sind zwar leicht zu begreifen, doch im Detail ist die Methode sehr komplex. Daher gab es leider bis vor kurzem zu diesem Thema kein leichtverständliches Buch für den interessierten Laien. Aber Ann Louise Gittleman setzte sich vor zwei Jahren mit Bill Wolcott zusammen, um sein System einfach und klar zu erläutern und es dem Leser vor allem erstmals leicht zu machen, zumindest die Grundzüge des individuellen Ernährungstyps selbst zu ermitteln. Ihr Buch zeigt deutlich, daß eine optimale Ernährung nur nach Bestimmung des jeweils eigenen Ernährungsbedarfs möglich ist, und ich habe mich daher entschlossen, es für Sie zu übersetzen.

Heilpraktiker Peter Königs
Frankfurt/Main, im Frühling 1998

Einleitung

Ich bin nun schon viele Jahre lang Ernährungsberaterin, doch seit einiger Zeit mache ich mir so meine Gedanken. Nein, eigentlich mache ich mir Sorgen, ernsthafte Sorgen. Ich kenne so viele Frauen und Männer, die nach landläufiger Meinung eigentlich alles richtig machen: Sie treiben täglich Sport, essen kaum Fett und ernähren sich vor allem von den energiereichen Kohlenhydraten. Wir haben ihnen immer erzählt, daß sie alles essen können, solange es ballaststoffreich und fettarm ist. Aber ich mache mir deshalb Sorgen, weil viele trotzdem nicht gesünder geworden sind, sondern über ständige Müdigkeit, Gewichtszunahme, unkontrollierte Heißhungerattacken auf Süßes und ähnliches klagen und es mit ihrer Gesundheit nicht gerade zum besten steht. Haben wir uns alle geirrt? Haben wir Ernährungsberater jahrelang ganz falsche Empfehlungen gegeben?

Inzwischen mache ich mir ernsthafte Sorgen: Haben wir jahrelang falsche Ernährungs-empfehlungen gegeben?

Nun endlich habe ich des Rätsels Lösung gefunden: Ganz falsch waren unsere Empfehlungen nicht, aber ganz richtig waren sie auch nicht. Ich hatte gelernt, daß es nur eine richtige Ernährung für alle Menschen geben kann. Zwar waren sich die Ernährungsforscher nie so ganz einig, wie diese eine richtige Ernährung aussehen müßte, aber zumindest vertreten die meisten die Meinung, kohlenhydratreich und fettarm zu essen wäre am besten. Diese Ansicht hatte sich in den letzten Jahren überall durchgesetzt, und dies haben wir unseren Klienten Tag für Tag erzählt. Doch leider hatten wir damit nicht bei allen den erhofften Erfolg. Wie ich jetzt weiß, ist die Wahrheit nicht ganz so einfach, denn diese Ernährungsweise ist durchaus nicht für jeden Menschen ideal.

Leider ist eine kohlenhydrat-reiche Ernährung doch nicht für jeden ideal

Je nach Ernährungstyp kann sie sogar sehr ungesund sein. Eigentlich hätte ich viel früher darauf kommen müssen, denn mir selbst ging es mit dieser Ernährungsform gar nicht gut. Ich war unausgeglichen, häufig erkältet, ständig hungrig, wurde selbst mit noch so vielen Kohlenhydraten nie richtig satt. Bei mir gab es zum Frühstück Müsli, zum Mittagessen Gemüse mit Reis und abends ein Nudelgericht. Rind, Schwein, Lamm oder anderes rotes Fleisch kam nicht auf den Tisch, nur manchmal etwas Huhn, und keine öligen Salatsoßen oder Butter. Zwischen den Mahlzeiten habe ich dann ständig nach etwas zu Naschen gesucht, nach Keksen, Reiswaffeln und anderen kohlenhydratreichen Leckerbissen. Doch je mehr Kohlenhydrate ich aß, um so größer wurde mein Heißhunger auf noch mehr Kohlenhydrate. Wenn es Ihnen genauso geht, kann ich Ihnen versichern, daß Sie damit nicht alleine sind.

Je mehr Kohlen-hydrate ich aß, um so größer wurde mein Heißhunger ...

Wahrscheinlich haben Sie selbst schon mehr als eine Variante dieser fettarmen, kohlenhydratreichen Ernährungsweisen ausprobiert, zum Beispiel um Gewicht abzubauen. Sie haben genau auf jedes Gramm Fett geachtet. Sie haben den Versprechungen geglaubt, daß Sie jetzt mehr essen könnten, dabei trotzdem Gewicht verlieren und gesünder würden. Vielleicht haben Sie nicht nur nicht abgenommen und sich seitdem nicht mehr so richtig gesund gefühlt, sondern sogar erlebt, daß Ihre beste Freundin bei der gleichen Ernährung problemlos acht Kilo abspeckte?

Woran liegt es, daß eine bestimmte Ernährung bei einem Menschen so erfolgreich ist, während sie einem anderen überhaupt nicht hilft? Es hat auf jeden Fall nichts damit zu tun, daß Sie die Anweisungen nicht richtig befolgt haben. Es ist viel einfacher: Es liegt daran, daß diese Ernährung nicht zu Ihnen paßt! Wir Menschen sind so verschieden voneinander, daß es keine Diät oder Ernährungsform gibt, die zu jedem von uns paßt.

Die gut gemeinten Ratschläge der Ernährungsgurus nehmen kein Ende

Von „Fit fürs Leben" bis Scarsdale, von Makrobiotik bis Slim-Fast, von Atkins bis Pritikin – all die gut gemeinten Ratschläge der Ernährungsgurus nehmen kein Ende. Jeder von ihnen glaubt, nur seine eigenen, ganz besonderen Vorschläge seien die Antwort auf die Probleme jedes Menschen. Trotzdem schlagen sich Millionen mit ständiger Müdigkeit, Übergewicht und diversen Krankheiten wie hohem Cholesterinspiegel und drohendem Herzinfarkt herum. Viele von uns haben sich ganz auf die populären fett- und fleischarmen Rezepte mit vollwertigen, komplexen Kohlenhydraten verlassen. Und dennoch plagen wir uns mit zahllosen Symptomen herum und fühlen uns nicht mehr so richtig gesund, stark und vital.

Jeder ist einzigartig

Weil wir von der Idee so besessen waren, es müßte nur eine einzige richtige Ernährungsform geben, die jedem Menschen alle nötigen Nährstoffe bietet, haben wir eine wichtige Tatsache übersehen, die für jedes Lebewesen gilt: Wir unterscheiden uns voneinander, von unserer Körperform bis zu unserer Augenfarbe, von unserer Hautfarbe bis zur Struktur unserer Haare, vom Ursprungsland unserer Vorfahren bis zu der Frage, wie leicht oder schwer wir abnehmen. Wir reagieren auf die verschiedenartigen Nahrungsmittel unterschiedlich empfindlich. So können zum Beispiel 70 % der Weltbevölkerung keinen Milchzucker (Laktose) verdauen. Wir unterscheiden uns in unseren körperlichen Anlagen und in ererbten Schwächen, die zu Diabetes, Bluthochdruck und Herzproblemen führen können und durch falsche Ernährung noch verschlimmert werden. All diese Unterschiede spielen bei der Entwicklung unserer „biochemischen Individualität" eine Rolle. (Dieser Ausdruck wurde von Dr. Roger J. Williams, einem berühmten Biochemiker an der Universität von Austin in Texas in den 70er Jahren geprägt. Von ihm wird noch die Rede sein.)

Unsere Arbeit und unser Lebensstil sind so unterschiedlich wie unsere Vorlieben, Geschmacksempfindungen und Abneigungen. Das Alter und

Wir haben übersehen, daß wir alle verschieden sind – biochemische Individuen

die täglichen Aktivitäten wirken sich auf jeden von uns unterschiedlich aus, und auch unser Geschlecht beeinflußt deutlich unseren Stoffwechsel, denn obwohl wir alle gleichberechtigt geboren wurden, unterscheiden sich Mann und Frau doch biologisch in einigen Punkten voneinander. Es fällt Männern zum Beispiel im allgemeinen wesentlich leichter als Frauen, Körperfett abzubauen, selbst wenn sich beide körperlich gleich intensiv betätigen und auf ihre Ernährung achten. Das liegt daran, daß es mit zunehmender Muskelmasse immer leichter wird, Fett zu verbrennen. Dank dem männlichen Hormon Testosteron besteht der Körper des Mannes aus mehr Muskeln und fettarmem Gewebe, während die Frau durch das weibliche Hormon Östrogen leichter Fett speichert.

Männer bauen Fett leichter ab

Der Versuch, eine einzige Ernährungsform zu finden, die für jeden Menschen optimal ist, hat bewirkt, daß wir das Gefühl für unsere persönliche Einzigartigkeit verloren haben. Weil wir nicht darauf geachtet haben, daß unterschiedliche Menschen unterschiedliche Ernährungsbedürfnisse haben, mußte die Gesundheit vieler ernährungsbewußter Menschen unnötig leiden. Viele von uns sind nicht einmal mehr in der Lage, richtig zu genießen. Geschmack, Konsistenz und Aroma eines guten Essens oder die verbindende Atmosphäre eines gemeinsamen Mahls mit Familie oder Freunden wurden nebensächlich. An ihre Stelle ist das mühsame Zählen von Kalorien und Fettmengen getreten, ganz zu schweigen von Schuldgefühlen, die uns plagen, wenn wir doch einmal von den selbst auferlegten Ernährungsregeln und Einschränkungen abweichen.

Wir lassen uns mehr von unseren Schuldgefühlen als von unserem Genuß leiten

Die endlose Informationsflut zum Thema gesunde Ernährung hat dazu geführt, daß wir den eigentlichen Schlüssel zu unserem Ernährungsproblem übersehen haben. Dabei ist die Lösung verblüffend einfach, auch wenn sie mir selbst erst nach 20 Jahren intensiver Forschung mit vielen Experimenten und persönlichen sowie beruflichen Erfahrungen aufgefallen ist. Die Wahrheit ist: Es gibt keine Ernährungsform, die für jeden Menschen gleichermaßen geeignet ist.

Es geht um drei wichtige Punkte

In diesem Buch werde ich drei Punkte vorstellen, durch die Sie Ihre persönliche Ernährungsweise herausfinden:
- Die Abstammung und das Erbe der Vorfahren,
- die Blutgruppe, und vor allem
- das persönliches Stoffwechselprofil: Wenn Ihr Motor auf Hochtouren läuft und die Nahrung schnell verwertet, müssen Sie anders essen als jemand, dessen Stoffwechsel langsam und gemütlich arbeitet.

Die wichtigste Rolle spielt Ihr Stoffwechselprofil

Bei der Vorbereitung meines Buches *Guess What Came to Dinner: Parasites and Your Health* (etwa: *Rat´ mal, was zum Essen kam: Parasiten und Ihre Gesundheit*) kam mir vor ein paar Jahren zum ersten Mal der Gedanke, daß die Blutgruppen zur Bestimmung der persönlichen Ernährung mehr Beachtung finden sollten und daß es überhaupt so etwas wie einen von Mensch zu Mensch unterschiedlichen Ernährungsbedarf geben könnte. Als ich damals die Fakten für mein Buch zusammentrug, war ich immer wieder fasziniert davon, daß die Blutgruppe A ein Risikofaktor für Infektionen mit dem im Wasser häufigen Parasiten Giardia lamblia darstellt. Viele Menschen mit Blutgruppe A haben zuwenig Verdauungsenzyme im Magen und werden deshalb leichter von diesem Parasiten befallen. Weil also unsere Blutgruppe offenbar im Hinblick auf unsere Gesundheit eine gewisse Rolle spielt, hatte ich die Vermutung, daß sie auch Einfluß auf die Wahl der Ernährung haben könnte.

Das brachte mich darauf, nach weiteren Elementen zu suchen, um die Ernährungsberatung noch besser auf individuelle Bedürfnisse abzustimmen. Bei meiner Suche stieß ich auf eine Tatsache, die meist übersehen wird, obwohl eigentlich in der Forschung und Literatur immer wieder darauf hingewiesen wurde: Damit unsere Gesundheit optimal ist, müssen wir uns in ähnlicher Weise ernähren wie unsere eigenen Vorfahren. Die Abstammung spielt auch heute noch – neben dem Stoffwechselprofil und der Blutgruppe – eine entscheidende Rolle, wenn es um die bestmögliche Ernährung für jeden einzelnen geht.

Auch die Ernährung unserer Vorfahren bestimmt unseren Bedarf mit

Jetzt können Sie dieses Wissen für die Ermittlung Ihrer eigenen, für Sie persönlich idealen Ernährung einsetzen. Sobald Sie diese drei Punkte kennen und wissen, wie sie sich bei Ihnen auswirken, können Sie die richtigen Nahrungsmittel zusammenstellen, damit Sie möglichst gesund bleiben, sich wohl fühlen und Ihr Übergewicht abbauen.

Was Sie auf den nächsten Seiten über Ernährung lesen werden, unterscheidet sich von dem, was Sie in den letzten Jahre gelernt haben. Bisher hieß es immer, Fett sei schlecht, Kohlenhydrate seien gut und alles rote Fleisch (Rind, Schwein, Lamm u.ä.) müsse gemieden werden. Sie werden erkennen, daß die Regeln der Ernährungslehre nicht so einfach in Schwarz und Weiß eingeteilt werden können. Eigentlich hätten wir es schon lange ahnen müssen, denn es gab immer wieder Hinweise darauf. Der Ausdruck „biochemische Identität" ist schon über 20 Jahre alt. Sogar in der Antike gab es erste Ansätze für individuelle Ernährungsempfehlungen. Doch sind sie entweder untergegangen oder von Ernährungsexperten mit ihrer Angst vor Fett einfach ignoriert worden, weil sie sich mit ihren Empfehlungen auf einige wenige Aspekte konzentriert haben.

Die Regeln der Ernährungslehre können jetzt nicht mehr einfach in richtig und falsch eingeteilt werden

Meine Suche nach der richtigen Ernährung

Ich habe viele Jahre meines Lebens damit verbracht, unter all den widersprüchlichen Ernährungsinformationen die Wahrheit herauszufiltern, um sie der Öffentlichkeit bekannt zu machen. Neben meinen Forschungsarbeiten und meinem Beruf als Ernährungsberaterin war ich immer wieder mein eigenes Versuchskaninchen und habe jede neue Ernährungstheorie an mir selbst ausprobiert. Wie viele von Ihnen hatte ich meine Erfolge und meine Rückschläge. Auch ich habe mit Diäten zugenommen, die eigentlich etwas anderes versprochen hatten.

Seit meinen frühen Anfängen als Studentin am New Yorker Ernährungsinstitut und meiner Zeit an der Columbia Universität, in den Jahren als Leiterin der Ernährungsabteilung am Pritikin Longevity Center (Pritikinzentrum für Langlebigkeit) in den frühen 80er Jahren und während meiner eigenen zehnjährigen Forschungen mit Tausenden von Klienten habe ich mich immer bemüht, auf dem aktuellen Stand zu sein und die neuesten Informationen über Gesundheit und Ernährung zur Verfügung zu haben.

Seit Jahrzehnten suche ich nach der idealen Ernährung

Neben meinen wissenschaftlichen Forschungsarbeiten habe ich mich ständig durch Zusammenarbeit mit anderen Experten im Gesundheitswesen weitergebildet. Meine Erfahrungen als Leiterin der Ernährungsberatung der Kinderklinik am Bellevue Hospital in New York und beim Ernährungsprogramm für Frauen, Kinder und Babies des Hill Health Centers in New Haven, Connecticut, haben mir das Studium von Krankenberichten schmackhaft gemacht, das auch heute noch einen wichtigen Teil meiner Arbeit bildet.

Mein Hintergrund und meine Ausbildung waren konventionell, klinisch und akademisch, aber ich war immer offen für neue Alternativen, die sich als richtig erweisen. In meinen Büchern *Beyond Pritikin* (etwa: *Jenseits von Pritikin*), *Super Nutrition for Women* (etwa: *Super-Ernährung für Frauen*), *Guess What Came to Dinner* und *Super Nutrition for Menopause* (etwa: *Super-Ernährung für die Wechseljahre*) habe ich die weitreichenden Beziehungen erforscht, die zwischen Ernährungsgewohnheiten, Gesundheit und Wohlbefinden bestehen. Meine Suche nach der optimalen Ernährung führte mich unter anderem dazu, jede Modediät der letzten 20 Jahre selbst kennenzulernen. Die Antworten, die ich jetzt endlich gefunden habe, überraschen mich selbst wohl am meisten.

Jetzt habe ich die Antwort gefunden – und sie hat mich überrascht

Anfang der 70er Jahre, als ich ein Jahr in London und Israel als Praktikantin verbrachte, wurde ich Vegetarierin. Ich hielt mich für sehr sozial, mit starkem spirituellen Bewußtsein. Ich war der festen Überzeugung, daß der Verzehr von Fleisch und anderen tierischen Produkten schlecht ist. Ich hatte das Gefühl, daß Obst, Gemüse, Samen und Nüsse die natürliche Nahrung des Menschen sind, Fleisch jedoch nicht. Ich las so viel wie möglich über Vegetarismus und Rohkost, und alles schien meine Meinung zu bestätigen. Anfangs wurde ich vor allem durch die Bücher von Herbert Shelton über „Natürliche Gesundheit" beeinflußt. Seine Methode wurde später durch Harvey und Marilyn Diamond in dem Bestseller Fit fürs Leben populär gemacht. Meine Ernährung bestand vor allem aus rohem Obst und Gemüse, denn damals war die Ansicht weit verbreitet, Kochen zerstöre die Enzyme, die „Zündkerzen des Lebens". Außerdem trank ich ziemlich viel grüne Säfte aus Blattgemüse und aß verschiedene Nüsse und Samen. Weil ich Mandeln besonders mochte, aß ich sie vor allem als Zwischenmahlzeit: Ich hatte immer welche in der Tasche. Am liebsten trank ich zwischen den Mahlzeiten Karottensaft, um Energie zu tanken. Ich war ein typischer Gesundheitsapostel geworden!

In Israel und England traf ich viele Menschen, denen es bei dieser Ernährung ausgezeichnet ging. Eine Weile lebte ich in der Familie eines Arztes für Naturheilkunde, die sich seit zehn Jahren von „lebendiger Nahrung" ernährte. Die Kinder waren vital und stark, er und seine Frau sahen jünger aus als sie waren. Nur mir ging es mit dieser vegetarischen Ernährung nicht so richtig gut. Zwar wollte mir mein Verstand vorschreiben, wie gesund ich bei dieser Ernährung doch sein müßte, aber mein Körper wußte es besser. Als ich nach einem Jahr von meinem Auslandsaufenthalt zurückflog, war ich dünn geworden, mein Haar war brüchig, und ich hatte es so kurz schneiden müssen, daß mich die Stewardeß mit „Herr" ansprach! Bis mir die Zusammenhänge klar wurden, verging trotzdem noch viel Zeit. Erst in meinem letzten Studienjahr wurde mir endlich bewußt, wie krank ich wirklich war, als meine Haare ausfielen und ich ständig Hautausschläge bekam. Statt ein Bild strahlender Gesundheit abzugeben, wurde ich von Tag zu Tag kränker. Ich war davon ausgegangen, daß ich meinen Eiweißbedarf durch die Nüsse, Samen und das Gemüse abdecken könnte, aber da lag ich ganz falsch. Schließlich brachten mich meine Eltern – die sich noch mehr Sorgen über meine Gesundheit machten als ich – zu einem Arzt. Ein Bluttest ergab, daß der Gehalt an Eiweiß und Harnsäure in meinem Blut sehr niedrig war, und der Arzt riet mir dringend, tierisches Eiweiß zu essen.

So richtig verstehe ich die Zusammenhänge erst heute, damals konnte ich mich darüber nur wundern, weil ich doch alles so gemacht hatte, wie es mir viele schlaue Bücher geraten hatten. Für mich ist heute klar: Obwohl eine strikt vegetarische Ernährung offenbar für viele Menschen geeignet ist, war sie für mich nicht die richtige.

Ich fing also – anfangs widerwillig – an, etwas Fleisch zu essen. Es dauerte dann noch über eineinhalb Jahre, bis meine Haut frei von Ausschlag, und noch insgesamt drei Jahre, bis meine Gesundheit wiederhergestellt war. Noch heute habe ich Narben von der Akne, die mich daran erinnern, wie sehr mein Körper aus dem Gleichgewicht geraten war. Ich hatte mich zwar sehr bemüht, eine ausgewogene Ernährung zusammenzustellen, aber das war nicht genug. Heute weiß ich, daß ich bei meinem Stoffwechselprofil, meiner Blutgruppe und meiner Abstammung tierisches Eiweiß als wichtigen Bestandteil meiner täglichen Ernährung unbedingt brauche.

Lange Jahre habe ich mich streng vegetarisch ernährt

Meiner Gesundheit bekam das leider gar nicht

Dabei hatte ich doch alles richtig gemacht. Oder?

James Templetons Einfluß bei meiner Suche

Viele Jahre später traf ich James Templeton. Er hatte sich durch eine strikt makrobiotische Ernährung selbst von einem Melanom vierten Grades (ein bösartiger Hautkrebs) geheilt. Sein Beispiel inspirierte mich dazu, wieder Versuche mit meiner eigenen Ernährung zu unternehmen. Als mir James von der Makrobiotik erzählte, gefielen mir die Prinzipien dieser Ernährungsweise. Es werden zum Beispiel nur Nahrungsmittel gegessen, die in der näheren Umgebung wachsen und gerade reif sind. Ich mochte die spirituellen Hintergründe, vor allem die ganzheitliche Vorstellung von Gleichgewicht und Harmonie im Universum, die mich schon beim Vegetarismus angezogen hatte. (Das Wort „Makrobiotik" hat seine Wurzeln im griechischen „makro", das „groß" oder „mächtig" bedeutet, und in dem Wort „bio", das „Leben" heißt.) Makrobiotik ist eine Lebensanschauung, die die Konzepte von Yin und Yang und von Expansion und Kontraktion umfaßt. Sie überträgt diese Konzepte auf jeden Aspekt des Lebens, einschließlich der Ernährung als einer Kunst und Wissenschaft. Ich dachte mir: Wenn diese Form der Ernährung so eindeutig mit einer dokumentierten Krebsheilung in Verbindung gebracht werden kann, muß sie doch die ideale Ernährung für alle sein.

Durch Makrobiotik von Krebs geheilt

Auch diesmal merkte ich wieder zu spät, daß ich mich geirrt hatte. Die makrobiotische Ernährung ist im Prinzip fleischlos. Obwohl mir mein Arzt schon vor 20 Jahren gesagt hatte, daß ich auf jeden Fall Fleisch essen muß, war ich vom Geist dieser neuen Richtung so inspiriert, daß ich seine Anweisungen ignorierte und mich ein Jahr lang makrobiotisch ernährte.

Zwölf Monate lang habe ich meine Mahlzeiten so sorgfältig zusammengestellt wie vorher in meiner Zeit als Vegetarierin. Zum Frühstück aß ich Misosuppe und weichgekochtes Getreide; Reis, Bohnen und Meeresgemüse zum Mittagessen und zum Abendessen noch mehr Reis, Suppe, Gemüse und dazu Tofu oder Fisch. Sojasauce, Essig, Sesamsamen und eingelegtes Gemüse gehörten fast zu jeder Mahlzeit. Die Zubereitung war kompliziert und zeitaufwendig. Zum Glück kochte James gerne und kannte die makrobiotische Küche genau. Ich konnte sicher sein, daß alles richtig zubereitet wurde.

Und wieder falle ich auf den schönen Schein herein ...

Doch obwohl ich die Regeln in allen Einzelheiten befolgte, kam mein Körper mit der Makrobiotik überhaupt nicht zurecht. Ich nahm fünf Kilo zu, fühlte mich nach dem Frühstück und Mittagessen träge und hatte ständig Heißhunger auf Süßigkeiten. Obwohl ich wußte, daß viele makrobiotische Ernährungsberater in solchen „trägen" Zeiten jede Menge Kaffee trinken, kannte ich die Gefahren dieses Muntermachers – starke Blutzuckerschwankungen, gereizte Nerven, die Unfähigkeit, sich zu entspannen – zu gut, als daß ich in eine solche Falle getappt wäre. Entweder blieb ich einfach hungrig oder ich naschte ständig Reiswaffeln, Popcorn und Kekse. Als ich dann später über die Erfahrungen nachdachte, die James am Kushi Institut in Becket, Massachussetts – dem führenden makrobiotischen Zentrum in den USA – gemacht hatte, kamen mir Zweifel, ob eine strikt makrobiotische Ernährung für mich geeignet wäre. Aber zuerst möchte ich ein wenig von seiner Krankengeschichte und seinen anfänglichen Erfolgen mit dieser Ernährung erzählen.

James sucht eine Ernährung, um seine Gesundheit zu retten

Als James 32 Jahre alt war, schien er das typische Bild eines Erfolgsmenschen abzugeben. Er lebte in Huntsville in Texas, gefangen im amerikanischen Traum von Erfolg und Reichtum und war kurz davor, seine erste Million Dollar zu machen. Er war glücklich verheiratet und gerade stolzer Vater einer Tochter geworden, als er durch die Nachricht schockiert wurde, daß er ein Melanom vierten Grades habe. Selbst mit Operation und Chemotherapie lägen seine Überlebenschancen bei lediglich 20 %, so wurde ihm mitgeteilt.

Nach dem ersten Schock wollte er selbst einen Weg finden, um diese Krankheit zu besiegen. Er entschied sich gegen eine schulmedizinische Behandlung. Obwohl er als Fleisch- und Kartoffelesser aufgewachsen war – er stammte ja aus Texas, dem Land der Rinderzüchter – ließ er seine alten Gewohnheiten hinter sich und begab sich auf die Suche nach Selbstheilung, die ihn schließlich zu Michio Kushi brachte, einem führenden Vertreter der makrobiotischen Bewegung in den USA. Bei ihm studierte er zwei Jahre lang und setzte seine Geschäftserfahrung an der Kushi Foundation als Einkaufsmanager für das Ausbildungszentrum des Instituts ein. Während dieser Zeit – und mit der Hilfe der inspirierenden Lieder von John Denver – gewann er wertvolle Einsichten über seine Krankheit und ihre Entstehung, aber er erkannte auch, welche Faktoren zu seiner Gesundung beitrugen.

Was James anfangs half, machte ihn jetzt krank

Nachdem er sich jedoch vier Jahre lang streng makrobiotisch ernährt hatte, stellte sich bei Blutuntersuchungen heraus, daß ihm sehr viel Eiweiß, Vitamine und einige andere Nährstoffe fehlten, vor allem essentielle Fettsäuren. Außerdem war er meist müde, und seine Ausdauer hatte nachgelassen. So hatte sich dieser früher so energiegeladene Texaner seine völlige Heilung eigentlich nicht vorgestellt!

Erst mit Fleisch ging es wieder aufwärts

Die makrobiotische Diät hatte ihm im Anfangsstadium seiner Genesung sehr gute Dienste geleistet, aber ihm wurde klar, daß er seine Ernährung langfristig gesehen erweitern mußte. Sein Körper war jetzt nicht mehr mit seiner Heilung beschäftigt, sondern mit seiner Regeneration. Sein Krebs war überwunden. Er fing wieder zu arbeiten an und wollte wieder viel Sport treiben. Um die fehlenden Nährstoffe und das Eiweiß zu bekommen, aß James mehr Fisch, nahm Vitamin B_{12} und essentielle Fettsäuren in Form von Leinöl zu sich. Versuchsweise aß er außerdem einmal pro Woche etwas Rindfleisch aus kontrolliert biologischer Aufzucht. Bald darauf hatte er bereits deutlich mehr Energie. Ihm fiel außerdem auf, daß es zwar vielen Menschen mit makrobiotischer Ernährung ausgezeichnet ging, aber keineswegs jedem.

Mit seinem neu gewonnenen Verständnis von der großen Bedeutung der Supplemente (Nahrungsergänzungsmittel aus Vitaminen, Mineralien und anderen Nährstoffen in konzentrierter Form) im Rahmen einer ausgewogenen Ernährung, gründete James einen Versandhandel namens Uni-Key Health Systems, der sich auf besondere Nahrungsergänzungsmittel der 90er Jahre spezialisiert hat. Supplemente, die ich in diesem Buch empfehle, haben ihm in seinem Heilungsprozeß geholfen (nähere Angaben zu einer Bezugsquelle in Europa finden Sie im Anhang ab Seite 169).

Supplemente spielten bei seiner Heilung eine große Rolle

Ich hatte James kennengelernt, als er als Klient zu mir in die Beratung kam. Sein anfänglicher Erfolg mit der makrobiotischen Ernährung hatte mich dazu verleitet, es auch damit zu versuchen. Als er mir anbot, für mich zu kochen, konnte ich diesem verlockenden Angebot nicht widerstehen. Liebe geht bekanntlich durch den Magen, und so ist James inzwischen mein Partner geworden, der meine Klienten und Leser über Uni-Key mit Supplementen und Büchern versorgt.

Eine Heildiät muß sich nicht langfristig zur Ernährung eigenen

In dieser Zeit haben James und ich dieselben Prinzipien über Diät und Ernährung entdeckt. Das Wichtigste ist: Eine Ernährungsform, die heilen soll – wie zum Beispiel die Makrobiotik und einige Saftdiäten – muß nicht unbedingt auch als langfristige Ernährung geeignet sein. Eine Heildiät und eine langfristig richtige Ernährung verfolgen sehr unterschiedliche Ziele. (In Kapitel 5 werde ich näher auf dieses Thema eingehen). Außerdem bin ich mit Hilfe von James zu dem unumstößlichen Schluß gekommen, daß es ganz bestimmt keine einzige Ernährungsform gibt, die für jeden Menschen gleichermaßen gut ist. Aber die positive Nachricht ist, daß es für jeden einzelnen von uns eine individuell abgestimmte Ernährungsform gibt. Darum geht es in diesem Buch.

Jetzt weiß ich es ganz sicher: Es gibt nicht die eine Ernährung, die für jeden ideal ist!

Mein Bruch mit konventionellen „Weisheiten"

Wenn Ihre Ernährung in letzter Zeit von den Ratschlägen beeinflußt wurde, die Sie in Illustrierten oder Ernährungsbüchern gelesen haben oder die Ihnen die Fernsehwerbung verkaufen will, dann ist dies das richtige Buch für Sie. Wenn Ihre Ernährung von ökologischen Motiven bestimmt wird oder wenn Vegetarismus für Sie fast zur Religion geworden ist, dann bin ich sehr froh, daß Sie dieses Buch lesen und mit seiner Hilfe überprüfen können, ob diese Ernährung nicht nur für Ihr Bewußtsein, sondern auch für Ihren Körper gesund ist. Denn in Wahrheit müssen wir bei uns selbst, bei unserem genetischen Bauplan, nachsehen, um zu wissen, was wir essen sollten, ob die von uns bewußt gewählte Nahrung von unserem Körper genauso begeistert akzeptiert wird wie von unserem Geist. Nur unser eigener Körper kann uns verraten, was er wirklich braucht. Wir müssen aber wissen, worauf wir zu achten haben, um die Antwort zu finden und um nicht nach einigen Jahren – wie es mir selbst erging – ernüchtert festzustellen, daß die Wünsche unseres Bewußtseins und die Realität unseres Körpers leider nicht zusammenpassen.

Die Theorie, die ich hier vertrete, ist für die Ernährungslehre ziemlich revolutionär. Es war nicht leicht, gegen den Strom zu schwimmen, aber es blieb mir nichts anderes übrig, weil zu viele Menschen darunter leiden, daß sie Ernährungslehren befolgen, die für ihren Ernährungstyp nicht geeignet sind. Ich habe in meiner Ernährungsberatung zu viele Menschen erlebt, die sich an genau abgewogene fettarme Nahrungsmittel mit vielen vollwertigen Kohlenhydraten und sehr wenig Fleisch gehalten haben. Statt voller Energie zu sein, sich bester Gesundheit und einer schlanken Figur zu erfreuen, nehmen sie zu und weisen Anzeichen von Mangelernährung auf. Sie essen nicht genug essentielle Fettsäuren, um den Gewichtsabbau zu fördern, den Hormonspiegel im Gleichgewicht zu halten oder ihre Nerven zu stärken und leiden statt dessen am prämenstruellen Syndrom, sind gereizt und haben Stimmungsschwankungen. Oft fehlt es ihrer Ernährung an Eiweiß. Häufige Müdigkeit und mangelnde Ausdauer sind die Folgen. Außerdem hat der ständige Konsum von Brot, Nudeln und anderen Getreideprodukten bei vielen meiner Klienten zu Nahrungsmittelallergien, Candidainfektionen, Blähungen, Schwankungen des Blutzuckerspiegels und anderen Beschwerden geführt. Manchmal werden Schilddrüse und Nebennieren, die beiden wichtigsten Energie- und Streßdrüsen, durch diese Ernährung zu wenig unterstützt. Dadurch wird das Immunsystem geschwächt, und die Empfindlichkeit gegenüber emotionalen Belastungen steigt. Mit anderen Worten: Diese armen Patienten sind völlig erledigt, obwohl sie ihre Ernährungsanweisungen bis aufs i-Tüpfelchen befolgt haben.

Natürlich habe ich bei meiner Arbeit am Pritikin Longevity Center (Pritikinzentrum für Langlebigkeit) viele Menschen gesehen, denen es besser geht, wenn sie weniger Fett und mehr Kohlenhydrate essen. Es soll in diesem Buch wirklich nicht darum gehen, diese Empfehlungen als grundsätzlich falsch darzustellen. Für manche Ernährungstypen ist es durchaus die ideale Art zu essen. Besonders Menschen mit Herzproblemen oder Diabetes profitieren häufig vom reduzierten Fettkonsum. Mein Vater hatte Altersdiabetes und konnte seinen hohen Blutzuckerspiegel etwas senken, indem er weniger Fett zu sich nahm. Aber erst, als er auch die Kohlenhydratmenge reduzierte, normalisierte sich sein Blutzuckerspiegel wieder. Für ihn lag der Schlüssel darin, mehr mageres Eiweiß zu essen, statt mehr komplexe Kohlenhydrate, weil dies für seinen Ernährungstyp am besten war.

Die gängige Meinung, eine einzige Ernährungsform (wenig Fett, viele Ballaststoffe und hochwertige Kohlenhydrate) biete die Lösung all unserer Gesundheitsprobleme, hat sich als Irrtum erwiesen. Sie steigert zwar die Verkaufszahlen von Illustrierten und den Absatz von Nudelge-

Unsere Wünsche und die Bedürfnisse unseres Körpers passen leider nicht immer zusammen

Zu oft mußte ich erleben, daß Ernährungsempfehlungen die Gesundheit bei manchem untergruben ...

17

richten. Und wie Sie später noch genauer sehen werden, gibt es durchaus Menschen, für die es die ideale Ernährung ist. Aber für andere ist sie keineswegs ausreichend. Diese Art Ernährung ist besonders für diejenigen problematisch, die Kohlenhydrate entweder zu schnell oder zu langsam verstoffwechseln. Sowohl die schnellen Verwerter als auch die langsamen können aus ihrer Nahrung nicht optimal Energie gewinnen (wenn auch aus entgegengesetzten biochemischen Gründen) und haben daher beide sowohl gesundheitliche Beschwerden als auch Probleme mit dem Gewicht.

Wenn man den neuesten Statistiken Glauben schenken darf, dann hat die fettarme und kohlenhydratreiche Ernährung den meisten Amerikanern eher geschadet. Die jüngsten Erkenntnisse einer Langzeitstudie der Centers for Disease Control and Prevention (Zentren zur Eindämmung und Verhütung von Krankheiten) ergeben, daß der Anteil übergewichtiger Amerikaner zwischen 1980 und 1990 von einem Viertel auf ein Drittel der Gesamtbevölkerung gestiegen ist. Eine höchst alarmierende Zunahme innerhalb von nur zehn Jahren! Obwohl viele Amerikaner die heute geltenden Ernährungsempfehlungen in bester Absicht befolgen, sind sie dicker als je zuvor und leiden unter zahllosen gesundheitlichen Beschwerden, die auch mit Übergewicht zusammenhängen.

Bisher übersehene Tatsachen kommen ans Licht

Wenn diese eine Ernährungsform also nicht für jeden geeignet ist, stellt sich die Frage: Wie finden wir heraus, welche Ernährung für uns gesund ist? Um sie zu beantworten, habe ich alle Hinweise gesammelt, die James und ich im Laufe der Jahre durch unsere Forschungen und alltäglichen Erfahrungen zusammentragen konnten. Mein Ziel ist, daß jeder, der möglichst lange gesund bleiben und abnehmen möchte, davon profitierten soll. Auf den folgenden Seiten will ich Ihnen die Ergebnisse vorstellen.

In diesem Buch breche ich mit der gängigen Ansicht über die Vorteile einer extrem fettarmen und extrem kohlenhydratreichen Ernährung. Die Experten haben bei ihrer Suche nach der optimalen Ernährung einige grundlegende Tatsachen über Eiweiße, Fette und Kohlenhydrate übersehen oder einfach ignoriert. Wir wollen sie erörtern, damit Sie selbst beurteilen können, wie sich diese Nährstoffe in Ihrem Körper auswirken und damit Sie in Zukunft keine Angst mehr davor haben, all das zu genießen, was Ihr Körper eigentlich braucht. Meine Forschungsergebnisse erlauben es Ihnen, viele Nahrungsmittel zu essen, die lange Zeit für Sie tabu waren – wenn sie zu Ihrem Ernährungstyp passen.

Ich werde einige bekannte Diäten erläutern, kurz auf ihre Wirkungsweise eingehen und die Frage beantworten, warum sie bei manchen Menschen Erfolg haben, bei anderen nicht.

Vor allem wird in diesem Buch die Erkenntnis im Vordergrund stehen, daß unterschiedliche Menschen unterschiedliche Ernährungsformen brauchen. Die Natur zielte von Anfang an darauf ab, daß wir Nahrungsmittel verwenden, die unseren persönlichen biologischen Bedürfnissen entsprechen. Am Ende werden Sie selbst entscheiden können, was Sie essen und was Sie meiden wollen.

Lesen Sie weiter! Am Ende können Sie selbst entscheiden, was für Sie richtig ist

Kapitel 1

Warum wir unterschiedliche Ernährungsformen brauchen

Peggy wird durch Kohlenhydrate müde, Monika wird krank

Die 35jährige Peggy gehört zu der Sorte energiegeladener Menschen, die immer schnell sprechen, schnell gehen und noch schneller denken, so als seien sie ständig auf der Überholspur. Sie ist über alle neuen Ergebnisse der Ernährungsforschung bestens unterrichtet und meidet deshalb Fett, so oft es geht. Statt dessen ißt sie viele ballaststoffreiche Getreidesorten, Brot, Nudeln und Kartoffeln. Auf ihrem Schreibtisch steht immer ein zuckerfreies Light-Getränk. Nach einem harten Arbeitstag gönnt sie sich einen fettfreien Joghurt (der dank wundersamer künstlicher Süßstoffe noch süßer schmeckt als Eis). Sie kann nicht begreifen, warum sie bei dieser Ernährung ständig müde ist, ihr Bauch sich meist gebläht anfühlt und sie immer mehr zunimmt. Nach allem, was sie gelesen hat, müßte sie fit sein und abnehmen. Weil sie weiß, daß es nicht an ihrer doch so gesunden Ernährung liegen kann, hat Peggy ihr Sportprogramm intensiviert. Weil das auch nicht hilft, ist sie schließlich überzeugt, daß sie an chronischer Erschöpfung leidet und weniger arbeiten muß. Peggy hat Blutgruppe B, ihre Großeltern kamen aus Osteuropa in die USA.

Monika ist 42 Jahre alt und betreibt intensiv Fitneßsport. Sie nimmt an Fahrradrennen teil und sieht sehr fit aus, bei einem Körperfettanteil von nur 8 %. Leider fühlt sie sich trotzdem nicht gesund. Da in ihrer Familie häufig überhöhte Cholesterinwerte vorkommen, folgt sie streng den Regeln einer fettarmen Ernährung mit vielen hochwertigen Kohlenhydraten. Fleisch und überhaupt alle tierischen Nahrungsmittel meidet sie strikt. Aber nun leidet sie nach drei Jahren häufig unter Pilzinfektionen, trockener Haut, Schuppen, Schmerzen im Brustkorb und seit kurzem auch noch unter Haarausfall. Monikas Vorfahren stammen aus Irland, sie hat Blutgruppe 0.

Linda blüht durch vegetarische Ernährung auf

Linda ist 25 Jahre alt und von Beruf Friseurin. Sie tritt mit missionarischem Eifer für die vegetarische Ernährung ein, und das aus gutem Grund. Seitdem sie alle tierischen Nahrungsmittel – einschließlich Fleisch, Geflügel, Fisch, Eier und aller Milchprodukte – wegläßt, fühlt sie sich leichter, voller Energie und hat zehn Kilo abgenommen. Lindas Vorfahren lebten am Mittelmeer, ihre Blutgruppe ist A.

Diese drei Beispiele habe ich aus über 7000 Fällen meiner Praxis als Ernährungsberaterin ausgewählt: Alle drei Frauen ernähren sich fettarm und kohlenhydratreich, doch mit sehr unterschiedlichen Folgen. Monika hat große Gesundheitsprobleme, Peggy nimmt zu und ist ständig müde. Nur Linda geht es mit dieser Ernährung so gut, daß sie alle Welt zu ihrer extremen Variante dieser Ernährungsform bekehren möchte.

Abstammung und Blutgruppe habe ich aus einem sehr wichtigen Grund erwähnt: Ich will darauf hinweisen, daß es bestimmte biologische Anhaltspunkte dafür gibt, wie richtige Ernährung aussehen sollte. Wie kommt es, daß diese Frauen bei gleicher Ernährung so unterschiedliche Erfahrungen machen? Ganz einfach: Es liegt daran, daß ihre individuelle Körperchemie unterschiedlich auf diese eine Ernährungsform reagiert.

Es kommt eben auf die individuelle Körperchemie an

Stellen Sie sich einen Eskimo vor, der sich ab heute fettarm ernähren soll, weil das so gesund ist. Ein traditionell lebender Eskimo ißt bis zu 4,5 Kilo Fleisch täglich, und dieses Fleisch enthält jede Menge Fett. Dennoch traten bei den Eskimos früher trotz dieser angeblich so ungesunden Ernährung weder Herz-Kreislauf-Probleme noch Krebs auf. Ist es möglich, daß die Eskimos sich im Lauf von Hunderten von Generationen genetisch so entwickelt haben, daß sie schließlich eine eiweiß- und fettreiche Ernährung brauchen, um in ihrer eiskalten Umwelt gesund zu bleiben? Denken Sie einmal an die typisch orientalische oder indische Ernährung, in deren Mittelpunkt Reis und Gemüse stehen. Ist diese fett- und eiweißarme Ernährung imstande, genug Kraft, Ausdauer, Energie und Körperfett zu liefern, um der extremen Umwelt der Arktis zu trotzen? Ihr gesunder Menschenverstand wird Sie wohl „Nein" sagen lassen, und wie wir sehen werden, ist das die richtige Antwort.

Könnte ein Eskimo bei vegetarischer Ernährung den Extremen der Arktis trotzen?

Individuelle Ernährung –
nicht gerade eine ganz neue Idee

Es gibt keine universelle Ernährungsform, die für jeden geeignet ist! Auch wenn Ihnen diese Erkenntnis neu erscheint: Bereits seit Jahrhunderten ist bekannt, daß jeder Mensch einzigartig ist und eine Ernährung braucht, die auf seine individuellen Bedürfnisse abgestimmt ist. In der Geschichte lassen sich immer wieder Beweise dafür finden. Sowohl in alten chinesischen Schriften als auch bei ägyptischen und griechischen Ärzten der Antike finden sich Methoden, die dieses Prinzip bei der Zusammenstellung von Heildiäten berücksichtigen. Hippokrates – oft als Vater der Medizin bezeichnet – unterteilte seine Patienten in unterschiedliche Gruppen, je nach Beschaffenheit ihres Blutes, ihres Speichels und der Farbe ihrer Galle. Er lehrte seine Schüler, auf Körperstrukturen zu achten, wenn sie ihre Diagnosen stellten.

Schon Hippokrates wußte es besser

Die Traditionelle Chinesische Medizin hat ebenfalls ein eigenes System zur individuellen Zuordnung von Krankheitssymptomen entwickelt. Anhand von Zungen- und Pulsdiagnose, der Bestimmung von Energieüberfluß oder -mangel, von Yin oder Yang, heiß oder kalt, legen chinesische Heilkundige Behandlung und Ernährungstherapie für jeden Patienten gesondert fest. Bestimmte Kräuter eignen sich ebenso wie bestimmte Nahrungsmittel besonders für ganz bestimmte Menschen, aber eben nicht für jeden, selbst bei gleichen Symptomen. Diese Form der Therapie – zugeschnitten auf individuelle Merkmale und Bedürfnisse – wird heute noch in China angewendet und gewinnt auch in Europa und den USA immer mehr Anhänger.

Auch das 6000 Jahre alte indische Ayurveda unterscheidet verschiedene Körpertypen. Farbe und Struktur von Haut und Haaren, Sprechgeschwindigkeit, Form und Größe des Körpers, Schritttempo, Temperament und emotionale Merkmale weisen den Arzt auf den Körpertypus hin und geben ihm Anhaltspunkte zu individueller Diagnose und Therapie (weitere Einzelheiten zu Ayurveda finden Sie in *Das Ayurveda-Heilbuch* von Vasant Lad, erschienen im Windpferd Verlag). Der stellvertretende Leiter des amerikanischen Maharishi-Ayurveda-Zentrums, Dr. Stuart Rothenberg, faßt diesen Ansatz so zusammen: „Die westliche Schulmedizin fragt danach, an was für einer Krankheit der Patient leidet. Ayurveda fragt danach, was für ein Patient an einer Krankheit leidet."

Dem römischen Philosophen Lukretius wird der Satz zugeschrieben: „Was für den einen Fleisch ist, ist für den anderen Gift." Ohne Zweifel war also die Vorstellung, daß individuelle Ernährung einen wichtigen Beitrag zu guter Gesundheit leistet, seit der Antike bekannt. Und auch in der Neuzeit haben viele namhafte Forscher die wichtige Rolle der individuellen Abstimmung von Ernährung und Therapie erkannt. Henry Bieler machte in seinem Buch Richtige Ernährung, deine beste Medizin mit seiner Einteilung in Nebennieren-, Schilddrüsen- und Hypophysendominanz als einer der ersten wieder auf individuelle Typen aufmerksam. Noch vor Bieler unterschied Dr. William H. Sheldon in den 40er Jahren in *The Atlas of Men* (etwa: *Der Atlas des menschlichen Körpers*) verschiedene Körpertypen. Er benannte drei Grundtypen: ectomorph (dünn), endomorph (fettleibig) und mesomorph (muskulär).

Henry Bieler untersuchte die Auswirkungen des Drüsensystems auf den Ernährungsbedarf

Der vielleicht bekannteste Vertreter der These von der individuellen Gesundheit war der renommierte Biochemiker Dr. Roger Williams. Er stellte seine Ideen über die biochemische Individualität bereits in den 50er Jahren vor und erläuterte sie in einem Interview: „Die Lehre von der biochemischen Individualität bedeutet ganz einfach, daß die Körperchemie nicht bei allen Menschen genau identisch ist. Obwohl zwei Menschen mit gleicher Größe und gleichem Gewicht einen ähnlichen Stoffwechsel haben, können sich die chemischen Reaktionen in ihrem Körper durchaus unterscheiden. Bestimmte Reaktionen laufen beim einen zum Beispiel zehnmal schneller ab als beim anderen. Dadurch sind ihre Ernährungsbedürfnisse nicht mehr gleich."

Dr. Williams, der sowohl die Pantothensäure entdeckte als auch der Folsäure ihren Namen gab, entwickelte eine Theorie von einer Beziehung zwischen Erbanlagen und Krankheit, in der er davon ausgeht, „daß jedes Individuum durch seine genetischen Voraussetzungen unterschiedliche Nährstoffbedürfnisse hat". Werden diese Bedürfnisse nicht befriedigt, können degenerative Krankheiten entstehen. Er ging davon aus, daß „sich überall im Körper individuelle Besonderheiten finden lassen.

Von Geburt an unterscheiden sich Menschen auf mikroskopischer Ebene und in den groben Körperstrukturen, in den Funktionen ihrer Organe, der Zusammensetzung ihrer Körperflüssigkeiten und auch in ihren Ernährungsbedürfnissen deutlich voneinander." Diese permanenten, ererbten Faktoren erstrecken sich „bis in die Strukturen und den Stoffwechsel jeder Zelle" und „bestimmen Geschwindigkeit und Effizienz, mit der Zellen ihre lebenswichtigen Arbeiten ausführen". In einem seiner zahlreichen Bücher, *Nutrition Against Disease* (etwa: *Ernährung gegen Krankheit*) schreibt Dr. Williams: „Es ist für mich sonnenklar, daß Unterernährung auf der Zellebene – das heißt, eine nicht ausgewogene oder ausreichende Ernährung – als eine der Hauptursachen menschlicher Krankheiten angesehen werden muß. Jahrzehntelange biochemische Forschung lassen nur diese eine logische Schlußfolgerung zu.

Was bedeutet dies in der Praxis? Wir müssen eine Methode entwickeln, um die individuellen Stärken und Schwächen der Menschen noch genauer zu erfassen. Nennen Sie es „Stoffwechselprofil" oder wie immer Sie wollen, aber auf jeden Fall brauchen Sie diese Informationen, um eine vernünftige Ernährungsempfehlung zusammenzustellen, die auf die individuellen Bedürfnisse zugeschnitten ist."

Nur durch die Befriedigung der individuellen Bedürfnisse ist eine optimale Ernährung möglich. Dr. Williams machte bei der Erforschung der Vitamine immer wieder die Erfahrung, daß sich Lebensqualität und Gesundheit seiner Versuchsteilnehmer deutlich besserten, wenn er die Nährstoffdosierung fand, die für den einzelnen Teilnehmer ideal war. Die Menschen fühlten sich wohler, hatten mehr Energie, gesundheitliche Beschwerden verschwanden oft. Bei seinen Versuchstieren stellte er fest, daß sie nicht nur länger lebten, sondern insgesamt vitaler waren, sich öfter fortpflanzten und daß die Häufigkeit von Geburtsfehlern deutlich abnahm. Das brachte ihn auf den Gedanken, daß jeder Organismus zwar lange lebensfähig ist, wenn er nicht optimal versorgt wird. Schließlich wird ihm in der Natur die Nahrung nicht oft im Überfluß angeboten, und jeder Organismus hat lernen müssen, auch in Mangelzeiten zu überleben. Allerdings ist der Mensch nach den Erkenntnissen von Dr. Williams nicht wirklich gesund, wenn sein Organismus nicht optimal versorgt wird.

Was aber wäre, wenn er mit genau dem versorgt würde, was er gemäß der eigenen, individuellen Bedürfnisse benötigt? Zu welchen Leistungen, zu welcher Selbstheilung, zu welcher Vitalität wäre er dann fähig? Seine Versuche hatten Dr. Williams gezeigt, daß es eine solche optimale Ernährung gibt, doch war sie von Mensch zu Mensch verschieden. Der eine brauchte mehr Vitamin C, der andere mehr Kohlenhydrate, der dritte mehr Magnesium und ein vierter mehr Eiweiß. Bei seinen Versuchstieren ließen sich die Unterschiede noch überschauen, er konnte nach einiger Erfahrung die individuellen Bedürfnisse meist gut vorhersagen. Für Menschen fand er jedoch nie eine zuverlässige Methode der Typenbestimmung und war darauf angewiesen, verschiedene Ernährungsformen auszuprobieren, um die jeweils optimale zu finden.

Dr. Williams: „... daß jedes Individuum durch seine genetischen Voraussetzungen unterschiedliche Nährstoffbedürfnisse hat."

Optimale Gesundheit läßt sich nur bei optimaler Versorgung garantieren

Dann trat Dr. William D. Kelley auf den Plan. Als wolle er den Aufruf von Dr. Williams befolgen, machte er als erster Forscher in den 70er Jahren eine systematische Analyse von – wie er es nannte – individuellen „Stoffwechseltypen". Auf der Grundlage der Forschungen von Dr. Francis Pottenger in den 20er Jahren und des Zahnarztes Dr. Royal Lee in den 50er Jahren über die Wirkungen von Nährstoffen auf das autonome Nervensystem entwickelte Dr. Kelley einen eindimensionalen Ansatz, in dem er diese Wirkungen als Ausgangspunkt für die Bestimmung des Stoffwechseltyps benutzte. Er war einer der ersten Vertreter der Ärzteschaft, der Patienten aufgrund ihres Stoffwechseltyps behandelte und nicht aufgrund ihrer Krankheit. Kurze Zeit später bestätigte der zweifache Nobelpreisträger Dr. Linus Pauling in seiner umfangreichen Studie über die Wirkung von Vitamin C auf die Gesundheit diese Prinzipien der biochemischen Individualität. Er stellte fest, daß der Bedarf an Vitamin C zur Erhaltung optimaler Gesundheit von Mensch zu Mensch unterschiedlich ist. Manche Menschen brauchen wesentlich mehr Vitamin C (in extremen Fällen bis zu 10 g) als üblicherweise empfohlen (in den USA werden 60 mg pro Tag vorgeschlagen, in Deutschland 75 mg).

Er war einer der ersten, der Patienten aufgrund ihres Stoffwechseltyps behandelte und nicht aufgrund ihrer Krankheiten

Unser Wissen über die verschiedenen Aspekte biochemischer Individualität und über die große Bandbreite individueller Nährstoffbedürfnisse steht noch ganz am Anfang. Ich bin mir sicher, daß weitere Forschungen auf diesem Gebiet noch andere Faktoren und Zusammenhänge zwischen unserem genetischen Bauplan und unserer Gesundheit aufdecken werden. Dr. Kelleys Ansatz war ein erster Schritt; inzwischen sind wir wesentlich weiter. Nur ein Beispiel: Der renommierte Ernährungsforscher Dr. Lendon H. Smith konnte feststellen, daß Blonde mit blauen Augen, Rothaarige mit grünen Augen und Indianer häufiger als andere Amerikaner zu Alkoholikern werden. Möglicherweise führt bei ihnen eine genetische Ursache dazu, daß sie anfälliger für diese Krankheit sind.

Bis neue Forschungsergebnisse vorliegen, müssen wir uns auf das konzentrieren, was wir bereits heute über biochemische Individualität wissen, und das ist schon eine ganze Menge. In diesem Zusammenhang wollen wir zunächst einmal unsere Vorfahren und unser Erbgut betrachten – jene faszinierende Ansammlung einzigartiger biologischer Faktoren, die sich innerhalb unterschiedlicher Menschengruppen über Hunderttausende von Jahren entwickelt haben. In Abhängigkeit zum örtlichen Klima, zu geographischen Bedingungen und zu Nahrungsmitteln, die unseren Vorfahren zur Verfügung standen, haben wir alle einen bestimmten Bedarf an Nährstoffkombinationen geerbt. Ganze Kulturen haben sich im Lauf von unzähligen Generationen den unterschiedlichen Bedingungen angepaßt, ihr Organismus hat sowohl eine Vorliebe für die Nahrungsmittel entwickelt, die von Natur aus in ihrem Lebensraum vorkamen, als auch eine Abhängigkeit von ihnen. Besonders erstaunlich finde ich aber an diesem grundlegenden Konzept der biochemischen Individualität vor allem eins: Fast jeder moderne Ernährungsforscher hat diese Erkenntnisse einfach ignoriert und statt dessen alle Energie ein-

Mich erstaunt vor allem, daß die Ernährungsforschung diese Erkenntnisse ignoriert

gesetzt, um eine für jeden geltende Ernährungsform zu finden, ohne auf genetische Unterschiede Rücksicht zu nehmen.

Als erstes wollen wir also die Ernährung unserer Vorfahren näher betrachten, denn sie spielt eine wichtige Rolle in der auf Sie persönlich zugeschnittenen Ernährungsweise.

Unser Erbgut beeinflußt unsere Gesundheit

In Amerika kommen die meisten Menschen aus Familien, die erst seit einigen Generationen hier in diesem Schmelztiegel leben. Dadurch ist ihr Ernährungsbedarf weniger eindeutig, als dies etwa bei Eskimos und Indern der Fall ist, die über Tausende von Jahren im selben Lebensraum siedelten. Außerdem kommen die wenigsten Amerikaner aus Familien, deren Vorfahren aus nur einem Land stammen, so daß die genetischen Einflüsse noch schlechter zurückverfolgt werden können.

Auf den ersten Blick erscheint die Situation in Europa einfacher, weil unsere Vorfahren hier in den meisten Fällen über viele Generationen in ein und demselben Gebiet lebten. Doch dieser erste Eindruck täuscht, denn auch hier kam es in den letzten 2000 bis 3000 Jahren zu Wanderungsbewegungen, von den Völkerwanderungen vor einigen tausend Jahren bis zur Einwanderung von Bewohnern des Mittelmeerraums nach Deutschland in den letzten Jahrzehnten. Selbst im Gebiet des heutigen Deutschland gab es bis zur Industrialisierung und einem intensiveren Warenaustausch traditionell große regionale Unterschiede. Die fischliebenden Küstenbewohner Norddeutschlands ernährten sich ganz anders als die spätzlegewöhnten Schwaben, deren Vorlieben wieder anders als die der Bayern der Alpenregionen war, eben weil das regionale Angebot an Nahrungsmitteln unterschiedlich war. Durch die höhere Mobilität der letzten Jahrzehnte ist es allein innerhalb Deutschlands ähnlich wie in Amerika zu einer immer stärkeren genetischen Vermischung gekommen.

Es ist oft nicht leicht, die eigene Abstammung zurückzuverfolgen

Doch zurück in die USA: Nur wenige Amerikaner, außer den Indianern, haben Vorfahren, die seit Jahrhunderten auf diesem Kontinent leben. Die meisten ihrer Ahnen stammen aus anderen Erdteilen und haben häufig den Kontakt mit ihrer ursprünglichen Kultur und Lebensgrundlage verloren. Sehr viele Familien sind erst seit einigen wenigen Generationen in Amerika. Ihre Eltern, Großeltern oder Urgroßeltern stammen aus Nord-, Süd- oder Osteuropa, Südamerika, Afrika oder Asien. Manche stammen aus Gebieten mit rauhem Klima, wo es nur selten frisches Obst und Gemüse gab und wo mehrmals täglich Fleisch oder Kaltwasserfische gegessen wurden. Die Vorfahren von anderen lebten in tropischen Klimazonen, in denen die tägliche Ernährung vor allem aus Obst, Getreide und Warmwasserfischen bestand. In manchen Gebieten mußten die Menschen lernen, mit der zur Verfügung stehenden Energie sparsam umzugehen und ihren Stoffwechsel so zu verlangsamen, daß sie aus der überschüssigen Energie vermehrt Körperfett bildeten, um gegen Kälte oder Zeiten knapper Nahrung besser gewappnet zu sein. Wieder andere, die sich über viele Generationen an ein warmes Klima angepaßt hatten, gewöhnten sich an eine Ernährung, die reich an Blattgemüse, Früchten, Fisch und Hülsenfrüchten war und nur selten fettreiches Fleisch enthielt.

Unsere Vorfahren stecken noch in uns

Bedenken Sie, daß es noch nicht lange möglich ist, sich beliebig von einer Gegend in eine andere oder gar von einem Kontinent zum anderen zu bewegen. Wenn wir also wissen, aus welchem Gebiet unsere Vorfahren ursprünglich stammen, können wir ziemlich sicher annehmen, daß sie damals über viele Generationen dort lebten. Sie hatten unzählige Generationen Zeit, sich an die herrschenden Umweltbedingungen und das vorhandene Nahrungsmittelangebot zu gewöhnen und ihren Stoffwechsel darauf einzustellen. Eine solche Anpassung dauert sehr lange, und deshalb bleiben die genetische Prägung und der Bedarf an bestimmten Nahrungsmitteln auch dann bestehen, wenn die Menschen in ein anderes Gebiet mit anderen Lebensbedingungen auswandern. Die Erbinformationen werden an die nächste Generation weitergegeben und sind noch heute in unseren Genen gespeichert. Sie bestimmen unsere ganz individuellen Ernährungsbedürfnisse, unabhängig davon, wo wir zur Zeit leben. Wenn wir also wissen, woher unsere Vorfahren stammen, haben wir einen ersten Anhaltspunkt, welche Ernährung für uns geeignet ist.

Zum Beweis meiner Behauptung dienen die Forschungsarbeiten von Dr. A. Price, einem Zahnarzt, der als Pionier auf dem Gebiet medizinischer und ernährungswissenschaftlicher Anthropologie in den 30er Jahren über 160 000 Kilometer zurücklegte und ungefähr ein Dutzend Eingeborenenstämme auf der ganzen Welt bereiste. Er untersuchte die Ernährungsgewohnheiten und die Gesundheit von primitiven Kulturen in Südamerika, Australien, Polynesien, Afrika und Nordamerika (Indianer und Eskimos) – die damals gerade erst mit den Einflüssen der modernen Zivilisation in Berührung kamen.

Dr. Price wertete sorgfältig alle Daten aus, die er im Lauf seiner zwanzigjährigen Forschungsarbeiten bei den verschiedenen Völkern gesammelt hatte und kam zu dem Schluß, daß die beste Ernährung für jede ethnische Gruppe immer diejenige ist, die schon ihre Vorfahren gehabt haben. Obwohl sich die angestammten Ernährungsformen von einem Gebiet zum anderen völlig unterschieden, waren alle Mitglieder des jeweiligen Stammes immer so lange bei guter Gesundheit, bis sie sich von Nahrungsmittel zu ernähren begannen, die bis dahin in ihrer Kultur unbekannt waren.

Sein Buch mit dem Titel *Nutrition and Physical Degeneration* (etwa: *Ernährung und körperliche Degeneration*) ist ein ernährungswissenschaftlicher Klassiker, der heute noch genauso wichtig ist wie bei der Erstveröffentlichung. Price betont darin vor allem die zentrale Rolle, die eine traditionelle Ernährung für die Gesundheit spielt. Er fand heraus, daß die Ernährung der Eingeborenen jeweils vom Klima, der Geographie und der natürlichen Flora und Fauna der betreffenden Gegend abhing. Gemeinsam war allen traditionell lebenden Stämmen, daß sie sich jeweils von den Nahrungsmitteln ernährten, die in ihrem Lebensraum vorkamen. Jeder Stamm traf eine für ihn typische Auswahl an frischem Gemüse und Obst, Samen und Getreide, Nüssen und tierischem Eiweiß. Meine eigenen Forschungsergebnisse bestätigen heute immer wieder die Erfahrungen, die Dr. Price in den 30er Jahren machte.

Die beste Ernährung ist immer die der eigenen Vorfahren

Die ursprüngliche Nahrung ist die beste

Auch andere Forscher fanden heraus, daß lebensnotwendige Nährstoffe fehlen, wenn sich Menschen von ihrer über Generationen angestammten Ernährung abwenden. Der Bedarf an einzelnen Nährstoffen ist je nach Gegend verschieden. So haben zum Beispiel Schotten, Waliser, Kelten, Iren, Inuit, Dänen, Skandinavier und Indianer der nördlichen Küstengebiete einen höheren Bedarf an essentiellen Fettsäuren als andere Völker. Ihre Nachfahren haben einen Stoffwechsel geerbt, der an eine Ernährung mit viel fettreichem Fisch gewöhnt ist. Da den meisten modernen Ernährungsformen aber wichtige Nährstoffe dieser fettreichen Fischsorten fehlen, kann ein solcher Mangel nur ausgeglichen werden, wenn Menschen mit Vorfahren aus nördlichen Gegenden wieder Nahrungsmittel essen, die ihrer Ursprungsernährung entsprechen. Erhalten sie die Nährstoffe nicht, nach denen ihr Körper verlangt, kann ein solcher Mangel schwerwiegende Folgen haben.

In Arizona arbeitet zur Zeit eine Forschergruppe – die sich *Native Seeds/SEARCH* (etwa: Suche nach der ursprünglichen Ernährung) nennt – an einer stärkeren Berücksichtigung der Ernährung unserer Vorfahren. Dabei konzentriert sich die Arbeit der Forscher dieser Organisation auf die Pima-Indianer in Tucson, Arizona. Auf der Grundlage ihrer Ergebnisse empfahlen die Forscher diesem eingeborenen Stamm, seine moderne Ernährungsform aufzugeben und statt dessen zu der ursprünglichen Nahrung ihrer Vorfahren zurückzukehren. Auf diese Weise sollen zahlreiche Krankheiten bekämpft werden, unter anderem Altersdiabetes. Keine andere ethnische Gruppe auf der Welt ist so häufig von dieser Krankheit betroffen wie die Pima-Indianer. Ihre ursprünglichen Nahrungsmittel enthalten viel Ballaststoffe, die den Blutzuckerspiegel auf natürliche Weise regulieren. Mit der Reduzierung solcher faserreichen Lebensmittel in ihrer modernen Ernährung hatte der Leidensweg der Pima-Indianer begonnen.

Forscher empfehlen den Pima-Indianern, zu ihrer ursprünglichen Ernährung zurückzukehren

Auch die eingeborenen Hawaianer bekamen nach der Aufgabe ihrer traditionellen Ernährungsweise ernsthafte Gesundheitsprobleme. Sie haben inzwischen sogar den schlechtesten Gesundheitsstatus in ganz Amerika. Ihre Sterblichkeitsziffern durch Übergewicht, Krebs, Herzkrankheiten und Diabetes gehören zu den höchsten in den USA. Eingeborenen Hawaianern wird jetzt von einigen Ärzten eine Ernährung empfohlen, die viele traditionelle Nahrungsmittel wie Tarowurzeln, Seealgen, Süßkartoffeln, grüne Gemüse, Obst und etwas Fisch enthält. Die Resultate sind vielversprechend, solange diese Richtlinien befolgt werden.

Neue Hoffnung durch traditionelle Ernährung

Wie groß sind die Unterschiede nun wirklich?

Unser gesunder Menschenverstand sollte Alarm schlagen, wenn wir von Ernährungsempfehlungen lesen, die für jeden verbindlich sein sollen, seien es Richtlinien für Vitamine und Mineralien (wie sie sowohl von der amerikanischen Food And Drug Administration (FDA) als auch der Deutschen Gesellschaft für Ernährung (DGE) festgelegt werden), seien es Angaben über die optimale Kalorien- oder Fettmenge. Denken Sie mal eine Sekunde nach! Wie sehr ähneln Ihre eigene Energie, Ihre Körpermaße und Knochenstruktur, Ihr Temperament, Größe und Körperform denen aller anderen Menschen um Sie herum? Abgesehen davon, daß Sie ungefähr die gleiche Anzahl Organe an ungefähr denselben Stellen im Körper haben, unterscheiden Sie sich doch erheblich von allen anderen, oder nicht?

Jeder ist einzigartig

Marion Patricia Conolly – Leiterin der Price-Pottenger Nutrition Foundation, die gegründet wurde, um die Erkenntnisse von Dr. Weston Price und Francis M. Pottenger zu verbreiten – schreibt: „Letztlich läßt sich alles auf unser Erbgut zurückführen, das wiederum Ergebnis von Anpassung und Auslese über unzählige Generationen ist, ganz egal, ob unsere Vorfahren aus dem Mittelmeerraum oder aus Norwegen stammen ... Erstere würden gut mit Getreide, Hülsenfrüchten und anderen Nahrungsmitteln der mediterranen Klimazone zurechtkommen, während es letzteren mit mineralreicher Nahrung aus dem Meer plus Wurzelgemüse und solchen Nahrungsmitteln besser ginge, die ihren Vorfahren in den 8 000 Jahren zur Verfügung standen, als ihr Nahrungsmittelangebot während der letzten Eiszeit sehr eingeschränkt war."

Wer sich nicht von exakt den Nahrungsmitteln ernährt, die seinem körperlichen Erbe entsprechen und statt dessen etwas für ihn „Fremdes" bevorzugt, läuft Gefahr, daß seine Gesundheit darunter leidet. Dabei ist es vollkommen gleichgültig, wie „gesund" diese neue Ernährung für andere sein mag. Ein großer Teil der Forschungsergebnisse, die zur Forderung nach unserer modernen fettarmen, kohlenhydratreichen Ernährung führte, wurden nämlich in Kulturkreisen gewonnen, in denen durch die natürlichen Bedingungen genau diese Art von Ernährung vorherrschte. Es gibt aber keine Beweise dafür, daß eine Ernährung, die für traditionell lebende Bevölkerungsgruppen in Ecuador geeignet ist,

Es ist völlig egal, wie gut eine Ernährung für einen anderen sein mag

auch für eine Amerikanerin oder einen Deutschen mit ganz anderen Lebensbedingungen gut wäre.

Nathan Pritikin, der Pionier in Sachen extrem fettarmer Ernährung, ging noch davon aus, daß unsere Ernährungsprobleme von Elementen herrühren, die in anderen Kulturen unbekannt sind. Er untersuchte unter anderem die afrikanischen Bantus, in deren Ernährung der Fettanteil lediglich 10 % beträgt und die praktisch keine Herzprobleme kennen. Auch die Ernährung der Eingeborenen von Neu Guinea enthält 10 % Fett und nur 7 % Eiweiß; unter 600 Sterbefällen geht nur einer auf das Konto einer Erkrankung der Herzkranzgefäße. Pritikin erwähnt auch eine Studie über eine alte Population in Ecuador, die sich vor allem von komplexen Kohlenhydraten ernährte – von Mais, ungeschältem Reis, Bohnen und verschiedenen anderen Gemüse- und Obstsorten – und die nur einmal wöchentlich eine Portion tierisches Eiweiß aß. Er berichtete von den Tarahumara-Indianern in den Bergen der Sierra Madre im Nordwesten Mexikos, die für ihre extreme Ausdauer und ihre Wettrennen mit einem hölzernen Fußball berühmt sind. Diese Hochleistungssportler ernähren sich von 10 % Eiweiß, 10 % Fett und 80 % komplexen Kohlenhydraten, einer Kost also, die genau auf diesen sehr aktiven Lebensstil zugeschnitten ist.

Übernommene Ernährungsgewohnheiten

Leider haben Statistiken dieser Art viele Ernährungsgurus dazu verleitet, die Ernährungsgewohnheiten anderer Kulturkreisen und anderer Klimazonen auf unsere Gesellschaft zu übertragen. Während die oben erwähnte Ernährungsweise für einen Tarahumara-Indianer mit seiner erstaunlichen Kraft, Widerstandsfähigkeit und Ausdauer ideal sein mag, da er riesige Mengen von Kohlenhydraten verbrennt, stellt sich doch die Frage, ob dies auch die richtige Ernährung für einen Börsenmakler an der Wall Street ist, dessen Vorfahren aus Irland stammen? Ein Bantu mag sich in Afrika bei einer Ernährung mit nur 10 % Fettanteil wohl fühlen. Aber wie würde es einem 90 Kilo schweren Bauarbeiter in Norwegen ergehen, wenn er von dieser Ernährung satt werden müßte?

Viele Ernährungsgurus haben falsche Schlüsse gezogen

Betrachten wir lieber unsere ureigene Geschichte

Unser Stoffwechsel ist noch an ein vorindustrielles Angebot angepaßt

Uns bleibt nichts anderes übrig, als unsere ureigene Geschichte in Augenschein zu nehmen. Wie haben sich unsere Vorfahren ernährt? Wir sind zwar versucht, den beliebten amerikanischen Hamburger oder die typisch italienische Pizza als Elemente unserer natürlichen Ernährung anzusehen, aber die Grundlage für eine individuell richtige Ernährung liegt doch oft etwas weiter in der Vergangenheit, als es unsere heutige Ernährung vermuten läßt. Wir müssen die Ernährungsweise unserer Vorfahren in deren ursprünglichen Heimat untersuchen, denn uns geht es wie den Eskimos und den Pima-Indianern. Wir haben einen Stoffwechsel geerbt, der an das Nahrungsmittelangebot angepaßt ist, das in unserer ursprünglichen Heimat vor dem Zeitalter der Industrialisierung im Überfluß vorkam.

So eignet sich zum Beispiel die traditionelle Ernährung rund um das Mittelmeer – mit viel Fisch, Olivenöl, Knoblauch, Bohnen und Nudeln – für alle, deren Vorfahren aus Italien, Griechenland, der Türkei oder Spanien kamen. Ein Amerikaner mit asiatischen Vorfahren kann sich nach wie vor gut von unpoliertem Reis, Meeresgemüsen, Tofu und anderen Sojaprodukten ernähren. Alle, die von den indianischen Ureinwohnern des amerikanischen Kontinents abstammen, wären gut beraten, sich den ursprünglichen Nahrungsmitteln ihrer Vorfahren zuzuwenden, wie Bohnen, Kürbis und Büffelfleisch. Der Arzt Lendon H. Smith drückt es in seinem Buch *Happiness is a Healthy Life* (etwa: *Glück ist ein gesundes Leben*) so aus: „Der Trick beim Essen liegt darin, den eigenen ethnischen Hintergrund, die eigene Abstammung herauszufinden und es den Vorfahren gleichzutun."

Aber wer von uns kann heute noch seine direkte Abstammung oder Zugehörigkeit zu einer bestimmten Rasse zurückverfolgen? Die meisten haben doch ein wenig von allem abbekommen. Wir sind Afro-Spanier, irische Italiener, deutsche Russen, französische Venezolaner, italienische Araber, schwedische Libanesen. In einem solchen Fall kann uns die Betrachtung unserer Abstammung keine genaue Antwort liefern. Sie macht lediglich deutlich, daß genetische Ursachen für die unterschiedlichen Bedürfnisse verantwortlich sind, die wir durch die Bestimmung unseres Stoffwechseltyps ermitteln können.

Vererbung – eine kurze Zusammenfassung

- Wenn Sie wissen, wo Ihre eigenen Vorfahren herstammen, haben Sie einige Anhaltspunkte dafür, wie sich deren Stoffwechsel entwickelt und an welche Nahrungsangebote sie sich angepaßt haben, um in der ursprünglichen Umwelt mit den dort damals natürlich vorkommenden Nahrungsmitteln zu überleben.

- Forschungen belegen, daß wir unsere genetische Prägung mitnehmen, auch wenn wir unseren ursprünglichen Lebensraum verlassen. Letztendlich bedeutet dies, daß unser Ernährungsbedarf wesentlich stärker vom Ursprungsland unserer Vorfahren als von unserer gegenwärtigen Umgebung geprägt ist.
- Wenn wir von unserer ursprünglichen Ernährung abweichen, führt dies zu einem Mangel an bestimmten lebenswichtigen Nährstoffen und zu allen möglichen körperlichen und psychischen Problemen.
- Wenn wir die ursprünglichen Ernährungsformen anderer Völker auf uns übertragen, kann dies zu Problemen führen, auch wenn sie bei diesen Völkern Gesundheit und Fitneß fördern. Wir vergessen dabei unsere eigene ursprüngliche Ernährung und unsere eigenen biochemischen Bedürfnisse, die sich über viele Generationen entwickelt haben.
- In Amerika stammen wir oft von mehreren Generationen mit ganz unterschiedlichen Vorfahren ab, so daß es meist sehr schwierig ist, allein auf Grund der eigenen Abstammung die richtige Ernährung zusammenzustellen. In Europa ist diese Mischung zwar nicht ganz so ausgeprägt, spielt aber insgesamt doch eine wichtige Rolle. Daher werden wir im folgenden weitere wichtige Elemente einer individuellen Ernährung betrachten und den Ernährungsbedarf unserer Vorfahren nur als einen zusätzlichen Einfluß ansehen. Unsere Vorfahren liefern nicht den einzigen Schlüssel zur Entdeckung unserer richtigen Ernährung. Wie ich auf den folgenden Seiten zeigen werde, ist dies nur ein Einfluß unter vielen.

Ihr Stoffwechselprofil

Egal, wie Sie es ausdrücken wollen – „Das Essen des einen ist das Gift des anderen" oder „Was gut ist für den Zimmermann, zerreißt den Schneider" oder „Wat dem ehnen sin Uhl is dem andern sin Nachtigall" – wir sind in vielerlei Hinsicht so einzigartig wie Schneeflocken oder Fingerabdrücke. Letztlich läuft alles auf unsere genetischen Anlagen hinaus und – was für das Thema dieses Buches noch wichtiger ist – spielt auch für unsere individuellen Ernährungsbedürfnisse eine Rolle. Deshalb kommen wir jetzt zum zentralen Thema dieses Buches, dem Stoffwechselprofil.

Noch wichtiger ist das Stoffwechselprofil

Auch Mitglieder ein und derselben Familie stellen oft Unterschiede in ihrem Ernährungsbedarf und in der Art, wie sie Lebensmittel verarbeiten und verwerten, fest. Anna zum Beispiel ißt wie ein Scheunendrescher und nimmt dabei nicht zu. Sie geht spät ins Bett, steht früh auf und ist immer voller Energie. Ihre Geschwister bezeichnen sie oft als aufgedreht; sie regt sich leicht auf, aber ihre Ausbrüche dauern nie lange. Dagegen hat ihre Schwester Rosa das Gefühl, daß sie schon zunimmt, wenn sie Eßbares nur anschaut. Sie ist viel ruhiger als ihre Schwester und bewegt sich langsamer. Sie arbeitet wesentlich sorgfältiger, ist entspannter und regt sich nicht so leicht auf. Nur daß sie so schwer abnimmt – ganz egal, wie sorgfältig sie auf ihre Ernährung achtet – kann sie auf die Palme bringen.

Obwohl beide Schwestern die gleichen Vorfahren haben, unterscheiden sich ihre Stoffwechsel

Obwohl beide Schwestern dieselben Vorfahren haben, unterscheiden sie sich in ihrem Stoffwechsel, das heißt, in der Art, wie sie die aufgenommenen Nährstoffe in Energie umwandeln und wie sich diese Energie äußert. Gibt es eine Ernährungsform, die für beide gleichermaßen geeignet ist? Anna ist so aufgedreht, daß es ihr nicht schaden könnte, wenn sie gebremst würde, aber Rosa könnte etwas mehr Energie durchaus vertragen.

Nun haben ihre Eltern sehr unterschiedliche Vorfahren. Die Familie ihrer Mutter stammte aus Nordeuropa. Deren Vorfahren lebten über viele Generationen in einem kalten, rauhen und feuchten Klima, in dem auf den Feldern nur wenig wuchs und sich die Menschen vor allem von widerstandsfähigem Wurzelgemüse, von Brot und Fleisch ernähren mußten. Im Gegensatz dazu hatte die Familie ihres Vaters seit Jahrhunderten am Mittelmeer gelebt; sie hatten sich von Obst, Blattgemüse, Fisch, Getreide und Hülsenfrüchten ernährt. Es ist daher leicht einzusehen, daß die Töchter wiederum viele verschiedene Erbanlagen haben. Aber wir wollen den Aspekt der Vererbung erst einmal beiseite lassen und uns auf die unterschiedliche Art und Weise konzentrieren, mit der Anna und Rosa Nahrung in Energie umwandeln, denn die beiden Schwestern haben sehr unterschiedliche Stoffwechselmuster.

An dieser Stelle kann uns Bill L. Wolcott weiterhelfen, der acht Jahre lang als Assistent von Dr. Kelley mit dessen Methode der Bestimmung der Stoffwechseltypen gearbeitet hat, bevor er mit seiner Frau Suzi „Healthexcel" gründete (in Deutschland als „Synergie-System" bekannt, siehe Adressen auf Seite 169 im Anhang) und „The Healthexcel System of Metabolic Typing" („Das Synergie-System zur Bestimmung des Stoffwechseltyps") entwickelte.

Bill Wolcott erweiterte Dr. Kelley´s System wesentlich

In diesem von Wolcott weiterentwickelten Ansatz verfeinerte er die ursprüngliche Methode von Dr. Kelley in wesentlichen Punkten, da dieser die Stoffwechselindividualität nur auf eine Dimension – das autonome Nervensystem – bezogen hatte. Wolcott hat inzwischen ein vierdimensionales Modell entwickelt, in dem es um die Beziehungen zwischen dem autonomen Nervensystem (nach den Arbeiten von Pottenger, Lee, Page und Kelley), dem Verbrennungssystem (nach Watson und Eck), dem Drüsensystem (nach Harrower, Bieler und Abravanel) und den konstitutionellen Elementen (chinesische Medizin und Ayurveda) geht. Vor allem entdeckte er bei seinen Forschungen eine entscheidende Tatsache: Jeder einzelne Nährstoff und jedes einzelne Nahrungsmittel kann sich bei unterschiedlichen Stoffwechseltypen unterschiedlich auswirken, je nachdem, ob das autonome Nervensystem oder das Verbrennungssystem den stärksten Einfluß ausübt. Wolcott nannte dieses Phänomen „das Dominanzprinzip", da der stärkere Anteil den Stoffwechsel beherrscht und dadurch bestimmt, wie sich ein Nährstoff individuell auswirkt. So kann zum Beispiel bei dem einen Stoffwechseltyp eine

Orange beruhigend wirken, sein Stoffwechsel kann sich in den basischen Bereich verlagern, während die gleiche Orange einen anderen Stoffwechseltyp zu Hyperreaktionen („aufgedreht, angeregt") veranlassen kann, dessen Stoffwechsel sich durch die Orange mehr in den sauren Bereich verschiebt. Anders ausgedrückt: Je nach dem, welches der beiden Syteme den Stoffwechsel dominiert, wirkt sich jedes Nahrungsmittel und jeder Nährstoff anders aus, beim einen positiv, beim anderen negativ.

Durch diese Entdeckung wird erstmals klar, warum die Probleme des einen Menschen durch bestimmte Mittel gebessert werden, während dieselben Maßnahmen bei einem anderen zu einer Verschlechterung führen. Denn was für die Orange gilt, trifft auch auf jedes Vitamin, jedes Mineral und viele anderen Nährstoffe zu. Ihre Wirkung hängt vom Stoffwechseltyp ab. Vor allem wird hierbei auch klar, warum die Frage nach der richtigen Ernährung so verwirrend sein kann, solange der eigene Stoffwechseltyp nicht bekannt ist.

Als ich durch die Bestimmung meines Stoffwechseltyps mit Hilfe des Synergie-Systems zum ersten Mal verstand, warum ich auf meine eigene Art auf Nahrungsmittel reagiere, wurden mir die Augen geöffnet, und viele Fragen beantworteten sich von selbst. Diese Erfahrung hat mich dazu veranlaßt, dieses Buch zu schreiben. Sie erwies sich als der wichtigste Schritt zur Bestimmung meiner persönlichen Ernährungsform. Mir war nämlich immer eingetrichtert worden, daß „schweres" Eiweiß, wie es zum Beispiel in Fleisch enthalten ist, übersäuert und hyperaktiv macht. Beides konnte ich nun wirklich nicht brauchen. Daher hatte ich meine Ernährung bewußt in die andere Richtung gelenkt. Mein Problem war nur, daß es mir bei einer fett- und eiweißarmen Ernährung ganz und gar nicht gut ging. Als ich vom Synergie-System die Auswertung meines Stoffwechseltyps erhielt, mußte ich feststellen, daß für meinen Typ „schwere" Nahrungsmittel wie Fleisch und Fett durchaus geeignet sind und auf mich beruhigend und ausgleichend wirken würden. Und dies erwies sich dann auch als richtig. Mein Körper wußte in Wahrheit schon immer, was für mich gut war. Ich hätte nur lernen müssen, die Sprache meines Körpers, mit der er seine Bedürfnisse mitzuteilen versuchte, zu verstehen. Es ist jetzt erwiesen, daß Dr. Williams recht hatte und seiner Zeit weit voraus war, als er ein System zur Bestimmung des individuellen Stoffwechseltyps forderte. Ich bin nach 20jähriger Suche davon überzeugt, daß das Synergie-System zur Bestimmung des Stoffwechselprofils die richtigen Antworten bietet und allgemein bekannt gemacht werden muß. Es ist die beste Möglichkeit, um herauszufinden, was der Körper braucht, um gesund zu werden!

Autonomes Nervensystem oder Verbrennungssystem – was ist bei Ihnen stärker?

Die Bestimmung meines eigenen Stoffwechseltyps hat mir endlich die Augen geöffnet

Die Bestimmung des Stoffwechselprofils

Zu Recht werden Sie nun fragen, wie man mit einem auf den ersten Blick komplizierten vierdimensionalen System den Stoffwechseltyp einzelner Menschen bestimmen soll. Kann man ihn aus dem Blutbild, einer Haaranalyse oder einer anderen Labormethode ermitteln? Leider nein, obwohl Wolcott seit langem alle bekannten Untersuchungsmethoden auf ihre Tauglichkeit hin abgeklopft hat. Der Körper zeigt uns aber glücklicherweise auch ohne aufwendige Laboruntersuchungen in seiner eigenen Sprache, wie sein Stoffwechselprofil aussieht. Er gibt uns viele Hinweise auf seine Bedürfnisse und signalisiert sie uns durch körperliche, geistige, emotionale und verhaltensbezogene Merkmale. Die verschiedenen Ernährungstypen unterscheiden sich zum Beispiel in ihrem Körperbau und darin, an welchen Stellen sie Fett einlagern. Der eine hat eher einen „Rettungsring" um den Bauch, der andere trägt sein Fett auf den Hüften. Beide unterscheiden sich auch in ihren Reaktionen auf Nahrungsmittel. Der eine fühlt sich nach einem Steak frisch und munter, der andere müde und schlapp. Der eine ist vielleicht ein geselliger Typ, der andere eher zurückhaltend. Dr. Kelley und Wolcott haben über 3000 solcher Merkmale ermittelt, die eine sehr genaue Typenbestimmung ermöglichen.

Der Körper gibt viele Hinweise auf den eigenen Typ

Wir können mit Hilfe dieser Hinweise den Energiestatus des Körpers beobachten – im Hinblick darauf, ob die Brennstoffe (bzw. Nährstoffe) effizient verwertet werden, ob der Körper und seine Zellen, Organe, Drüsen und Systeme reibungslos arbeiten und im Gleichgewicht (in Homöostase) sind. Da die Energieproduktion die wichtigste Voraussetzung für Gesundheit, Wohlbefinden und optimales Funktionieren des Körpers ist, wird mit der Bestimmung des Stoffwechselprofils vor allem ermittelt, welche Nährstoffe vom jeweiligen Stoffwechseltyp benötigt werden.

Die optimale Erzeugung von Energie ist die beste Voraussetzung für gute Gesundheit

Der Körper erhält aus der Luft, den Nahrungsmitteln, vom Wasser und Licht Nährstoffe, mit denen er Energie erzeugen kann. Sie liefern die Brennstoffe für alle Stoffwechselprozesse, die unsere geistigen, körperlichen, emotionalen und verhaltensbezogenen Merkmale hervorbringen. Nur wenn unser Körper alle Rohstoffe erhält, die er aufgrund unserer genetischen Anlagen zur Erzeugung von Energie benötigt, kann er diese Energie optimal produzieren und damit die beste Grundlage für eine gute Gesundheit schaffen. Wenn unsere Zellen nicht die nötigen Brennstoffe erhalten, werden die Stoffwechselprozesse gestört; sie geraten aus dem Gleichgewicht und arbeiten nicht effizient. Dieser unausgeglichene, ineffiziente, negative Zustand spiegelt sich in unserer Lebensqualität in vielen Bereichen wider. Die Sprache unseres Körpers läßt es uns wissen, wenn etwas nicht stimmt!

Wenn wir die Sprache unseres Körpers verstehen, kennen wir unseren Stoffwechseltyp

Doch schon lange bevor diese äußeren Anzeichen sichtbar werden, gibt der Körper durch innere Botschaften zu erkennen, daß Probleme vorhanden sind. Als hochentwickelter, dynamischer Organismus zeigt er ständig den Zustand seines inneren Gleichgewichts an und teilt seine besonderen Bedürfnisse mit. Unsere Aufgabe besteht darin, die Sprache des Körpers zu interpretieren, zu verstehen und auf diese Weise den Stoffwechseltyp zu bestimmen.

Zunächst mußten die körperlichen Grundlagen für alle Merkmale verstanden werden, die das Stoffwechselbild des einzelnen prägen, um sie den verschiedenen Typen zuordnen zu können. Dann wurden diese Merkmale in Fragen eingebunden, die leicht zu beantworten sind. Jede einzelne Antwort gibt einen Hinweis auf eines der beteiligten Systeme, und aus der Auswertung aller Antworten ergibt sich schließlich das Stoffwechselprofil. In diesem Buch geht es uns vor allem um die Beziehungen derjenigen Körpersysteme, die Energie erzeugen, erhalten und kontrollieren – das autonomen Nervensystem und das Verbrennungssystem. Wenn wir begreifen, wie diese Systeme zusammenspielen, verstehen wir auch Ziel und Sinn dieser Bestimmungsmethode und können festlegen, wie unsere Ernährung zukünftig beschaffen sein soll.

Eine kurze Erläuterung des autonomen Nervensystems

Das menschliche Nervensystem wird in zwei große Bereiche unterteilt: Ein Teil, das zentrale Nervensystem, ist für die bewußt beeinflußbaren Nervenvorgänge zuständig, der andere für die unbewußt ablaufenden. Dieses unbewußte, sogenannte autonome oder vegetative Nervensystem kann seinerseits aufgrund seines inneren Aufbaus in zwei Zweige gegliedert werden: in den sympathischen und den parasympathischen Zweig. Auf Einzelheiten soll hier nicht eingegangen werden. Nur soviel ist zum Verständnis der Stoffwechseltypen wichtig: Nerven beider Zweige verbinden das Gehirn (genauer: den Hypothalamus) mit den verschiedenen Organen und Drüsen unseres Körpers und regulieren unter anderem den Stoffwechsel.

Der sympathische und der parasympathische Zweig spielen bei der Regulierung der unbewußten Körpervorgänge zusammen: bei der Kontrolle des Herzschlags, des Blutdrucks, der Verdauung, bei Regeneration und Reparatur, bei der Regulierung der Stoffwechselumsatzes, bei der Schweißabsonderung, der Kontraktion der Pupillen, bei den Leistungen des Immunsystems, usw. Jeweils ein Zweig ist für die Kontrolle der Arbeit bestimmter Organe und Systeme des Körpers zuständig und regt deren Arbeit an. Der andere Zweig ist in diesem Bereich der Gegenspieler und dämpft dort die Arbeit. So steigert zum Beispiel der sympathische Zweig den Herzschlag, während der parasympathische ihn verlangsamt. Der Herzschlag wird also – wie andere Organfunktionen auch – durch das autonome Nervensystem reguliert, indem dessen sympathischer und parasympathischer Teil zusammenarbeiten und sich gegenseitig kontrollieren und regulieren.

Das autonome Nervensystem regelt im Wechselspiel wichtige Körperfunktionen

In anderen Körperbereichen sind die Rollen vertauscht. So regt der Parasympathikus zum Beispiel die Verdauung an – die Absonderung von Salzsäure im Magen, die Muskeltätigkeit des Verdauungssystems und viele andere Vorgänge. Der Sympathikus verlangsamt diese Aktivitäten.

Die praktischen Auswirkungen

Über die letzten hundert Jahre haben viele Forscher die Zusammenhänge zwischen dem autonomen Nervensystem und dem Stoffwechsel untersucht. Dr. Kelley war der erste, der eine systematische Zuordnung zu den verschiedenen Stoffwechseltypen entwickelte. Er schloß aus seinen Untersuchungen, daß die meisten Menschen entweder stärker vom Sympathikus oder vom Parasympathikus beeinflußt werden. Als Ergebnis dieser unterschiedlich starken Beeinflussung ergeben sich individuelle Unterschiede im Stoffwechselgeschehen, die zur Ausprägung verschiedener Stoffwechseltypen mit einem jeweils typischen Nährstoffbedarf führen.

Die individuellen Merkmale zeigen, welcher Zweig stärker ist

Der Einfluß von Sympathikus und Parasympathikus zeigt sich jedoch nicht nur im Nährstoffbedarf, sondern gleichzeitig in sehr vielen äußeren und inneren Merkmalen und Eigenschaften eines Menschen, die sich feststellen und einem der beiden Zweige zuordnen lassen. Denn die meisten Merkmale – unabhängig davon, ob sie körperlicher, psychischer oder verhaltensbezogener Art sind – haben eine physiologische Ursache im Bereich des Stoffwechsels und erlauben Rückschlüsse darauf, mit welchem Zweig sie zusammenhängen und wie stark dieser Zweig ist. Merkmale wie niedriger Blutdruck, starker Appetit, schlechte Konzentrationsfähigkeit, guter Schlaf, Geselligkeit und ein gutes Durchhaltevermögen sind zum Beispiel charakteristisch für einen Parasympathikustyp, während Bluthochdruck, Appetitlosigkeit, gute Konzentration, Schlafstörungen und Kontaktschwäche auf einen Sympathikustyp hindeuten.

Johns Stoffwechsel geriet durch Arbeitsstreß aus dem Gleichgewicht – er schläft nur noch schlecht

Das bedeutet allerdings nicht, daß jedes dieser Merkmale ausschließlich durch Vorgänge im autonomen Nervensystem verursacht wird. Es können andere Faktoren (wie die Blutgruppe oder das Verbrennungssystem) eine Rolle spielen, und jedes Merkmal kann neben inneren auch zahlreiche äußere Ursachen haben – zum Beispiel Streß, Umweltschadstoffe, falsche Ernährung und andere Faktoren, die auf das Nervensystem einwirken. Sobald ein Merkmal aber erst einmal existiert, wirkt es sich selbst auch auf den Stoffwechsel und das autonome Nervensystem aus und kann beide aus dem Gleichgewicht bringen.

Ein Beispiel: John hat eine neue Stelle in der Chefetage einer großen Firma und steht häufig unter starker nervlicher Belastung. Dadurch ist sein Sympathikus sehr aktiv und gewinnt im Lauf der Zeit immer mehr an Einfluß. Das wirkt sich auch auf andere Bereiche aus, die ebenfalls vom Sympathikus gesteuert werden. Als Folge wird Johns Verdauungssystem schwächer, sein Appetit läßt nach und er neigt zu Verstopfung. Sein Herzschlag ist schneller geworden, er wird leichter nervös und schläft schlecht.

Sein Stoffwechsel ist aus dem Gleichgewicht geraten, sein Sympathikus zu stark angeregt worden. Statt seine Stelle zu kündigen oder Beruhigungsmittel zu nehmen, hat John eine weitere Möglichkeit. Er kann sich so ernähren, daß der Gegenspieler des Sympathikus – der Parasympathikus – gestärkt wird, damit der Stoffwechsel wieder mehr zu seinem natürlichen Gleichgewicht zurückfindet.

Doch John hatte seit einigen Wochen viel häufiger als früher die in der Kantine der Chefetage üblichen großen Fleischportionen gegessen. Nun wirkt aber Fleisch anregend auf den Sympathikuszweig, und so verstärkte John unbewußt seine Symptome noch mehr. Wenn er statt dessen in Zukunft weitgehend auf Fleisch verzichtet und mehr Gemüse ißt, wird sein Parasympathikus gestärkt, sein Stoffwechsel kommt besser ins Gleichgewicht, und seine Beschwerden werden trotz der äußeren Belastung verschwinden. Ein Stoffwechsel, der im Gleichgewicht ist und mit den richtigen Nährstoffen versorgt wird, kann äußere Belastungen viel besser verkraften.

Durch die richtige Ernährung wird ein Ungleichgewicht ausgeglichen – und alles wird besser

Jedes Merkmal basiert also auf einer physiologischen Grundlage. Genauer gesagt: auf der aktuellen Situation des Stoffwechselgleichgewichts. Dabei ist es gleichgültig, ob dieser Zustand letztlich auf inneren oder äußeren Ursachen beruht. Wir verwenden diese Merkmale, um das aktuelle Verhältnis zwischen Sympathikus und Parasympathikus zu ermitteln und dann Ernährungsempfehlungen zu geben, die das Gleichgewicht verbessern sollen. Allerdings müssen wir auch das Verbrennungssystem untersuchen, da auch hier Stabilität herrschen sollte.

Das Verbrennungssystem – Langsamverbrenner und Schnellverbrenner

Dr. George Watson von der Universität in Südkalifornien war der erste, der in den 70er Jahren die Verbrennungsgeschwindigkeit zu unterschiedlichen Stoffwechseltypen in Beziehung setzte. Als Psychologe ging es Watson damals vor allem um die Wirkung der Verbrennungsgeschwindigkeit auf die Gefühle und Verhaltensweisen seiner Patienten. Bei seinen Forschungen fand er zwei Verbrennungstypen, die Energie nicht effizient nutzen: den Schnellverbrenner und den Langsamverbrenner. Andere Forscher wir Dr. Paul Eck, Dr. Dave Watts und Dr. Rick Waltern haben unser bisheriges Wissen über die Verbrennungstypen und deren Auswirkungen auf den Ernährungsbedarf und auf psychische Probleme inzwischen erweitert.

Beide Verbrennungstypen können Gesundheits- und Gewichtsprobleme bekommen. Die oben erwähnte Anna ist ein Schnellverbrenner, ihre Schwester Rosa ein Langsamverbrenner. Wie Sie wohl schon vermutet haben, beziehen sich diese beiden Begriffe auf die relative Geschwindigkeit, mit der eine Person Nährstoffe – wie Kohlenhydrate, Eiweiße und Fette – in Energie umwandeln kann. Obwohl Sie vielleicht erwarten, daß Sie bei einer Neigung zu Übergewicht ein Langsamverbrenner sind, stimmt dies nicht immer. Schnellverbrenner können ebenso Schwierigkeiten mit Übergewicht haben, wenn sie sich nicht von den ihrem Typ entsprechenden Nahrungsmitteln ernähren.

Auch Schnellverbrenner können zu dick werden

Energie wird vor allem durch das Zusammenspiel von zwei biochemischen Prozessen – Glykolyse und Zitronensäurezyklus – erzeugt. Einfach gesagt, brauchen diese Prozesse für jeden Schritt der Energieproduktion ganz bestimmte Mineralien und Vitamine. Nun können aber sowohl der schnelle als auch der langsame Verbrennungstyp Energie nicht effizient nutzen, da sie jeweils einen typischen Mangel an Mineralien und Vitaminen haben. Der Langsamverbrenner setzt Nahrungsmittel zu langsam in Energie um und fühlt sich daher eher lethargisch und träge und nimmt leicht zu. Der Schnellverbrenner setzt die Nahrungsmittel zu schnell um, besonders Kohlenhydrate, und kann sich daher aufgedreht, nervös und gestreßt fühlen. Schnellverbrenner ermüden aber auch rasch und haben dann keine Energie mehr. So treiben sie zum Beispiel entsprechend weniger Sport, und dies trägt dann zur Entstehung von Übergewicht bei.

Jeder Typ hat seine eigenen Schwächen

Langsamverbrenner mögen einfache Kohlenhydrate wie Softdrinks, Süßigkeiten, Gebäck und andere zuckerhaltige Nahrungsmittel, da sie irrtümlich glauben, damit schnell Energie zur Verfügung zu haben. Für kurze Zeit mag dies stimmen, doch dauerhafte Energie wird ihnen viel besser durch etwas mageres Eiweiß zugeführt, das oft in der Ernährung des Langsamverbrenners fehlt. Ein Langsamverbrenner sollte seine Vorliebe für Süßigkeiten besser mit etwas Obst oder süßlichem Gemüse wie Karotten, Kürbis oder Süßkartoffeln befriedigen statt mit Süßigkeiten, da Zucker zu starken Schwankungen im Blutzuckerspiegel führt und er davon schnell wieder träge wird.

Langsamverbrenner neigen zu einem hohen Blutzuckerspiegel und Diabetes, was oftmals bei ärztlichen Untersuchungen durch einen Glukose-Toleranz-Test ans Licht kommt. Sie haben häufig einen hohen Insulinspiegel, der zu einer stärkeren Umwandlung von Kohlenhydraten in Fett führt. (Ich werde die Zusammenhänge zwischen Insulin, Kohlenhydraten und Körperfett im nächsten Kapitel genauer erklären). Typisch für Langsamverbrenner ist auch, daß sie meist wenig Appetit haben und vor allem nicht gerne eiweißreiche Nahrungsmittel und Fett essen. Dieser Typ findet dicke, saftige Steaks oder schwere Käsesoßen nicht besonders reizvoll. Statt dessen übertreibt er es oft bei den Kohlenhydraten wie Nudeln und Brot, ißt davon leicht zu viel und nimmt zu.

Langsamverbrenner übertreiben es oft bei den Kohlenhydraten

Weil die Energieproduktion des Langsamverbrenners verringert ist, arbeitet oft sein Drüsensystem nicht effizient. Besonders Schilddrüse und Nebennieren sind häufig hypoaktiv (zu wenig aktiv). Dies kann ein

Gefühl von ständiger Müdigkeit, Erschöpfung, Apathie und Depression erzeugen; vielen Langsamverbrennern ist ständig kalt.

Schnellverbrenner haben dagegen meist einen niedrigen Blutzuckerspiegel, da sie die Kohlenhydrate bei der Energieerzeugung zu schnell in Energie umwandeln. Bei ihnen wird oft eine regelrechte Unterzuckerung festgestellt, also ein pathologisch niedriger Blutzuckerspiegel. Der Stoffwechsel der Schnellverbrenner wandelt Kohlenhydrate so schnell um, daß die Energie nicht dauerhaft bereitgestellt werden kann. Sie ähneln einem Auto, das mit Rennwagenbenzin läuft. Wenn ihre Ernährung nicht genug Fett und Eiweiß enthält, die ihren Stoffwechsel verlangsamen und ins Gleichgewicht bringen, fühlen sich die Schnellverbrenner aufgedreht und sind oft reizbar und ängstlich. Bei dem Versuch, ihren Blutzuckerspiegel stabil zu halten, greifen sie zwar auch gerne zu Kohlenhydraten, diese fachen dann aber – im Übermaß verzehrt – die Flamme des Schnellverbrenners nur noch stärker an.

Schnellverbrenner haben oft einen zu niedrigen Blutzuckerspiegel

Wenn Sie wissen möchten, wie Kohlenhydrate auf den Stoffwechsel des Schnellverbrenners wirken, gießen Sie einfach einmal etwas Benzin auf ein Feuer. Ähnlich wie hier, explodiert der Blutzuckerspiegel förmlich, steigert die Stoffwechselgeschwindigkeit und führt zu einem Gefühl von Nervosität und Reizbarkeit. Weil der Zucker dann aber schnell verbraucht wird, bricht die Energie auch schnell wieder zusammen. Dann fühlt sich der Schnellverbrenner meist erschöpft und etwas desorientiert, vor allem möchte er jetzt möglichst etwas Süßes. Auf diese Weise geht sein Blutzuckerspiegel ständig rauf und runter – begleitet von entsprechenden Stimmungsschwankungen. Der Ausweg? Wenn die Ernährung ausreichende Mengen bestimmter Eiweiße und gesunder Fette enthält, wird nicht nur der Blutzuckerspiegel stabilisiert, sondern auch das Verlangen nach Süßigkeiten reduziert.

Der Schnellverbrenner braucht Eiweiß und gesunde Fette

Der Schnellverbrenner hat ständig Hunger, will immer etwas essen. Schwere Eiweißträger wie Rindfleisch oder ein Teller voll Lammkoteletts sättigen ihn, geben ihm dauerhaft Energie und das Gefühl, das Richtige gegessen zu haben. Obwohl er scheinbar voll nervöser Energie steckt, hat er nur wenig Ausdauer und hält oft nur aus reiner Willenskraft durch. Seine Gefühle sind meist sehr wechselhaft, sie bewegen sich in einem ständigen Auf und Ab. Geduld ist nicht gerade seine Stärke. Wenn er sich nicht den Bedürfnissen seines Stoffwechseltyps entsprechend ernährt, kann der Schnellverbrenner genau wie der Langsamverbrenner zunehmen. Insbesondere eine Ernährung mit vielen raffinierten oder einfachen Kohlenhydraten – wie Nudeln, Obst und Obstsäften – kann zur Einlagerung von Körperfett führen. Ich kenne diese Falle sehr gut, denn ich bin selbst ein Schnellverbrenner.

Dick durch Obst?

Gemeinsam ist beiden Verbrennungstypen, daß sie Eiweiß brauchen, um ihren Blutzuckerspiegel zu stabilisieren. Der Schnellverbrenner braucht täglich die schweren, fetthaltigen Eiweißträger, wie zum Beispiel rotes Fleisch, Innereien oder Kaltwasserfische. Da der Langsamverbren-

**Beide Verbren-
nungstypen
brauchen Eiweiß,
um den Blutzuk-
kerspiegel zu
stabilisieren**

ner mit Fett nicht so gut zurechtkommt (es drosselt seinen Stoffwechsel noch mehr), muß er auf die mageren Eiweißträger zurückgreifen, wie
weißes Hühner- und Putenfleisch und magere Fischsorten. Mir ist klar,
daß ich mit dem Ratschlag, täglich so etwas Verpöntes wie Fleisch zu
essen, gegen alle Ernährungsregeln verstoße, die in den letzten Jahren
galten. Es fiel mir ja selbst schwer genug, zu akzeptieren, daß ich mich
als Schnellverbrenner wesentlich besser fühle, wenn ich täglich etwas
Fleisch esse, als ich mich als Vegetarierin, Makrobiotin oder Vertreterin
der Pritikin-Ernährung je gefühlt habe. Aber meinem Körper bekommt
das Eiweiß gut; er baut es ab und wandelt es so optimal in Energie um,
wie es ihm mit kohlenhydratreicher Kost nie gelang.

Besonders deutlich wird der Unterschied zwischen Schnellverbrennern
und Langsamverbrennern bei Kindern. Viele hyperaktive oder krankhaft
unaufmerksame Kinder sind Schnellverbrenner, die falsch ernährt werden. Durch ihre zu aktiven Nebennieren und Schilddrüsen können sie
ihre nervöse Energie nur schwer im Zaum halten und sind oft reizbar,
aggressiv oder sogar gewalttätig. Leider geben ihnen ihre Eltern – um
den Cholesterin- und Fettspiegel niedrig zu halten – in bester Absicht
völlig falsche Nahrungsmittel. Während sie Butter, Fleisch, Eier und
andere eiweiß- und fettreiche Lebensmittel meiden, stopfen sie sie mit
Brot, Obst und allen möglichen Süßigkeiten voll. Wie dadurch das ohnehin schon überdrehte System des Schnellverbrenners noch mehr
angeregt wird, habe ich bereits erläutert.

In all meinen Praxisjahren habe ich nur wenige Verbrennungstypen
gesehen, die im Gleichgewicht waren. Bei den meisten war der Stoffwechsel entweder zu langsam oder zu schnell, viele hatten mit Gewichtsproblemen zu kämpfen. Wenn man bedenkt, daß die Stoffwechselgeschwindigkeit unmittelbar durch die verzehrten Nahrungsmittel verbessert oder
sogar normalisiert werden kann, lohnt es sich auf jeden Fall, zu bestimmen, ob man ein schneller oder ein langsamer Verbrennungstyp ist. Wenn

**Nur ganz selten
hatte ich einen
Patienten, dessen
Stoffwechsel im
Gleichgewicht war**

Ihr Stoffwechsel zu langsam ist, kann er durch die richtige Ernährung
beschleunigt werden. Ist er zu schnell, verlangsamen ihn die richtigen
Nahrungsmittel. Wird dadurch die Stoffwechselgeschwindigkeit mehr ins
Gleichgewicht gebracht, können Sie Ihre Gesundheit verbessern, Ihr
Übergewicht abbauen und das Auf und Ab Ihrer Gefühle glätten.

Grundregeln der Ernährung für Langsam- und Schnellverbrenner

Auf Einzelheiten werde ich weiter unten eingehen, aber ich will Ihnen an
dieser Stelle schon einmal einige Grundregeln über die Ernährung für
Langsam- und Schnellverbrenner nennen. Wie bereits erwähnt, ist für
einen Langsamverbrenner eine fettarme Ernährung am besten, da die
Stoffwechseltätigkeit durch Fett noch weiter vermindert würde. Raffinierte und einfache Kohlenhydrate (wie Zucker, Honig, Limonade,

Nudeln, Brot, Gebäck) sollten gemieden oder zumindest eingeschränkt werden, da Langsamverbrenner ohnehin zu Problemen mit dem Blutzucker- und Insulinspiegel neigen. Hochwertige Kohlenhydrate (in Erbsen, Kürbis, Mais oder Süßkartoffeln) und mageres Eiweiß versorgen den Organismus des Langsamverbrenner gleichmäßiger mit Energie. Eiweiß beschleunigt seinen Stoffwechsel und sollte daher täglich auf dem Speiseplan stehen. Außerdem regt Eiweiß die Produktion des Hormons Glukagon an, das die fettbildende Wirkung von Insulin blockiert. Insulin wird freigesetzt, wenn Kohlenhydrate aufgenommen werden. Zur Ankurbelung seines Stoffwechsels sind magere Fleischsorten wie Huhn, Pute und weiße Fischsorten besonders geeignet. Das ist auch der Grund, warum manch einer zum Beispiel mit der Weight Watchers-Diät so großen Erfolg hat und sein Übergewicht abbauen kann. Solche Programme sind unbeabsichtigt für den Langsamverbrenner entworfen worden. Langsamverbrenner brauchen außerdem zusätzlich Kalium, das besonders in Zitrusfrüchten und Bananen vorkommt, da es ihren Stoffwechsel ebenfalls beschleunigt.

Weight-Watchers-Diät gut für Langsam-verbrenner

Den Schnellverbrennern würde es dagegen mit einer derartig fettarmen Ernährung gar nicht gut gehen. Sie fühlen sich besser, wenn sie mehr schwerer verdauliches Eiweiß, mehr Fett und nur wenig komplexe Kohlenhydrate zu sich nehmen. Diese Ernährung ist in ihrem Fall besser geeignet, weil sie den Blutzuckerspiegel nicht zu stark schwanken läßt, dauerhaft Energie liefert und den Körper bei Kälte warm hält. Rind- und Lammfleisch sind daher für den Schnellverbrenner durchaus sinnvoll. Dies ist also eine ganz andere Ernährungsweise als beim Langsamverbrenner, dem das leichtverdauliche Eiweiß von Huhn und Pute besser bekommt. Schnellverbrenner fühlen sich auch mit kalziumreichen Nahrungsmitteln (zum Beispiel Brokkoli, Sesamsamen und Meeresalgen) wohl, da Kalzium die Stoffwechselgeschwindigkeit herabsetzt.

Der Schnellver-brenner braucht die „schweren" Eiweiße

Daneben gibt es eine bestimmte Gruppe von Eiweißen – sogenannte Nukleoproteine – die sich günstig auf den Schnellverbrenner auswirken, vom Langsamverbrenner aber gemieden werden sollten. Nukleoproteine werden vom Körper in Purine umgewandelt, die dem Schnellverbrenner zusätzliche Energie liefern. (Schnellverbrenner können diese Energiequelle nicht selbst in ihren Zellen erzeugen, dazu sind nur Langsamverbrenner in der Lage). Purinreiche Eiweiße finden sich vor allem in Wild, rotem Muskelfleisch, Anchovis, Hering, Kaviar, Sardinen sowie Leber, Nieren, Bries und Herz.

Auch wenn Innereien heutzutage nicht mehr so beliebt sind, gehörten sie früher ganz selbstverständlich zu vielen Mahlzeiten. Eigentlich sind sie erst in den letzten 20 Jahren von unserem Speisezettel verschwunden, seitdem sich die unselige Anti-Cholesterin-Propaganda durchgesetzt hat. Bei unseren Vorfahren waren Innereien oft die begehrtesten Stücke nach einer erfolgreichen Jagd. Auch in manchen noch gar nicht so alten Kochbüchern finden wir viele köstliche Rezepte für die Zubereitung von Innereien.

Die Atkins-Diät und ähnliche eiweiß- und fettreiche Diäten eignen sich für den Schnellverbrenner, um Übergewicht abzubauen und die Gesundheit zu fördern. Diese Art von Ernährung verringert den Heißhunger auf Kohlenhydrate und Süßigkeiten; der relativ hohe Fettanteil verlangsamt die hohe Verbrennungsgeschwindigkeit und verbessert somit die effiziente Ausnutzung der Energie. Milchprodukte können für Schnellverbrenner förderlich sein, weil sie Kalzium, Fett und die Aminosäure Tryptophan enthalten und verlangsamend auf den Stoffwechsel wirken. Bevor jedoch größere Mengen Milchprodukte verzehrt werden, sollte ihre individuelle Verträglichkeit geprüft werden, die unter anderem auch von der Blutgruppe und der Ernährungsweise unserer Vorfahren abhängt.

Das Verbrennungssystem: Eine kurze Zusammenfassung

- Es wird oft übersehen, daß die Geschwindigkeit, mit der Nährstoffe in Energie umgewandelt werden, eine wichtige Rolle spielt.
- Zwei Stoffwechseltypen stellen Energie nicht effizient her: Schnellverbrenner und Langsamverbrenner. Beide können dadurch Gesundheitsprobleme entwickeln und übergewichtig sein.
- Sowohl die schnellen als auch die langsamen Verbrennungstypen essen häufig zu viele Kohlenhydrate. Langsamverbrenner verbrennen Nahrungsmittel zu langsam, fühlen sich eher lethargisch und schlapp und nehmen leicht zu. Schnellverbrenner verbrauchen die Energie aus den Nahrungsmitteln zu schnell, fühlen sich eher aufgedreht, nervös und leiden oft unter Streß. Sie lagern vor allem Fett an, wenn sie sich falsch ernähren und wenn sie zu erschöpft sind, um Sport zu treiben.
- Kohlenhydrate werden vom Langsamverbrenner nicht schnell genug abgebaut und deshalb in Fett umgewandelt. Beim Schnellverbrenner beschleunigen sie den Stoffwechsel noch mehr. Eiweiß feuert den Stoffwechsel des Langsamverbrenners an, für den Schnellverbrenner gleicht es extreme Hochs und Tiefs aus. Fett verlangsamt den Langsamverbrenner noch mehr und wird im Gewebe eingelagert. Der Schnellverbrenner profitiert von dieser verlangsamenden Wirkung von Fett.
- Schnellverbrenner brauchen eher die schweren, dunklen, roten Fleischsorten wie Rind, Schwein und Schaf sowie dunkles Geflügelfleisch und Kaltwasserfische. Schnellverbrenner können auch mehr Fett vertragen, wie es z.B. in fettreichen Milchprodukten enthalten ist, um ihren überdrehten Stoffwechsel zu verlangsamen.
- Langsamverbrennern geht es mit den leichteren Eiweißarten besser, wie sie in weißem Geflügelfleisch und weißen Fischen zu finden sind. Langsamverbrenner können zwar mehr Kohlenhydrate brauchen, aber nicht die übertriebenen Mengen, an die wir uns in den letzten Jahren

gewöhnt haben. Langsamverbrenner müssen auch darauf achten, nicht zu viel Fett zu essen, wie es sich in Milchprodukten und bei Öl findet.

Die Ermittlung Ihres Stoffwechselprofils

Auf den ersten Blick scheint es schwierig zu sein, das Stoffwechselprofil zu ermitteln, weil dabei das autonome Nervensystem und das Verbrennungssystem eine Rolle spielen und überdies festgestellt werden muß, welches der beiden dominant ist. Wenn der Stoffwechseltyp ganz exakt ermittelt werden muß, weil zum Beispiel bei einer Krankheit bestimmt werden soll, welche Ernährung am besten die Heilung fördert, dann ist ein Fragebogen mit mindestens 250 Fragen auszufüllen, der von einem entsprechend erfahrenen Ernährungsberater ausgewertet werden muß (siehe auch den Abschnitt über das Synergie-System im Anhang).

Aber keine Sorge. Sie können trotzdem Ihr Stoffwechselprofil mit Hilfe dieses Buches genau genug ermitteln. Wir nutzen nämlich eine auf den ersten Blick erstaunliche Tatsache: Obwohl Sympathikustyp und Langsamverbrenner in vielen ihrer Eigenschaften geradezu gegensätzlich sind, brauchen sie sehr ähnliche Nährstoffe. Dasselbe gilt analog für Parasympathikus und Schnellverbrenner.

Es ist uns gelungen, einen speziellen Fragebogen zu entwickeln, der nur 50 Fragen enthält und den Sie leicht selbst auswerten können. Mit seiner Hilfe können Sie feststellen, ob Sie Sympathikustyp bzw. Langsamverbrenner sind und damit dem Stoffwechselprofil 1 entsprechen oder ob Sie Parasympathikustyp bzw. Schnellverbrenner sind und zum Profil 2 gehören. Den Fragebogen und weitere Erläuterungen zu den Profilen finden Sie in Kapitel 6, die dazugehörigen Ernährungsempfehlungen in Kapitel 9.

Mit nur 50 Fragen finden Sie Ihr Stoffwechselprofil

Wie die Blutgruppe unsere Gesundheit beeinflußt

Neben der Ernährungsweise unserer Vorfahren und unserem Stoffwechselprofil spielt auch unsere Blutgruppe bei der Bestimmung der individuellen Ernährung eine gewisse, wenn auch untergeordnete Rolle. Auch sie ist Teil unseres Erbes und hat sich wie die anderen Merkmale im Lauf von Generationen entwickelt. Die verschiedenen Blutgruppen (0, A, B und AB) tauchten im Verlauf der menschlichen Entwicklungsgeschichte im Abstand von mehreren Jahrtausenden auf und hängen wie die anderen Systeme mit den Wanderungsbewegungen vieler Generationen von Menschen über die Kontinente zusammen. Obwohl wir meist schon von der Einteilung in die verschiedenen Blutgruppen gehört haben, ist den wenigsten von uns bewußt, daß diese unterschiedlichen Gruppen ein Bindeglied zu unserer weit zurückliegenden Vergangenheit bilden. Nur wenige wissen, daß die Blutgruppe wichtige Indizien darüber liefert,

Kennen Sie Ihre Blutgruppe? welche Nahrungsmittel für uns geeignet sind. Außerdem hat die Forschung Hinweise dafür gefunden, daß sie unsere Anfälligkeit für Krankheiten beeinflußt.

In Japan wurden die Blutgruppenzugehörigkeit und ihre Auswirkungen auf die Persönlichkeit genau untersucht. Toshitaka Nomi hat zu diesem Thema bereits über 25 Bücher geschrieben (einschließlich *You are Your Blood Type*, etwa: *Sie sind wie Ihre Blutgruppe*) und gilt weltweit als bester Kenner der Materie. Japanische Firmen wie Honda, Toyota und Yamaha beziehen Informationen über Blutgruppen häufig in ihre Überlegungen mit ein, wenn sie für Marketing- oder Produktionsentscheidungen die Vorlieben der Konsumenten einschätzen wollen oder wenn es darum geht, welche Mitarbeiter am besten zusammenarbeiten können. Nomi hat auch die These aufgestellt, daß die nationalen Eigenheiten von Amerikanern, Deutschen und Japanern auf die unterschiedliche Verteilung der Blutgruppen in diesen Ländern zurückzuführen sind.

Die Blutgruppe beeinflußt die Persönlichkeit Er geht von dem Prinzip aus, daß Menschen mit Blutgruppe 0 sich an Zielen orientieren und leicht begeisterungsfähig sind, während Personen mit Blutgruppe A mehr auf Details achten und sehr sorgfältig sind. Träger der Blutgruppe B sind eher kreativ und unkonventionell, während Menschen mit der Blutgruppe AB große spirituelle Sensibilität aufweisen.

In Nordamerika haben zwei bekannte Naturheilärzte, James D'Adamo und sein Sohn Peter, die Blutgruppen und deren Beziehungen zu Biochemie, Ernährung und Krankheiten erforscht. (Wissenschaftliche Literaturangaben zum Material von Peter D´Adamo finden Sie im Literaturverzeichnis im Anhang). In seinem Buch *The D´Adamo Diet* (etwa: *Die D´Adamo-Diät*), das er für Laien geschrieben hat, geht James D´Adamo davon aus, daß Blut – weil es Nährstoffe durch den ganzen Körper transportiert – je nach Blutgruppe unterschiedlich mit Nahrungsmitteln und ihren Nährstoffen reagiert. Er fand heraus, daß sich Menschen mit Blutgruppe A gut vegetarisch oder weitgehend vegetarisch ernähren können, ebenso wie Menschen mit der seltenen Blutgruppe AB, während Personen mit Blutgruppe B mehr Eiweiß in ihrer Ernährung brauchen. Für Menschen mit Blutgruppe 0 ist es dagegen praktisch unmöglich, sich vegetarisch zu ernähren und dabei gesund zu bleiben. Als älteste Blutgruppe hat 0 einen viel größeren Bedarf an tierischem Eiweiß und Fett. Blutgruppe 0 ist eher auf körperliche Aktivitäten ausgerichtet, während Blutgruppe A mehr Energie auf geistige Prozesse verwendet.

Die Blutgruppe beeinflußt diverse Merkmale Bevor wir näher darauf eingehen, welche Nahrungsmittel für die unterschiedlichen Blutgruppen geeignet sind, wollen wir uns die Hintergründe von Dr. D´Adamos Erkenntnissen ansehen. Wenn es stimmt, daß die unterschiedlichen Blutgruppen unterschiedlich auf Nahrungsmittel reagieren, muß unsere nächste Frage lauten, warum sich die verschiedenen Blutgruppen überhaupt entwickelt haben. Die Antwort darauf habe ich schon mehrfach gegeben: aufgrund der Evolution. Während die Menschen auf der Suche nach Nahrungsmitteln im Lauf der Zeit den ganzen

Planeten durchstreiften, paßten sie sich langsam an die örtlichen Gegebenheiten an. Mit „langsam" meine ich natürlich „im Lauf von einigen Millionen Jahren". Ein paar Generationen reichen zur Anpassung nicht aus. Das ist einer der Gründe, warum zum Beispiel so viele Menschen Probleme mit Zucker haben; er steht uns in der heute üblichen raffinierten Form und in so hohen Mengen erst seit 150 Jahren zur Verfügung!

Merkmale der Blutgruppe 0

Forscher haben festgestellt, daß die Blutgruppe 0 sich als erste herausbildete. Die ersten Menschen hatten alle Blutgruppe 0, und ihre Ernährung bestand aus Nahrungsmitteln, die damals am leichtesten verfügbar waren. Fleisch und Fisch standen auf ihrem Speiseplan an erster Stelle; Wurzeln, Blätter, wildes Getreide und andere Pflanzen, die sie sammeln konnten, dienten als Beilage. Nach Dr. D´Adamo hat der Träger der Blutgruppe 0 viel Magensäure und andere Verdauungsenzyme, wodurch er eiweißreiche Kost leicht verdauen kann. Durch die reichliche Magensäure ist er für Parasiteninfektionen wie zum Beispiel mit Giardia weniger anfällig. (Trotzdem wird er häufiger mit Helicobacter pylorii infiziert, dem Bakterium, das Magen- und Zwölffingerdarmgeschwüre verursacht.)

Blutgruppe 0 – Jäger und Sammler

Da es in den frühen Tagen der Menschheitsgeschichte keine Milchprodukte von domestizierten Tieren gab, haben sich Menschen der Blutgruppe 0 bis in die Gegenwart hinein nie völlig an die Verdauung dieser Nahrungsmittel angepaßt. Heute noch haben viele Menschen mit Blutgruppe 0 oftmals Schwierigkeiten mit Milchprodukten. So sind Allergien gegen Milchprodukte bei dieser Gruppe relativ häufig. Oft können sie zudem Milchprodukte nicht gut verdauen und verstoffwechseln. Zum einen werden die Milchprodukte dann oft in Körperfett umgewandelt, zum anderen führen unverdaute Bestandteile zu Blähungen.

Menschen mit Blutgruppe 0 neigen auch stärker zu Zöliakie, die durch die ererbte Unfähigkeit zur Verdauung von Gluten entsteht, das vor allem in Weizen, Roggen, Hafer, Gerste und deren Produkten enthalten ist. (Diese Getreidesorten sind ebenfalls relativ „neue" Nahrungsmittel, die erst vor 10 000 Jahren – also sehr lange nach der Entstehung von Typ 0 – Teil der menschlichen Ernährung wurden). Zu den Symptomen der Zöliakie zählen Übelkeit und Erbrechen (besonders bei Babies und Kindern), starke Blähungen, fetthaltiger Stuhlgang, chronische Verstopfung oder Durchfall, Darmblutungen, Gasansammlungen im Darm, Erschöpfung und Muskelschwäche, Gedächtnisschwäche und Depressionen. Allergische Hautausschläge, Nahrungsmittelallergien und Heuschnupfen finden sich ebenfalls häufiger beim Typ 0.

Blutgruppe 0 neigt zu Allergien

Die frühen Träger der Blutgruppe 0 waren sehr aktive Menschen; sie mußten es sein, um in einer Gesellschaft von Jägern und Sammlern überleben zu können. Auch heute sollten Menschen mit Blutgruppe 0 ein aktives Leben führen und möglichst mehrmals die Woche Sport treiben. Dr. D´Adamo vertritt die Meinung, daß sie dadurch ihre Energie steigern und Müdigkeit und Depressionen vermeiden. Bei meiner eigenen Arbeit konnte ich sogar feststellen, daß körperliche Bewegung ebenso wichtig ist wie die richtige Ernährung.

Merkmale der Blutgruppe A

Blutgruppe A – die seßhaften Getreidebauern

Lange Zeit nach der Blutgruppe 0 entwickelte sich die Blutgruppe A. Heute kommen diese beiden Blutgruppen in Amerika und Europa am häufigsten vor, sie bilden zusammen einen Anteil von fast 85 %. In Afrika dagegen ist Blutgruppe A stärker vertreten. Typ A ist der „angepaßte Vegetarier", der sich entwickelte, als die Zahl der jagdbaren Wildtiere abnahm und sich unsere Vorfahren einer seßhaften Lebensweise mit Ackerbau zuwandten. Doch statt einer streng vegetarischen Ernährung schlägt Dr. D´Adamo vor, ein paar Mal pro Woche Fisch, Huhn und Pute zu essen. Rotes Fleisch und Milchprodukte werden für Menschen mit dieser Blutgruppe nicht empfohlen, da ihr Magen in der Regel wenig Magensäure und Verdauungsenzyme produziert.

Komplizierter werden die Zusammenhänge noch dadurch, daß es innerhalb der Blutgruppe A zwei Untergruppen gibt: A-1 und A-2. Die meisten Menschen mit A-1 sind nicht mehr in der Lage, Pepsin (ein Enzym zur Eiweißverdauung) zu produzieren, haben aber andere Enzyme, die ihnen bei der Verdauung von Kohlenhydraten helfen. Fleisch und Milchprodukte können A-1-Typen nicht gut verdauen, auch mit Bohnen haben sie Schwierigkeiten. Sie fühlen sich am wohlsten, wenn sie viel Gemüse, Obst, Nüsse, Samen und Eier essen. Menschen mit der Untergruppe A-2 haben etwas mehr Magensäure und können daher Fleisch und Fisch besser vertragen. Beide Gruppen sollen den Verzehr von Getreide nicht übertreiben und statt dessen möglichst viele verschiedene der erwähnten Nahrungsmitteln essen.

Die Forschungsergebnisse zum Thema Blutgruppen haben mich auch deshalb so fasziniert, weil ich bereits bei der Arbeit an meinem Buch über Parasiten des Verdauungssystems (*Guess what Came to Dinner*) feststellen mußte, daß das Risiko einer Giardiainfektion – einem im Wasser häufig vorkommenden Parasiten – bei Menschen mit Blutgruppe A größer ist. Ihr Mangel an Magensäure macht sie dafür anfälliger. Bei Personen mit Blutgruppe A gibt es auch häufiger Verdauungsprobleme – geblähter Bauch, Flatulenz, Gastritis, Verstopfung – als bei anderen Gruppen. Auch Magen- und Zwölffingerdarmgeschwüre sind bei ihnen öfter anzutreffen, da bei ihnen oft vermehrt Helicobacter pylorii-Bakterien im Magen vorkommen. Laut Dr. Peter D´Adamo ist der Verlauf von perniziöser Anämie und Blutkrebs bei Menschen mit Blutgruppe A nicht selten schwerer aufgrund bestimmter Reaktionen ihres Immunsystems.

Blutgruppe A neigt zu Candidainfektionen

Sie neigen auch stärker zu Candidainfektionen, und ihr Immunsystem ist oft sehr empfindlich – gute Gründe also, sich genau an die Ernährungsempfehlungen zu halten.

Im allgemeinen ist Typ A nicht so aktiv wie Typ 0. Die Blutgruppe A entstand, als die Menschen begannen, ihren Verstand zur Lösung von

Problemen einzusetzen. Nach Dr. D´Adamo sind leichte Körperübungen wie gelegentliches Schwimmen und Streckübungen für Typ A günstig. Er sollte sich nicht überanstrengen, neigt aber dazu, da er voll nervöser Energie ist. Für ihn sind Entspannungsübungen sinnvoll, da er sehr empfindlich ist und durch Streß leicht überlastet wird. Wenn er sich zu stark anstrengt, leiden sein Konzentrations- und Denkvermögen.

Merkmale der Blutgruppe B

**Blutgruppe B –
von allem etwas**

Die Blutgruppe B entwickelte sich erst vor rund 10 000 Jahren, also erst nach der Verwendung von gezüchtetem Getreide durch den Menschen. Personen mit der Blutgruppe B stammen vor allem aus Osteuropa und Asien, ihre Vorfahren waren häufig nomadisierende Hirten. Sie sind für ihre Langlebigkeit berühmt, die sie vor allem auf den Verzehr von Joghurt zurückführen. Dies wird verständlich, wenn man weiß, daß das Verdauungssystem bei Typ B gut an den Verzehr von Milchprodukten – besonders den fermentierten wie Joghurt – angepaßt ist.

Typ B liegt irgendwo zwischen Typ 0 und Typ A; daher kann er sowohl diverse tierische Produkte als auch komplexe Kohlenhydrate gut vertragen. Für ihn liegt der Schlüssel darin, ein Gleichgewicht zwischen verschiedenen Nahrungsmitteln zu finden. Auch im körperlichen Bereich ist für ihn ein Ausgleich zwischen Anstrengung und Entspannung geeignet, wie dies zum Beispiel Yoga und T'ai Chi bieten. Typ B neigt eher zu degenerativen Erkrankungen, die durch Viren ausgelöst werden.

Merkmale der Blutgruppe AB

**Blutgruppe AB –
je nach Neigung**

Die seltene Blutgruppe AB ist wohl am besten an die neueren Nahrungsmittel angepaßt, wie Milchprodukte, Fleisch von Zuchttieren und Getreide. Je nach individueller Ausprägung neigt der Träger dieser Blutgruppe entweder mehr zu den Eigenschaften und dem Energieniveau von Blutgruppe A oder mehr zu B. Dementsprechend kann er sich entweder an der Ernährung für Blutgruppe A oder B orientieren. Auch in sportlicher Hinsicht neigt er zu einer der beiden Gruppen. Wenn Sie eher zu Typ A neigen, vertragen Sie Fleisch, Milchprodukte und Getreide eher nicht so gut und sollten diese nur mit Vorsicht genießen, neigen Sie eher zu Typ B, vertragen Sie diese gut. Typ AB kann für Virusinfektionen und Krebs anfälliger sein als die anderen Typen.

In Amerika gehören circa 44 % der weißen und 49 % der farbigen Bevölkerung zur Blutgruppe 0. 42 % der weißen und nur 27 % der farbigen Bevölkerung haben A, 10 % der weißen, aber 20 % der farbigen Bevölkerung haben die noch nicht so alte Gruppe B, und nur 4 % beider Rassen haben AB. (In Deutschland ist die Verteilung ähnlich. 41 % gehören zur Blutgruppe 0, 43 % zur Gruppe A, 11 % zu B und nur 5 % zu AB). Ich fand die Erforschung dieser Zusammenhänge sehr spannend, und als ich dann mehr über Lektin (siehe unten) erfuhr, konnte ich die Ausführungen über die Blutgruppen besser verstehen.

Auch der Rhesusfaktor spielt bei der Bestimmung der Blutgruppen eine Rolle und wird meist ebenfalls erfaßt. Welche Auswirkungen er auf die Ernährung hat, muß noch erforscht werden, aber ich werde die Entwicklung auf jeden Fall verfolgen.

Die Verbindung zum Lektin

Aus Informationen, auf die ich in einem Artikel von Laura Power (Dr. phil. an der Klinik für Ernährung in Bethesda, Maryland) im „Townsend Newsletter For Doctors" (Juni 1991) stieß, kam ich zu dem Schluß, daß es für Menschen der verschiedenen Blutgruppen genauso wichtig ist, was sie nicht essen dürfen, als auch, was sie essen sollen. In diesem Artikel sind sehr ausführlich alle Forschungsergebnisse zusammengefaßt, die sich auf mögliche negative Einflüsse durch Nahrungslektine auf die verschiedenen Blutgruppen beziehen.

Die Unterschiede zwischen den Blutgruppen entstehen durch unterschiedliche Antigene an der Oberfläche der roten Blutkörperchen. Als Teil des Immunsystems reagieren diese Antigene mit körperfremden Substanzen wie Antikörpern, Bakterien, Viren, Parasiten, Toxinen und Lektinen. 30 % unserer Nahrungsmittel enthalten Lektine, die sich als Eiweißantigene wie kleine Kletten an die Oberfläche von Blutzellen heften. Lektine können das Verdauungssystem schädigen, den Verdauungsvorgang und die Nährstoffaufnahme im Darm stören, zu Nährstoffmangel führen, Nahrungsmittelallergien auslösen, das Immunsystem reizen und überlasten, zu Blähungen und Schleimbildung führen, Müdigkeit, Kopfschmerzen, Muskelschmerzen, Durchfall, Reizbarkeit und hämolytische Anämie hervorrufen, die Widerstandsfähigkeit gegen Infektionen und Tumorbildung durch Erschöpfung des Immunsystems verringern. Lektine führen zu Wachstumstörungen und zur Agglutination (Zusammenballung) und damit zur Lysis (Auflösung) von roten Blutkörperchen.

Die Blutgruppe bestimmt vor allem die Neigung zu Nahrungsmittelallergien

Von 65 Lektinen weiß man, daß sie sich spezifisch an die einzelnen Blutgruppen binden. Circa 5 % der mit der Nahrung verzehrten Lektine gelangen in den Körper und können dort Schäden anrichten, selbst wenn die Nahrungsmittel gekocht werden und die Verdauung optimiert wird. Folglich sollten Nahrungsmittel, deren Lektine Auswirkungen auf bestimmte Blutgruppen haben, von den Betroffenen gemieden werden. Im einzelnen werde ich auf die Zusammenhänge zwischen Blutgruppen und Ernährung in Kapitel 9 eingehen.

Blutgruppen: Eine kurze Zusammenfassung

- Mit den unterschiedlichen Blutgruppen entwickelten sich unterschiedliche Nährstoffbedürfnisse.
- Blutgruppe 0 ist die älteste. Sie wurde an eine Ernährung angepaßt, die täglich vor allem Fleisch und Fisch enthält, ergänzt durch Wurzeln, Blätter, Samen von Gräsern und andere Pflanzenteile. Milchpro-

dukte und zu viel Getreide bekommen diesem Typ nicht so gut. Im allgemeinen ist ein aktives Leben für ihn am besten.

- Da ihm bestimmte Magensäuren zur Verdauung von Fleisch fehlen, eignet sich für Typ A eine halbvegetarische Ernährung am besten, bei der – nicht unbedingt täglich – magere Fleischsorten wie z. B. Geflügel gegessen werden. Auch Typ A verträgt Milchprodukte nicht unbedingt sehr gut und sollte sich bei Getreiden zurückhalten. Er braucht nicht so viel körperliche Aktivität wie Typ 0, ihm geht es mit leichteren Aktivitäten und mit Meditation am besten.
- Typ B hat die Fähigkeit entwickelt, mit einer breiten Palette von Nahrungsmitteln zurechtzukommen. Er sollte sich heutzutage bemühen, seine Ernährung ausgewogen aus den verschiedensten Nahrungsmitteln zusammenzustellen, statt sich nur auf wenige zu konzentrieren.
- Typ AB, der sich als letzter entwickelte, ist sehr selten. Er ist als einziger in der Lage, Milchprodukte gut zu verdauen. Er kann aber auch einige der Eigenschaften von Typ A haben und dann Fleisch und andere tierische Produkte weniger gut verkraften.

Abstammung, Stoffwechselprofil und Blutgruppe

Bis jetzt habe ich drei Aspekte angesprochen, die Ihnen helfen werden, Ihren persönlichen Ernährungsplan zusammenzustellen. Dabei müssen Sie die Ernährung Ihrer Vorfahren, Ihr Stoffwechselprofil und Ihre Blutgruppe beachten. Nach meiner Erfahrung sollte dabei das Stoffwechselprofil die Hauptrolle spielen, Blutgruppe und Vorfahren modifizieren die Zuordnung lediglich. Ich gehöre zum Beispiel zum Stoffwechselprofil 2, habe Blutgruppe B und Vorfahren aus Osteuropa. Als Typ B könnte ich eigentlich ziemlich viel komplexe Kohlenhydrate essen, da aber mein Stoffwechsel zum Profil 2 gehört, geht es mir mit mehr Eiweiß und Fett besser als mit Kohlenhydraten. Mit meiner osteuropäischen Abstammung und als Typ B komme ich zudem mit fermentierten Milchprodukten wie Joghurt gut zurecht.

Am wichtigsten ist das Stoffwechselprofil. Blutgruppe und Abstammung modifizieren nur den Bedarf

Im Gegensatz zu mir gehört James zum Profil 1, er hat Blutgruppe 0 und stammt von nordeuropäischen Vorfahren ab. Als Typ 0 braucht er mehr Eiweiß, doch da er Stoffwechselprofil 1 hat, muß er sich an die fettarmen Fleischsorten wie Huhn und Fisch statt an die schweren wie Rindfleisch halten. Außerdem hat er als Nordeuropäer – genetisch gesehen – einen großen Bedarf an essentiellen Fettsäuren, besonders solchen von Kaltwasserfischen wie zum Beispiel Lachs.

Weiter unten werde ich genauer darauf eingehen, welche Ernährung für Stoffwechselprofil 1 und 2, für die diversen Blutgruppen und für Menschen mit unterschiedlicher Abstammung am besten sind, damit Sie die individuell für Sie geeignete Ernährung zusammenstellen können.

Doch zuerst werde ich mich im nächsten Kapitel mit bisher vernachlässigten Informationen über Kohlenhydrate befassen und erklären, warum bestimmte Stoffwechseltypen mit der heute so beliebten kohlenhydratreichen Ernährung Probleme haben.

Kapitel 2

Kohlenhydrate für jeden?

Bevor es in Kapitel 6 darum gehen wird, Ihr Stoffwechselprofil zu bestimmen, wollen wir einige Mißverständnisse aus dem Weg räumen, die zu den modernen Ernährungsempfehlungen mit viel Kohlenhydraten und wenig Fett und Eiweiß geführt haben. Kohlenhydrate sind nicht unbedingt die Lösung aller Ernährungsprobleme, Fett und Eiweiß nicht so schlecht, wie sie oft gemacht werden. Zum einen spielt nämlich die Quelle der Nahrungsmittel eine große Rolle. „Schlechte" Kohlenhydrate können mehr Schaden anrichten als „gute" Fette. Zum anderen stimmt die Empfehlung: „Iß viel Kohlenhydrate" nicht für jeden, sondern nur für Stoffwechselprofil 1 – und auch nur, wenn die für diesen Typ richtigen kohlenhydratreichen Nahrungsmittel gewählt werden. Das sind nicht unbedingt nur die Getreidesorten und erst recht nicht die einfachen Kohlenhydrate. Dazu gleich mehr.

Nur Profil 1 braucht viel Kohlenhydrate

Wie kam es zu der Einschätzung, daß ein hoher Kohlenhydratanteil gesünder wäre? Als sich Wissenschaftler mit der Frage beschäftigten, wie unsere Ernährung idealerweise zusammengesetzt sein sollte, kamen sie nach umfangreichen Untersuchungen zu dem Schluß, daß eine kohlenhydratreiche Kost gesünder sein müsse als eine fett- und eiweißreiche. Sie stellten in ihren Untersuchungen fest, daß die Mehrzahl ihrer Versuchsteilnehmer bei dieser Ernährungsform gesünder war. Nun machten sie einen fatalen Denkfehler. Aus der Tatsache, daß diese Ernährung für die Mehrzahl gesünder war, schlossen sie, daß sie für alle gesünder sei. Auf den Gedanken, daß es unterschiedliche Menschen mit unterschiedlichen Bedürfnissen geben könnte, kamen sie offenbar nicht. Wenn wir uns die Verteilung der Stoffwechselprofile in Deutschland ansehen, erkennen wir, daß die Empfehlungen für die Mehrzahl durchaus richtig sind. Circa 60 % gehören zum Stoffwechselprofil 1 und brauchen diese Art der Ernährung tatsächlich. Ihnen geht es mit einer Diät, die mehr Kohlenhydrate und weniger Eiweiß und Fett enthält als die übliche deutsche Durchschnittskost, wirklich besser.

Ein fataler Denkfehler: Was für viele gesund ist, soll für alle gesund sein

Aber was ist mit den restlichen circa 40 %? Sie gehören zum Profil 2 und 3. Für diese 40 % gelten die Empfehlungen, die für die Mehrzahl richtig sind, leider nicht, sondern sind schädlich. Immer vorausgesetzt, sie essen Lebensmittel von guter Qualität, dann geht es diesen 40 % mit einer eiweiß- und fettreicheren Ernährung durchaus besser als mit einer kohlenhydratreichen.

Warum die Ernährungsforschung nicht versteht, daß ihr Schluß „Was für viele gut ist, muß für alle gut sein" fatale Folgen für einige hat, werde ich nie begreifen. Vielleicht hilft dieses Buch ein wenig, diesen Irrtum aufzuklären.

Sind Kohlenhydrate wirklich der optimale Brennstoff für den Körper?

Es war zu schön, um wahr zu sein

Wenn Sie in Amerika oder Europa leben, hören Sie seit mehr als zehn Jahren immer wieder dieselben Parolen: „Essen Sie weniger Fett. Essen Sie mehr Obst, Gemüse und Vollkorngetreide, um Ihren Bedarf an Ballaststoffen zu decken. Essen Sie weniger rotes Fleisch oder verzichten Sie am besten ganz darauf, um Ihren Cholesterinspiegel zu senken und Herzkrankheiten zu vermeiden. Essen Sie statt dessen besser Huhn (das weiße Fleisch und nicht die Haut) und Fisch, gedünstet oder gegrillt, aber nie in Fett gebraten. Essen Sie mehr fettarme Milchprodukte wie Joghurt, um Ihren Eiweiß- und Kalziumbedarf zu decken. Meiden Sie Zucker und alles in Fett Gebackene. Statt dessen sollte Ihre Ernährung vor allem aus Kohlenhydraten bestehen: Müsli oder Brot zum Frühstück, Vollkornnudeln zum Mittagessen, Reiswaffeln und Obst als Zwischenmahlzeiten."

Auf den ersten Blick scheinen all diese Ratschläge ganz sinnvoll. Wenn Sie weniger Fett essen, werden Sie nicht fett. Wenn Sie mehr von den natürlichen, komplexen Kohlenhydraten zu sich nehmen – aus denen der Körper ohnehin am liebsten seine Energie gewinnt – haben Sie mehr Energie. Wenn Sie mehr Gemüse verzehren, arbeitet Ihre Verdauung besser. Wenn Sie weniger Cholesterin aufnehmen, sinkt der Cholesterinspiegel im Blut.

Das klingt doch alles ganz einfach. Vielleicht zu einfach? Das wäre doch endlich einmal eine Ernährungsform, bei der wir sämtliche Diäten nicht mehr brauchen, sondern so viel essen können, wie wir wollen, trotzdem abnehmen und uns rundherum wohlfühlen. Klingt das nicht wie die Erfüllung all unserer Träume?

Es geht vielen meiner Patienten deutlich schlechter, seitdem sie vor allem Kohlenhydrate essen

Leider hat sich inzwischen gezeigt, daß die ach so gepriesene kohlenhydratreiche und fettarme Ernährung durchaus ein zweischneidiges Schwert ist. Ich habe in den letzten Jahren unzählige Männer und Frauen beraten, die diese Empfehlungen ganz genau befolgt haben, sich trotzdem sehr schlecht fühlten und zu allem Überfluß stark zugenommen hatten. Sie essen jede Menge Kartoffeln, Brot und Nudeln, aber sehr wenig Fleisch, haben Butter und jedes andere Fett aus ihrer Küche verbannt und stillen ihren Hunger mit fettarmem Joghurt, zuckerarmen Plätzchen aus dem Reformhaus, mit viel Obst und literweise gesunden Säften. Irgendwie haben sie wohl vergessen, daß man auch durch den Verzehr von zu vielen Kohlenhydraten zunehmen kann, nicht nur von Fett!

Sind sie dabei gesünder? Sind sie ausgeglichener? Sind sie schlanker? Nein. Sie sind ständig müde, können ihren Heißhunger auf Süßigkeiten nicht mehr kontrollieren und haben von den vielen Kohlenhydraten schon lange eine chronische Pilzinfektion. Erst wenn ich ihnen empfehle, sich bei Kohlenhydraten zurückzuhalten (von Nudeln bis hin zu Säften) und wieder mageres Eiweiß (wie Fisch, Huhn, Pute oder sogar mageres Rindfleisch) und gesunde essentielle Fette zu essen, verschwinden ihre Probleme wie durch ein Wunder, ja sie nehmen sogar auch wieder ab.

Die modernen Ernährungsempfehlungen

Die wissenschaftlichen Empfehlungen sind auch nicht besser

Die neuesten Ernährungsempfehlungen – wie sie die sogenannte Ernährungspyramide widerspiegelt – sehen vor, daß wir täglich zwischen sechs und elf Portionen komplexer Kohlenhydrate aus Getreide plus drei bis fünf Portionen Gemüse (die auch vor allem aus Kohlenhydraten bestehen) und zwei bis vier Portionen Obst (ebenfalls reich an Kohlenhydraten) zu uns nehmen.

Gemeint ist damit, daß das Frühstück aus Müsli mit Obst und Obstsaft plus ein paar Scheiben Brot bestehen soll. Als Zwischenmahlzeit gibt es dann ein Gebäckstück, zum Mittagessen ein Nudelgericht oder etwas Fleisch mit viel Kartoffeln und Gemüse. Zum Nachmittagskaffee wieder ein Gebäckstück, abends einen Salat mit ein paar Scheiben Brot und vor dem Einschlafen vielleicht noch etwas Obst. Ansonsten sollte man sich auf zwei bis drei Portionen Eiweiß in Form von Eiern, Fisch oder Fleisch beschränken. Ich will jetzt nicht näher darauf eingehen, daß dies vielleicht für einen Durchschnittsmenschen schon zu viele Portionen sein könnten, sondern mich der Frage zuwenden, wie all diese Kohlenhydrate auf den Körper wirken. Doch zuvor wollen wir noch einen Blick in die Vergangenheit werfen.

Die Rolle der Kohlenhydrate in der Ernährungsgeschichte

Wir müssen uns darüber im klaren sein, daß gezüchtete Getreidesorten und ihre raffinierten Produkte wie Mehl, Brot und Nudeln erst seit sehr kurzer Zeit Teil unseres Speiseplans sind. Obwohl uns die 10 000 Jahre seit dem ersten landwirtschaftlichen Anbau von Getreide sehr lang erscheinen, ist es für die Evolution nur ein sehr kurzer Moment. Auch wenn es seltsam klingt, haben wir uns seit dem ersten Auftreten des modernen Menschen vor 40 000 Jahren kaum verändert, dazu arbeitet die Evolution viel zu langsam. Im Prinzip ist unser Körper immer noch ein Modell aus der Steinzeit. Bis sich der Mensch aus den ersten Säugetieren entwickelt hatte, waren sogar mehr als 100 Millionen Jahre vergangen. Im Vergleich dazu sind 10 000 Jahre seit dem Anbau von Getreide nicht lange, gerade einmal der zehntausendste Teil dieser

Getreide stehen erst seit kurzem auf unserem Speisezettel

Zeitspanne. Und deshalb hat der menschliche Körper noch nicht viel Zeit gehabt, sich an die relativ neuen Nahrungsmittel wie Getreide und deren Produkte anzupassen.

Meist dauert es Zehntausende von Jahren, bis sich auch nur kleine Veränderungen durchsetzen und Hunderttausende von Jahren, bis sich fundamentale Bereiche ändern und dann auch noch auf der ganzen Welt durchsetzen, falls sie sich überhaupt jemals so weit verbreiten. (Bis heute ist zum Beispiel ein Großteil der Weltbevölkerung noch nicht in der Lage, nach dem Säuglingsalter Milch zu trinken, weil ihm danach das Enzym Laktase fehlt. Doch dazu später mehr). Während inzwischen eine ganze Anzahl von Menschen mit einer getreidereichen Ernährung gut zurechtkommt, hat die Mehrzahl auf lange Sicht Schwierigkeiten damit, weil ihr Organismus einfach noch nicht darauf eingestellt ist.

Die Evolution braucht Jahrtausende, um neues zu integrieren

Eine Menge Probleme können auftreten, zum Beispiel ständige Müdigkeit, ein geblähter Bauch bis zu einigen Stunden nach dem Essen, eine gestörte Aufnahme von Nährstoffen aus dem Darm, Anämie, Candida und manche andere. Viele von uns kommen mit diesen neuartigen Nahrungsmitteln – den Getreiden – auch deshalb noch nicht gut zurecht und entwickeln immer mehr Beschwerden, weil wir inzwischen so viel davon essen. Man erzählt uns ständig, daß dies die ideale Nahrung für uns sei – je mehr Getreide, desto besser. Nur – damit bin ich ganz und gar nicht einverstanden!

Kohlenhydrate sind nicht für jedermann geeignet

Bevor wir uns näher mit der richtigen Menge befassen, wollen wir grundsätzlich betrachten, welche Rolle Kohlenhydrate im Verdauungsprozeß spielen. Es gibt nämlich ganz bestimmte biochemische Reaktionen, die im Körper ablaufen, wenn Kohlenhydrate aufgenommen werden. Kohlenhydrate sind Energienahrung. Der Körper gewinnt seine Energie am liebsten aus ihnen. Wenn er sie als Brennstoff verwendet, hinterlassen sie die wenigsten Rückstände. Kohlenhydrate liefern ihm Glukose, die zum Beispiel vom Gehirn als Brennstoff benötigt wird, und klares Denken, gleichmäßige Stimmung und Ausgeglichenheit fördert.

Kohlenhydrate sind besonders für sehr aktive Menschen geeignet

Außerdem liefern Kohlenhydrate schnell Energie, was besonders für körperlich aktive Menschen wichtig ist. Wenn dem Körper keine Kohlenhydrate zur Verfügung stehen, muß er notfalls sogar Eiweiß aus den Muskeln zur Energiegewinnung heranziehen, wodurch Muskelmasse verlorengeht. Nicht ohne Grund ernähren sich sehr aktive Sportler vor allem von Kohlenhydraten. Wie wir sehen werden, gerät jedoch diese Lehre unter Sportlern immer mehr ins Wanken, seitdem Studien bewiesen haben, daß Sportler ihre Leistung durch eine ausgewogene Mischung aus Kohlenhydraten, Eiweiß und Fett noch mehr steigern können als mit einer sehr kohlenhydratreichen Ernährung.

Obgleich Kohlenhydrate als der Wunderbrennstoff zum Abbau von Übergewicht und als energiereicher Nährstoff gepriesen wird, der nicht dick macht, vergessen offenbar die meisten, daß die üblicherweise verzehrten Kohlenhydrate (wie Nudeln, Brot und Kartoffeln) in Wahrheit sehr schnell als Zucker ins Blut gelangen. Wird dieser Zucker dann nicht sofort verbraucht, wird er in Fett umgewandelt und als solches gespeichert, denn der Körper kann Kohlenhydrate nur in geringen Mengen speichern. In Fett kann er sie jedoch in beliebiger Menge umwandeln und speichern.

Einfache Kohlenhydrate – Zucker und seine Verbindung zum Insulin

Wie Sie vielleicht wissen, gibt es zwei Arten von Kohlenhydraten: einfache und komplexe. Zu den einfachen Kohlenhydraten zählen die Zuckersorten, vor allem der weiße Tafelzucker und die natürlichen Süßmittel (wie Vollrohrzucker, Honig, Melasse, Maissirup, Gerstenmalz), Fruchtzucker (wie er als natürliches Süßungsmittel in Obst und Obstsäften vorkommt) und Laktose (Milchzucker, der sich in Milchprodukten wie Milch, Käse, Eis und Joghurt findet). Komplexe Kohlenhydrate finden wir als Stärke (in Vollkorngetreide und stärkereichen Gemüsesorten wie Kartoffeln), in Hülsenfrüchten (Erbsen und Bohnen) und Gemüsen (wie Brokkoli, Spargel, Kohl).

Kohlenhydrate sind Energiespender, wobei die einfachen Kohlenhydrate ihre Energie meist schneller freisetzen als die komplexen. Einfache Zucker oder ballaststoffreie Kohlenhydrate, wie zum Beispiel Weißmehl, werden schnell abgebaut. Dadurch gelangt sehr schnell Zucker ins Blut, und die Bauchspeicheldrüse wird zur Ausschüttung von Insulin angeregt. Dieses Hormon sorgt dafür, daß der Überschuß an Zucker wieder aus dem Blut entfernt wird. Wie wir noch sehen werden, regt Insulin auch die Bildung von Fett an. Wenn der Blutzuckerspiegel so schnell ansteigt, reagiert die Bauchspeicheldrüse sehr stark und produziert so viel Insulin, daß der Blutzuckerspiegel wieder deutlich abfällt. So folgt nach einem schnellen Anstieg der Energie ein ebenso schnelles Absinken.

Insulin regt die Bildung von Fett an

Komplexe Kohlenhydrate werden dagegen im Körper im allgemeinen langsamer in Zucker umgewandelt, und daher steigt der Blutzuckerspiegel zwar nicht so schnell, fällt aber auch nicht so schnell wieder ab. Doch alle Kohlenhydrate enden letztlich als Zucker im Blut und können nun zwei Wege nehmen: Entweder werden sie – vor allem in den Muskeln und im Gehirn – verbrannt und in Energie umgewandelt, oder sie werden in Fett transformiert und in den Fettzellen gespeichert. Eine kleine Menge kann zwar auch als Glykogen in Muskeln und Leber eingelagert werden, aber wenn diese begrenzten Speicher gefüllt sind, wird der restliche Zucker in Fett umgewandelt und deponiert. Die Kapazität dieser

Kohlenhydrate werden entweder in Energie oder in Fett umgewandelt

Glykogenspeicher ist von Mensch zu Mensch verschieden, doch zumindest wissen wir, daß die Zuckerspeicher am besten durch körperliche Aktivitäten geleert werden und so Platz für neues Glykogen geschaffen wird.

Je mehr Kohlenhydrate Sie essen, um so mehr Insulin wird freigesetzt. Das Insulin senkt den Blutzuckerspiegel, indem der Zucker in Fett umgewandelt und gespeichert wird. Der nun niedrige Blutzuckerspiegel führt dazu, daß Sie müde werden und der Körper nach einem Kohlenhydratnachschub verlangt. So beginnt ein Teufelskreis, und Sie haben ständig Heißhunger auf Kohlenhydrate – einfache und komplexe – weil Ihr Blutzuckerspiegel immer wieder so schnell ganz niedrig ist.

Wenn wir viel Kohlenhydrate essen, entsteht noch ein weiteres Problem, das bisher noch sehr wenig bekannt ist. Wenn durch den Verzehr von sehr viel Kohlenhydraten der Insulinspiegel ständig zu hoch ist, wird ein weiteres Bauchspeicheldrüsenhormon namens Glukagon unterdrückt und nicht ins Blut abgegeben. Es ist die Hauptaufgabe von Glukagon, das Fett in den Fettzellen für die Energieproduktion verfügbar zu machen. Wenn jedoch bereits zuviel Insulin im Blutkreislauf vorhanden ist, wird kein Glukagon freigesetzt, und das Fett kann nicht zur Energieproduktion verwendet werden. Deshalb haben wir dann diesen Heißhunger auf Kohlenhydrate. Wir brauchen sie zur Energieerzeugung, weil wir an die in den Fettzellen gespeicherte Energie nicht herankommen.

Kohlenhydrate unterdrücken Glukagon – Glukagon fördert den Fettabbau

Wenn Sie viel Kohlenhydrate essen, wird die Insulinproduktion übermäßig angeregt. Ein hoher Insulinspiegel führt zu einer vermehrten Umwandlung von Zucker in Körperfett. Außerdem verhindert das Insulin, daß das fettabbauende Glukagon seine Arbeit verrichten kann. Und was kommt dabei heraus? Noch mehr Körperfett! Jeder Teller Nudeln, jedes Frühstücksbrötchen, jedes fettarme Plätzchen trägt dazu bei, daß das Körperfett in den Zellen zurückgehalten wird. Statt die Fettreserven zur Energieerzeugung zu nutzen, stürzen Sie sich immer wieder auf den Brotkorb. (Übrigens: Wir kennen Kaffee als Anregungsmittel, wissen aber wenig über die Beziehung zwischen Kaffee und Insulin. Das im Kaffee enthaltene Coffein stimuliert nämlich indirekt die Insulinproduktion. Daher eignet Kaffee sich in Wirklichkeit gar nicht so gut zum Abnehmen, wie oft behauptet wird).

Die beiden Hormone Insulin und Glukagon spielen bei der Gewichtsregulierung eine zentrale Rolle. Eine neue Untersuchung hat ergeben, daß 75 % aller Übergewichtigen auf Kohlenhydrate negativ reagieren. Und die Probleme werden immer schlimmer. Je weniger fetthaltige Bestandteile bei der Erzeugung von Diätnahrungsmitteln verwendet werden, um so mehr Zucker und einfache Kohlenhydrate nehmen deren Platz ein. Entgegen der Annahme, daß man mit Kohlenhydraten trotz größerer Portionen abnehmen könne, führt diese Ernährung dazu, daß die Insulinproduktion angeregt und Glukagon um so stärker unterdrückt wird, je mehr Kohlenhydrate man ißt. Folglich nimmt man dadurch zu.

Die verschiedenen Zuckerarten

Die folgenden Einfachzucker, die unseren Blutzuckerspiegel und das Fettkontrollsystem besonders stark belasten, finden Sie in vielen alltäglichen Nahrungsmitteln. Achten Sie einmal darauf!

Glukose (Dextrose): Blutzucker besteht aus Glukose und ist der Stoff, aus dem unsere Zellen den größten Teil ihrer Energie gewinnen. Der Körper kann ihn leicht aus Zucker in Früchten und aus Stärke in Gemüse – wie zum Beispiel Mais – gewinnen.

Fruktose (Fruchtzucker): Fruchtzucker findet sich vor allem in Obst, Obstsäften und Honig. Zu kommerziellen Zwecken wird er häufig aus Mais gewonnen. Wird er kalt verwendet, ist er doppelt so süß wie Saccharose, heiß hat er ungefähr die gleiche Süßkraft wie Saccharose.

Saccharose (Rohr- oder Rübenzucker): Dieses Zuckermolekül besteht aus einem Glukose- und einem Fruktosemolekül. Saccharose wird meist aus Zuckerrohr oder Zuckerrüben gewonnen und bildet den üblichen weißen Tafelzucker. Als solcher enthält er keine weiteren Nährstoffe.

Vollrohrzucker: In diesem nicht ganz raffinierten Rohrzucker finden sich noch einige der ursprünglich in der Pflanze vorhandenen Mineralien und Spurenelemente. Er wird in Deutschland zum Beispiel unter der Handelsbezeichnung „Ursüße" verkauft.

Brauner Zucker: Er wird aus raffiniertem weißen Tafelzucker hergestellt, dem lediglich circa 1 % Melasse zugesetzt wird, um die braune Farbe zu erzeugen. Dadurch ist er aber kaum besser als weißer Zucker.

Melasse: Bei der Herstellung von weißem Zucker aus Rohrzucker oder Zuckerrüben bleibt ein dicker Saft zurück, der diverse Zucker, Mineralien und Spurenelemente enthält.

Puderzucker: Fein gemahlenem weißen Zucker wird etwas Stärke zugegeben, damit er nicht verklumpt.

Maltose (Malzzucker): Kann beim Abbau von Stärke gewonnen werden.

Ahornsirup: Eingedickter Ahornsaft, besteht vor allem aus Saccharose.

Honig: Eine Mischung aus Fruktose, Glukose, Maltose und Saccharose. Honig ist süßer als Saccharose und kann den Blutzuckerspiegel noch stärker als dieser erhöhen. Zusammensetzung, Qualität und Geschmack hängen vor allem von der Sorte ab, wobei zum Beispiel Kleeblütenhonig meist mehr Eisen enthält als die anderen Sorten.

Maissirup: Wird aus Maisstärke hergestellt und besteht aus Glukose und Maltose.

Fruchtzuckerreicher Maissirup: Wird ebenfalls aus Maisstärke hergestellt, aber sein Fruktoseanteil wird durch Enzymeinwirkung erhöht. Dadurch ist er süßer als Saccharose. Er wird häufig in Limonaden und anderen Fertiggetränken eingesetzt.

Sorbit, Mannit und Xylit: Diese synthetischen Zuckeralkohole werden langsamer als Glukose absorbiert und führen zu einer schwächeren Insulinreaktion als Glukose oder Saccharose. Da sie bei empfindli-

Achten Sie mal auf all die verschiedenen Zucker in Ihrer täglichen Ernährung!

chen Menschen eine abführende Wirkung haben, können sie nur in Maßen eingesetzt werden. Wenn Sorbit in Nahrungsmitteln als Zuckerersatz dient, muß zusätzlich Fett verwendet werden, um es zu binden, so daß die Mischung oft kalorienreicher wird.

Wie Kohlenhydrate krank machen können

75 % aller Übergewichtigen haben eine Kohlenhydratsucht

Eine sehr kohlenhydratreiche Ernährung kann auch bei Menschen zu Problemen führen, die zu Diabetes neigen oder eine Kohlenhydratsucht haben. Dieser Ausdruck stammt von den Ernährungsspezialisten Richard und Rachel Heller von der Mount-Sinai-Schule für Medizin in New York. Die Hellers gehen davon aus, daß 75 % aller Übergewichtigen eine Kohlenhydratsucht bzw. Insulinresistenz haben, die auf Störungen bei der Regulierung der Insulinmenge zurückzuführen ist.

Normalerweise produziert der Körper beim Verzehr von Kohlenhydraten gerade die richtige Insulinmenge, auch wenn die Wissenschaft das Regulationssystem noch nicht genau versteht. Hat aber jemand eine Kohlenhydratsucht bzw. Insulinresistenz, so produziert er mehr Insulin als nötig. Hinweise darauf geben neben einem ständigen Verlangen nach kohlenhydratreichen Nahrungsmitteln und Problemen mit der Gewichtsreduktion ein starkes Durstgefühl, häufiges Wasserlassen, starke Stimmungsschwankungen, Erschöpfung am späten Vormittag oder frühen Nachmittag und häufiger Schwindel. Dies alles sind auch Symptome von Diabetes (Dr. Robert Atkins hat den Begriff der Insulinresistenz vor über 20 Jahren eingeführt und bezeichnete den Insulinüberschuß als „heimliche Ursache für viele Krankheiten, von Diabetes bis zu Herzproblemen"). Wenn der Insulinspiegel im Blut zu hoch ist, steigt das Verlangen nach kohlenhydratreichen Nahrungsmitteln (wie Brot, Gebäck und Süßigkeiten) noch mehr und führt zur Einlagerung von Fett und dazu, daß bereits gespeichertes Fett nicht verbrannt werden kann. Die klarsten Anzeichen einer Insulinresistenz sind ein Triglyzeridwert von über 200 und ein HDL-Cholesterinwert unter 35.

Sind künstliche Süßstoffe sinnvoll?

Wir wissen nun, daß Zucker den Insulinspiegel erhöhen und zu Übergewicht, Diabetes, Herzkrankheiten und anderen Problemen führen kann. Ist es daher nicht eine gute Idee, ihn durch künstlichen Süßstoff zu ersetzen? Ich erinnere mich noch gut an die Geschichte aus der Zeitschrift Idea Today (September 1991) von Jan Smith, einer 35jährigen Frau, die als Aerobic- und Kreislauftrainerin arbeitete. Sie trank vor allem Limonaden, die mit künstlichen Süßstoffen gesüßt waren und aß viele zuckerfreie Lebensmittel, die ebenfalls künstliche Süßstoffe enthielten. Obwohl es ihr vorher gut ging, nahm sie plötzlich zu, bis sie 15 Kilo mehr wog als früher. Dann verlor sie immer mehr Haare, bekam Hautausschläge, litt häufig unter Kopfschmerzen, Herzrhythmusstörungen und Stimmungsschwankungen bis hin zu Selbstmordgedanken. Ihr Cholesterinspiegel stieg drastisch an, und sie bekam Hör- und Sehstörungen, stechende Gliederschmerzen und Menstruationsbeschwerden.

Jan trieb noch mehr Sport, um die Gewichtszunahme in Grenzen zu halten, doch dann stieg plötzlich ihr Blutdruck an. Schließlich stellten die Ärzte eine starke Schilddrüsenüberfunktion (Morbus Basedow) fest. Sie müsse sich die Schilddrüse entfernen lassen, sonst habe sie nicht mehr lange zu leben, erklärte man ihr. Zum Glück hatte Jan Ökologie studiert. Sie fing an, das Problem selbst zu untersuchen und fand heraus, daß sie einen Chrommangel hatte. Dieses lebenswichtige Mineral wird dem Körper durch Aspartam (einem häufigen Bestandteil von künstlichen Süßstoffen) entzogen. Da erkannte sie den Zusammenhang zwischen ihren Symptomen – einschließlich ihrer erstaunlichen plötzlichen Gewichtszunahme – und der Diätnahrung, die mit künstlichen Süßstoffen gesüßt war und die sie seit ungefähr 18 Monaten intensiv verwendet hatte. Nach nur einem Monat ohne Süßstoffe verschwanden all ihre Symptome, und ihr Gewicht normalisierte sich wieder.

Viele Probleme durch künstliche Süßstoffe

Viele Menschen verwenden künstliche Süßstoffe, um Zucker zu sparen. Aspartam findet sich inzwischen in mehr als 3 000 Nahrungsmitteln, etwa in Diätlimonaden, Light- und Softdrinks, Diätnahrung wie zum Beispiel zuckerfreiem Joghurt, Zahnpasta, zuckerfreien Kaugummies, Pudding und Fertigdesserts, Diabetikerkost und -süßigkeiten. Eigentlich alles, was normalerweise Zucker enthält, wird jetzt oft mit Aspartam gesüßt. Aspartam besteht aus drei Stoffen: den Aminosäuren Phenylalanin und Asparaginsäure sowie Methanol (Methylalkohol). Jeder dieser Stoffe ist bekannt dafür, daß er ernsthafte Nebenwirkungen verursachen kann. Phenylalanin senkt bzw. blockiert die Produktion von Serotonin, das für die Übertragung von Informationen aus der Zirbeldrüse im Gehirn an den Körper zuständig ist. Dadurch kommt es zu einem Heißhunger auf Kohlenhydrate, zum prämenstruellen Syndrom, Schlaflosigkeit und Stimmungsschwankungen.

Unter Umständen wird der Körper einer viel zu großen Methanolmenge ausgesetzt. Wenn Sie an einem heißen Tag nach sportlicher Anstrengung drei Dosen eines Lightgetränks trinken, erhält Ihr Körper leicht achtmal soviel Methanol wie die von Naturmedizinern empfohlene Höchstmenge. Sport verstärkt die Wirkung von Methanol noch zusätzlich, weil es sich durch die körperliche Aktivität schneller im Körper verteilt. Durch die erhöhte Stoffwechselgeschwindigkeit sind außerdem die Reaktionen des Stoffwechsels viel intensiver. Es ist schon eine Ironie des Schicksals, daß gerade die gesundheitsbewußten Fitneßtrainer besonders gerne zwischen den Unterrichtsstunden zu aspartamhaltigen Diätgetränken greifen und deshalb besonders gefährdet sind.

Statt also der ideale Süßstoff zu sein, kann Aspartam eine Fülle von Nebenwirkungen haben. Zur Zeit sind 73 Symptome bekannt, einschließlich Schwindelanfälle, Kopfschmerzen, Gleichgewichtsstörungen, Ohrenbeschwerden, Blutungen in den Augen und Sehstörungen. In Amerika gibt es bereits Selbsthilfegruppen, die zu diesem Thema Aufklärungsarbeit leisten. Eine wissenschaftliche Verbraucherberatungsorganisation bezeichnet Aspartam als den drittschlechtesten Nahrungsmittelzusatz. Ich rate dazu, möglichst alles zu meiden, was mit künstlichem Süßstoff versetzt ist, weil man nicht genau abschätzen kann, wieviel man wirklich zu sich nimmt.

Zuviel Obst schafft Probleme

Sie wissen jetzt mehr darüber, warum einfache Zucker und zuviel Kohlenhydrate Schwierigkeiten bereiten und Übergewicht fördern. Vielleicht wissen Sie aber noch nicht, daß manche Obstsorten und deren Säfte ebenfalls dick machen können. Sogar von den ach so „natürlichen" Plätzchen aus dem Bioladen und anderen Naschereien, die mit Fruchtsaftkonzentrat statt Zucker gesüßt sind, können Sie ebenso zunehmen wie von denen, die mit weißem Zucker gebacken sind – wenn Sie zuviel davon essen.

Der Fruchtzucker in Obst und Obstsäften ist ein Einfachzucker. Gegenüber anderen Zuckerarten hat er einige Vorteile, da er langsamer ins Blut übergeht und deshalb den Blutzuckerspiegel nicht so stark in die Höhe treibt. Andere Zucker (zum Beispiel weißer Zucker und Honig) führen zu einem raschen Anstieg, gefolgt von einem schnellen Absinken mit anschließendem Hunger.

Fruchtzucker liefert gleichmäßige Energie und wird deshalb zum Beispiel auch für Diabetiker empfohlen. Aber er ist auch dafür bekannt, daß er die Einlagerung von Fett fördert! Fruchtzucker gelangt direkt in die Leber, da er nur dort verstoffwechselt werden kann. Sie baut ihn in Neutralfette (Triglyzeride) um. Hohe Triglyzeridwerte werden für Herzkrankheiten verantwortlich gemacht, insbesondere bei Frauen. Ich habe viele Frauen beraten, die viel Obst essen, Säfte trinken und als Zwischenmahlzeit mit Fruchtsaft gesüßte Plätzchen naschen, weil sie glauben, daß dieser an sich gute Zuckerersatz problemlos in jeder beliebigen Menge verzehrt werden kann. Sie nehmen zu, ohne zu wissen, warum.

Erst wenn sie auf meine Empfehlung hin ihren Konsum auf ein bis zwei Früchte reduzieren und auf Obstsaft und mit Fruchtsaftkonzentrat gesüßte Plätzchen verzichten, nehmen sie ab.

Wenn Obst in derart konzentrierter Form verzehrt wird – zum Beispiel in Form von nur einem Glas Saft, der ja aus mehreren Früchten besteht – kann die Umwandlung von Obst in Glukose verstärkt werden. Es ist ein weit verbreiteter Irrtum zu glauben, man könne beliebig viel Obst essen und gleichzeitig den Nebenwirkungen von Zucker entgehen. Doch weil Obstsaft einen hohen Fruchtzuckergehalt hat, kann selbst der beste frisch gepreßte Saft bei entsprechender Menge dieselben Probleme

60

wie andere einfache Kohlenhydrate bereiten und zu starkem Anstieg mit anschließendem starken Absinken des Blutzuckerspiegels führen. Ganz nebenbei kann eine fruchtzuckerreiche Ernährung auch die Harnsäurerewerte im Blut erhöhen und auf diese Weise das Entstehen von Gicht fördern, einer Krankheit, die sonst meist nur mit einem zu hohen Eiweißkonsum in Verbindung gebracht wird.

Diese negative Seite des Fruchtzuckers zeigt sich besonders beim Verzehr von fruktosereichem Maissirup, wie er vor allem in vielen Limonaden, Fruchtsaftgetränken und Fertiggerichten verwendet wird. Eine amerikanische Studie wies 1993 sogar nach, daß Fruchtzucker das schädliche, arterienverstopfende LDL-Cholesterin erhöht.

Daß der hohe Zuckerverbrauch zu mancherlei Problemen wie zum Beispiel Karies und starken Stimmungsschwankungen führt, ist allgemein bekannt. Viele wissen aber nicht, daß jeder Zucker – gleichgültig, ob weißer Tafelzucker, Honig, Fruchtzucker oder sogar ein frisch gepreßtes Glas Orangensaft – die Abwehrbereitschaft gegen Krankheiten schwächen kann. Das Immunsystem reagiert auf Zucker so empfindlich, daß es die Hälfte seiner Leistungsfähigkeit einbüßt, wenn auch nur wenig Zucker – etwa nur ein Glas Orangensaft – konsumiert wird. Alle alkoholischen Getränke – Bier, Wein, Schnaps usw. – wirken ebenfalls wie einfache Zucker, beschleunigen die Fetteinlagerung, schwächen das Immunsystem, bringen den Blutzuckerspiegel durcheinander und liefern obendrein kaum Nährstoffe.

Zucker kann das Immunsystem schwächen

Die Beziehung zwischen Kohlenhydraten und Sport

Es ist allgemein bekannt, daß Übergewicht nur mit Hilfe von viel Bewegung abgebaut werden kann. Meist wird aber vergessen, daß dabei auch der Insulinspiegel im Blut sinkt. Ich habe bereits erwähnt, daß die Fettreserven des Körpers erst aufgezehrt werden, wenn der Insulinspiegel sinkt und die Glukagonproduktion steigt. Um also an das eingelagerte Fett heranzukommen und Übergewicht abzubauen, müssen Blutzuckerspiegel und Energieproduktion auf einem möglichst gleichmäßigen Niveau sein. Wenn die Kohlenhydrate durch Eiweiß und gesundes Fett angemessen ergänzt werden, läßt sich dieses Ziel erreichen, wie wir später noch sehen werden. Führen wir uns dagegen zuviel einfache Kohlenhydrate zu, steigt der Insulinspiegel, ein Teil der Kohlenhydrate wird zur Energieproduktion verwendet und der Überschuß als Fett im Gewebe gespeichert. Interessanterweise wurde 1993 bei einer achtwöchigen Studie in Kalifornien festgestellt, daß die Leistungsfähigkeit von Sportlern steigt, wenn sie weniger Kohlenhydrate und mehr Eiweiß zu sich nehmen.

Die Leistungsfähigkeit von Sportlern steigt, wenn sie mehr Eiweiß zu sich nehmen

So zeigte sich zum Beispiel bei Läufern, die an der Studie teilnahmen, daß sie einen größeren Anteil ihrer Energie aus ihrem eingelagerten

Körperfett gewannen, sobald sie mehr Eiweiß aßen. Dies bestätigt, was ich oben erläutert habe: Wenn wir viele Kohlenhydrate essen, können wir das eingelagerte Fett nicht verwenden. Essen wir mehr Eiweiß, kann unser Fett zur Energieproduktion genutzt und verbraucht werden. Eiweiß hat überdies noch den Vorteil, daß es langsamer verdaut wird, langsamer ins Blut übergeht und so den Appetit besser zügelt als Kohlenhydrate. Bei dieser Studie wurde auch ermittelt, daß eine reduzierte Aufnahme von Kohlenhydraten und damit ein niedrigerer Insulinspiegel zu einem Anstieg des guten HDL-Cholesterins führt, während eine vermehrte Aufnahme von Kohlenhydraten das schlechte LDL-Cholesterin fördert.

Komplexe und einfache Kohlenhydrate – ganz und gar nicht das gleiche

Beim Verzehr von komplexen Kohlenhydraten läuft der gesamte Verdauungsprozeß wesentlich langsamer ab als bei einfachen Kohlenhydraten. Die komplexe Molekularstruktur von Gemüse und Hülsenfrüchten verhindert es weitgehend, daß Körperfett gebildet wird. Eine wichtige Ausnahme gibt es allerdings: Getreideprodukte wie Brot, Nudeln, Reiswaffeln, Corn Flakes etc. reagieren im Körper ähnlich wie Einfachzucker, auch wenn sie aus Vollkorngetreide hergestellt werden, weil das natürliche Korn im Verarbeitungsprozeß stark verändert wird.

Selbst Vollkornprodukte sollten nicht maßlos gegessen werden

Letztlich führt sogar der Verzehr von Vollkornprodukten wie Vollkornbrot oder Vollkornnudeln zu den gleichen Problemen im Körper wie einfacher Zucker, im Gegensatz zu Speisen aus dem ganzen Korn (wie zum Beispiel gekochte Gerste, gekochter Buchweizen, Quinoa, Hirse, Amaranth oder vollwertige Haferflocken). Die Kohlenhydrate aus den sehr intensiv verarbeiteten Getreidesorten gehen fast so schnell ins Blut über wie Zucker, regen die Bauchspeicheldrüse ebenso zu einer Insulinüberproduktion und den darauf folgenden Fetteinlagerungen an. Die Glukagonproduktion wird entsprechend unterdrückt und damit die Aufzehrung des eingelagerten Fetts verhindert. Das Hungergefühl stellt sich früh wieder ein, oft auch ein regelrechter Heißhunger. Die Triglyzeridwerte steigen an und die Eiweißstoffe nehmen bis auf Tryptophan ab. Tryptophan macht allerdings müde. Wir könnten für diese Nahrungsmittel aus verarbeitetem Korn eigentlich eine neue Kohlenhydratklasse schaffen: die verarbeiteten Kohlenhydrate.

Was Sie sich aus diesem Kapitel vor allem merken sollten, ist folgendes: Die meisten von uns, die wir keine Hochleistungssportler mit ständigem Training sind, können die reichlich angebotene Energie, wie sie uns der Verzehr von großen Kohlenhydratmengen liefert, nicht verbrauchen, sondern wandeln den Überschuß in Fett um.

Obwohl viele Ernährungsexperten zu mehr komplexen Kohlenhydraten raten, unterscheiden sie meist nicht zwischen Gemüse und ganzen Körnern auf der einen Seite und verarbeiteten Kohlenhydraten aus

Getreide auf der anderen. Ich bin der Meinung, daß es Ihrer Gesundheit zugute kommt, wenn Sie weniger verarbeitete Kohlenhydrate essen und statt dessen vor allem die Menge an komplexen Kohlenhydraten in Form von Gemüse erhöhen und nur in Maßen ganze Körner (ein bis zwei Portionen pro Tag) essen, unabhängig davon, welches Stoffwechselprofil Sie haben.

Anstieg des Blutzuckerspiegels

Wenig beachtet wurde bislang der Glykämie-Index, der Aufschluß darüber gibt, welche Nahrungsmittel konstante Energie liefern und welche einen schnellen Leistungsabfall verursachen. Anhand der Glykämie-Tabelle können Sie herausfinden, wie schnell ein Kohlenhydrat verdaut wird, als Glukose ins Blut gelangt und so den Blutzuckerspiegel erhöht, mit all den bereits beschriebenen Folgen. Wird der Zucker langsam freigesetzt, liefert er an Gehirn und Körper über mehrere Stunden gleichmäßig Energie. Dies verhindert Ermüdung und ist in den meisten Situationen ideal. Nur kurz vor oder kurz nach intensiver körperlicher Anstrengung – zum Beispiel beim Sport – brauchen wir einen extra Energieschub, ansonsten ist eine gleichmäßige Energieversorgung besser.

Nahrungsmittel mit einem hohen Wert in der Tabelle geben schnell Glukose ins Blut ab. Hier einige Beispiele: Reiswaffeln haben einen Wert von 133, Weißbrot hat 100, Honig 87, Kartoffeln 81; sie alle lassen den Blutzuckerspiegel schnell ansteigen. Gleichmäßigere Energie liefern Nahrungsmittel mit niedrigen Index-Werten, zum Beispiel haben Süßkartoffeln einen Wert von 51, Trauben 45, Roggenvollkornbrot 42, Äpfel 39, Linsen 29, Kirschen 23 und Sojabohnen 15. In Kapitel 7 über Sport finden Sie eine ausführliche Tabelle.

Der Anstieg des Blutzuckerspiegels hängt vom Glykämiewert ab

Als ich diese Liste zum ersten Mal sah, hat mich vor allem erstaunt, daß die Werte nicht nur davon abhängen, ob es sich um komplexe oder einfache Kohlenhydrate handelt. Wichtig ist offenbar auch, wie leicht sie verdaut werden können, wie hoch der Anteil an Ballaststoffen ist und in welcher Form sie verzehrt werden. Beispielsweise werden stärkereiche Kohlenhydrate durch Kochen leichter verdaulich, so daß ihr Glykämie-Wert höher ist als beim Verzehr in roher Form.

In meiner Ausbildung zur Ernährungsberaterin habe ich, wie schon erwähnt, noch gelernt, daß komplexe Kohlenhydrate – aufgrund ihrer komplexen biochemischen Struktur – immer Zucker langsamer ins Blut abgeben als einfache Kohlenhydrate. Der hier vorgestellte Index beweist jedoch, daß dies nicht zwangsläufig so ist. Selbst einige der komplexeren Kohlenhydrate – wie Kartoffeln, Karotten und Haferkleie – haben einen hohen Indexwert und geben schnell Zucker ins Blut ab. Wenn Sie viel Sport treiben, nützt Ihnen diese schnelle Energielieferung, wenn aber die Energie nicht gleich verbraucht wird, führt sie zu einem sehr hohen Blutzuckerspiegel und dann in ein tiefes Tal.

Der Blutzucker-spiegel läßt sich durch Eiweiß senken

Da kann jedoch ein Trick helfen. Wenn Sie gleichzeitig etwas essen, das langsamer verdaut wird – zum Beispiel Hühnerfleisch – dann wird die gesamte Verdauung verlangsamt und damit auch der Zucker weniger schnell ins Blut abgegeben. Denken Sie dabei daran, daß das Eiweiß – zum Beispiel im Hühnerfleisch – die Glukagonproduktion anregt und so die Energieerzeugung aus dem körpereigenen Fett erleichtert.

Getreide kann problematisch sein

Eine Ernährung mit zuviel Getreide kann noch andere Schwierigkeiten verursachen. Wir haben gesehen, daß Getreide erst vor relativ kurzer Zeit auf unserem Speisezettel aufgetaucht ist. Der Arzt Dr. Richard Kunin in San Francisco, der viel mit orthomolekularen Substanzen (Vitamine, Mineralien, Enzyme und ähnliches) arbeitet, hat es wohl am besten ausgedrückt: „Körner sind erst als Nachzügler auf den Plan getreten. Fleisch, Obst, Bohnen, Samen, Nüsse, Fisch und Gemüse waren dem menschlichen Verdauungssystem schon viel früher vertraut. Es kommt mir fast so vor, als wollen die Getreidesorten die verlorene Zeit wieder aufholen. Jetzt überschwemmen sie uns geradezu und spielen in unserer Ernährung oft die Hauptrolle. Ich gehe davon aus, daß viele unserer kleineren und größeren Beschwerden etwas mit diesen Exzessen zu tun haben."

Getreide über-schwemmen uns jetzt geradezu und spielen in unserer Ernährung oft die Hauptrolle

Der Verzehr von Körnern und deren Produkten wird für alle möglichen Krankheiten verantwortlich gemacht, angefangen von der Sucht auf Kohlenhydrate bis hin zu Hefe- bzw. Candidainfektionen. Zöliakie wird durch eine Überempfindlichkeit gegenüber Gluten (dem Klebereiweiß im Korn) ausgelöst, das sich vor allem in Weizen und Roggen, aber auch in Hafer und Gerste findet. Diese Überempfindlichkeit kann die verborgene Ursache hinter Symptomen wie Durchfall, Appetitmangel, Anämie, übelriechendem Stuhl, Krämpfen und Muskelzuckungen sein. Sie kann dazu führen, daß Nährstoffe wie zum Beispiel Vitamine schlechter aus dem Darm aufgenommen werden und dadurch ein chronischer Mangel entsteht, der wiederum Grund für ständige Müdigkeit, Depressionen, Antriebslosigkeit, aber auch für schwere Erkrankungen wie zum Beispiel Krebs sein kann. Auch Probleme der Nebennieren, der Nebenschilddrüsen und der Hypophyse, unklare Schmerzen, Blähungen, Arthritis und Erkrankungen des Bindegewebes, Alkoholismus, Brustkrebs und Gallenblasenbeschwerden können durch eine solche Intoleranz ausgelöst werden. Glutenüberempfindlichkeit wurde sogar auch schon mit Multipler Sklerose, rheumatoider Arthritis und Schizophrenie in Zusammenhang gebracht.

Ich habe in den letzten Jahren viele intelligente und in Sachen Ernährung aufgeklärte Männer und Frauen beraten. Die meisten hatten die üblichen Empfehlungen einer fettarmen, kohlenhydratreichen Ernährung bis aufs i-Tüpfelchen befolgt. Leider litten sie schon kurze Zeit später unter Symptomen, die sie sich nicht erklären konnten. Ein paar

Stunden nach dem Essen war ihr Darm von Gasen aufgebläht. Ihr Stuhlgang war unregelmäßig. Frauen litten unter dem prämenstruellen Syndrom, mit Krämpfen und starken Blutungen. Sie bekamen leichter blaue Flecken und ihre Knochen schmerzten. Monatelang litten sie, weil sie nicht auf die Signale ihres Körpers hören wollten, der ihnen eigentlich deutlich zeigten, daß das ach so gesunde Getreide vielleicht doch nicht so ganz das Richtige war. Ihr Verstand war von dieser Ernährung so überzeugt, daß sie ihr hundertprozentig folgen wollten und ganz den Kontakt zu ihrem eigenen Körper verloren. Aber der Körper lügt nicht. Sie konnten ihre Probleme erst beheben, als sie sparsamer mit Kohlenhydraten umgingen.

Eine kohlenhydratreiche Ernährung kann zu einer Pilzinfektion mit Candida albicans beitragen, besonders wenn Süßigkeiten, Alkohol, viel Obst oder mit Hefe gebackenen Vollkornprodukte konsumiert werden. Obwohl Candida für gesunde Menschen eigentlich kein Problem darstellt, kann sie das gesamte Verdauungssystem überwuchern, wenn das Immunsystem geschwächt ist. Normalerweise wird Candida von einer gesunden Darmflora in Schach gehalten. Wenn diese aber durch die Einnahme von Antibiotika – oder durch den Verzehr von Fleisch, das mit Antibiotika behandelt wurde – vernichtet wird, vermehrt sich der Candidapilz stark und kann zu einer Vielzahl von Symptomen führen, zum Beispiel chronischer Müdigkeit, Nebenhöhlenentzündungen, Kopfschmerzen, Darmbeschwerden und Blähungen, Ohrenschmerzen, Infektionsneigung, Vaginalpilzen und anderen Beschwerden.

Kohlenhydrate fördern Pilzinfektionen

Unter meinen Klienten ist die chronische Candidainfektion öfter anzutreffen als andere Krankheiten. Die meisten ernähren sich sehr kohlenhydratreich und vernachlässigen sowohl Eiweiß als auch essentielle Öle, weil sie das Fett in ihrer Ernährung reduzieren wollen. Da Fett normalerweise für einen guten Geschmack der Speisen sorgt, verwenden viele statt dessen alle möglichen Gewürze und Zutaten wie Senf, Essig und Sojasauce, die dafür bekannt sind, das Wachstum von Candida zu fördern. Sie greifen viel zu oft zu Nudeln, Brot, Gebäck, Obst und Obstsäften, um ihren immer größeren Heißhunger auf Zucker zu befriedigen. Rotes Fleisch, Eier und sogar gesunde Fette haben sie aus ihrer Ernährung verbannt. Jetzt ist ihr Organismus mit Pilzen belastet, und sie nehmen ständig zu. Viele Therapeuten sehen inzwischen sogar einen Zusammenhang sowohl zwischen Candidainfektion und chronischer Erschöpfung als auch zwischen Candida und Parasiteninfektionen mit Giardia (Giardia lamblia) (siehe Kapitel 8, in dem ich näher sowohl auf Candidiasis als auch Parasiten und deren Behandlung eingehe).

Warum haben Nahrungsmittel auf Getreidebasis einen so guten Ruf?

Sie werden sich jetzt sicher fragen, warum für Kohlenhydrate auf Getreidebasis so viel geworben wird. Um diese Frage zu beantworten, müssen wir einige wichtige Entwicklungen der letzten 20 Jahre im Gesundheitswesen näher unter die Lupe nehmen.

Es fing damit an, daß Frances Moore Lappé in Amerika 1971 das Buch *Die Öko-Diät* herausbrachte, in dem sie bestimmte Kombinationen von Bohnen und Getreidesorten als Fleischersatz empfahl. Seitdem gilt Getreide als ein hervorragendes Nahrungsmittel, insbesondere auch unter spirituellen Aspekten. Daraufhin nahm die Zahl der Vegetarier stark zu, und es folgten unzählige Kochbücher, die ihren Teil zum steigenden Getreidekonsum beitrugen.

Auch unter dem Einfluß von Nathan Pritikin wandelte sich das Image des Getreides vom billigen Grundnahrungsmittel zum Garanten gesunder Herzkranzgefäße. Nudeln waren nicht länger ein Arme-Leute-Essen, sondern wahre Wundermittel, die von Ernährungsberatern zur Gewichtskontrolle und von Sportlern zur Energiegewinnung eingesetzt wurden. Da gleichzeitig vor Fett und Cholesterin gewarnt wurde, betrachteten viele Menschen Getreide als Ersatz für andere Nahrungsmittel.

Im richtigen Maß sind Kohlenhydrate gut – aber nicht im Übermaß

Natürlich haben die verschiedenen Getreidesorten in einer ausgewogenen Ernährung ihren wohlverdienten Platz. Immerhin sind sie eine gute Quelle für Ballaststoffe und B-Vitamine. Wir haben nur einfach zuviel Wert auf Getreide gelegt. Die Vorstellung stimmt einfach nicht, daß eine sehr kohlenhydratreiche Ernährung für jedermann gut sei. Dieses ganze Buch basiert ja auf der Erkenntnis, daß ein und dieselbe Ernährung nicht für jeden gleichermaßen gut ist.

Grundsätzlich ist Getreide eine gute Quelle für Energie, Ballaststoffe, Vitamine und Mineralien. Doch sollte man bei der Ernährung immer auf Abwechslung, Mäßigung und Ausgewogenheit achten. Wenn Sie abwechslungsreich essen, vermeiden Sie eine einseitige Zufuhr von Nährstoffen. Es geht Ihnen besser, wenn Sie einfache Kohlenhydrate (besonders Obst und zuckerhaltige Nahrungsmittel, die gleichzeitig fettreich sind) und verarbeitete Kohlenhydrate (wie Brot, Nudeln und andere Mehlprodukte) reduzieren. So können Sie die Insulinproduktion – die Fettbildung fördert – kontrollieren, die Glukagonproduktion – die Fettabbau begünstigt – unterstützen und den Blutzuckerspiegel beeinflussen.

Eßt mehr Gemüse und Hülsenfrüchte, nicht so viel Getreide!

Halten Sie sich vor allem an die komplexen Kohlenhydrate in Hülsenfrüchten und Gemüse, zum Beispiel an Linsen, Kichererbsen, Mais, Kürbis, Bohnen und ähnliche, um Ihren Getreidekonsum zu begrenzen, falls er sehr hoch ist. Wenn Sie zwischendurch etwas essen wollen, gewöhnen Sie sich lieber an Nüsse und Samen (zum Beispiel Haselnüsse, Sonnenblumenkerne, Kürbiskerne, Walnüsse und ähnliches), statt weiterhin Brot, Plätzchen, Knabbergebäck und so etwas zu essen.

Wenn Sie wissen oder vermuten, daß Sie Gluten nicht vertragen, können Sie Reis, Hirse und Buchweizen statt Weizen, Roggen, Hafer und Gerste verwenden. Oder versuchen Sie es mit Dinkel. Dieser alte Verwandte des Weizens enthält nur wenig Gluten. Weil er so widerstandsfähig ist, brauchen bei seinem Anbau kaum Pestizide eingesetzt zu werden. Auch sonst hat Dinkel viele gute Eigenschaften: Er hat einen höheren Gehalt an Ballaststoffen und Eiweiß als Weizen, verbessert die Verdauung und normalisiert die Cholesterinwerte.

Kapitel 3

Eiweiß – ein wichtiger Baustein

In diesem Kapitel sollen einige Mißverständnisse ausgeräumt werden, die zu einer pauschalen Verurteilung von Eiweißlieferanten wie Fleisch und Eiern geführt haben. Selbstverständlich gilt für Eiweiß und Fett dasselbe wie für alle anderen Nährstoffe, denn es hängt vom Stoffwechselprofil, der Blutgruppe und der Ernährung der Vorfahren ab, welche Menge für den einzelnen gesund ist. So gibt es durchaus Menschen, die zuviel Eiweiß zu sich nehmen und dadurch gesundheitliche Probleme bekommen (in Deutschland circa 60 % der Bevölkerung). Aber es gibt auch das Gegenteil, nämlich Menschen, die sich aufgrund der Kampagnen gegen Fleisch und alles Cholesterinhaltige – an denen ich mich übrigens selbst lange beteiligt habe – sehr eiweißarm ernährt haben und nun dadurch krank werden.

Auch durch zu wenig Eiweiß werden Sie krank

Eiweiß ist unentbehrlich für den menschlichen Körper. Seit einigen Jahren ist es durch einige Mißverständnisse in Verruf geraten, vor allem, weil es in vielen Köpfen mit Fleischsorten voller gesättigter Fettsäuren gleichgesetzt wurde, die zu Krankheiten der Herzkranzgefäße beitragen. In Amerika wird mindestens seit Anfang dieses Jahrhunderts viel Eiweiß gegessen, besonders in Form von Fleisch, Eiern und Milchprodukten. Erst in den letzten Jahren sind diese Eiweißlieferanten für die zunehmenden Herzerkrankungen verantwortlich gemacht worden. Ich werde im folgenden näher erklären, warum ich diese Verurteilung von Eiweiß nur zum Teil für richtig halte. Weil jedoch diese Ansicht so weit verbreitet ist und viele Menschen ihren Eiweißkonsum stark eingeschränkt haben, kommen in letzter Zeit immer mehr gesundheitsbewußte Klienten in meine Beratungspraxis, die ganz offensichtlich unter Eiweißmangel leiden und mir Sorgen machen.

Ich erinnere mich noch sehr genau an Laura, eine junge Frau, die oft mit ihrer fettfreien Ernährung angab. Die Aufzeichnungen über ihre Ernährung der letzten Monate bewiesen, daß sie alles tierische Eiweiß bis hin zu fast allen Milchprodukten und Eiern aus ihrem Leben verbannt hatte. Den Tag über aß sie viele kleine Mahlzeiten aus Gemüse, Getreide und Obst. Abends um 21.00 Uhr überfiel sie immer wieder ein derartiger Heißhunger, daß sie sich mit Joghurt, Süßigkeiten und fettarmen Plätzchen vollstopfte. Lauras Stimmung schwankte ständig, sie wurde beim geringsten Anlaß wütend. Aber erst als sie jeden Morgen Massen von ausgefallenen Haaren auf ihrem Kopfkissen fand, wußte sie, daß etwas nicht stimmte. Ihr Eiweißverzicht hatte ihrer Gesundheit gründlich geschadet.

Laura verlor ihre Haare durch Eiweißmangel

Erschöpfung, Konzentrationsschwäche, Reizbarkeit, Haarausfall, dünne Haut, brüchige Nägel, keine Lust auf Sex und ständiger Heißhunger sind nur einige typische Beschwerden bei Eiweißmangel. Weil der Körper merkt, daß ihm etwas fehlt, reagiert er mit Hunger. Doch obwohl ihm eigentlich Eiweiß fehlt, kann er sich nicht genauer als mit dem Gefühl „Hunger" ausdrücken. Da Hunger am schnellsten durch einfache Kohlenhydrate gestillt wird – weil sie so schön schnell ins Blut übergehen – versuchen viele, diesen Hunger mit Süßigkeiten oder Obst zu stillen. Ein Teufelskreis. Vielleicht ist es Zufall, aber der Zuckerverbrauch ist in den letzten zehn Jahren insgesamt um fünf Kilo pro Kopf und Jahr gestiegen!

Eiweiß hat viele Aufgaben

Muskulatur kann nur mit Eiweiß aufgebaut werden

Eiweiß spielt für den Körper eine wichtige Rolle. Es wird zum Beispiel für Aufbau und Reparatur von Gewebe und zur Herstellung von Neurotransmittern (Botenstoffen) im Gehirn benötigt. Es stärkt durch die Produktion von Antikörpern das Immunsystem und liefert dem Körper alle Aminosäuren, die er braucht. Es reguliert den katabolisch-anabolischen Körperzyklus, bei dem zum Beispiel bei anstrengender körperlicher Betätigung Muskelgewebe abgebaut (Katabolismus) und später wieder aufgebaut (Anabolismus) wird. Um neue Muskulatur zu bilden, braucht der Körper Eiweiß.

Eiweiß wird auch benötigt, um die Produktion des Hormons Glukagon anzuregen. Wie wir aus dem vorherigen Kapitel wissen, ist es die Aufgabe von Glukagon, Fett aus Fettzellen zur Energieerzeugung zur Verfügung zu stellen. Damit kann Eiweiß, zum Beispiel in Form von Geflügel, Fisch oder rotem Muskelfleisch sogar zum Abbau von Übergewicht beitragen.

Eiweiß spielt darüber hinaus eine Rolle bei der Regulierung des Flüssigkeitshaushalts. Das Eiweiß in Blut und Lymphflüssigkeit bindet Wassermoleküle, reguliert den Wassergehalt im Zwischenzellgewebe, in den Zellen und den Kapillaren, Venen und Arterien. Bei Eiweißmangel in der Ernährung fehlt es dem Blut an Eiweiß; Wasser kann in die Zwischenzellräume wandern und so nicht mehr über die Nieren ausgeschieden werden. Daher wird als Folge einer eiweißarmen Ernährung – und besonders, wenn zuviel Kohlenhydrate aufgenommen werden – das Gewebe mit Wasser angereichert und schwillt an.

Eiweißmangel schädigt das Immunsystem

Eiweiß ist auch an der Bildung von Antikörpern zur Bekämpfung von Krankheitserregern beteiligt und stärkt auf diese Weise das Immunsystem. Antikörper zerstören Eindringlinge wie Viren und Bakterien. Bei Eiweißmangel geht die Produktion von Antikörpern zurück. Ebenso wird Eiweiß für die Bildung der weißen Blutkörperchen benötigt, die ebenfalls Fremdkörper wie Bakterien und andere körperfremde Stoffe vernichten.

Wenn Eiweiß im Körper so viele gute und wichtige Aufgaben erfüllt – warum hat man uns dann erzählt, daß wir es meiden sollen? Die Antwort lautet: Das hängt mit Mißverständnissen über Fette zusammen, die zu Mißverständnissen über Eiweiß führten.

Falsche Informationen über Eiweiß und Fett

Ernährungsgurus und Herzspezialisten haben uns eindringlich dazu geraten, weniger Fleisch zu essen, um Herzkrankheiten zu verhüten. Leider ist dabei Rindfleisch zum Sündenbock gemacht geworden, aber die wirklich „Schuldigen" sind die trans-Fettsäuren, die vor allem bei der Herstellung von Margarine und beim Erhitzen von Öl entstehen. (Auf die Gefahren der trans-Fettsäuren gehe ich im nächsten Kapitel näher ein.) Eiweiß selbst ist jedenfalls nicht direkt an der Entstehung von Herzkrankheiten beteiligt. Das Problem liegt vielmehr in der Art und Weise, wie Rinder heutzutage aufgezogen werden, und nicht in der Eiweißqualität von Rindfleisch.

Früher wuchsen Rinder auf der Weide auf. In ihren Muskeln sammelte sich dabei auf ganz natürlichem Wege die ungesättigte Fettsäure Oleinsäure an. Heute werden die meisten Rinder mit Getreide gefüttert, im Stall gehalten und mit allen möglichen Tricks bis hin zur Verwendung von Wachstumshormonen möglichst schnell zur Schlachtreife gebracht. Dadurch speichern sie in ihren Muskeln ein ganz anderes Fett, die sogenannte Stearinsäure, eine gesättigte Fettsäure. Diese fördert die Produktion des schlechten LDL-Cholesterins, das tatsächlich schädlich ist.

Eigentlich sind die trans-Fette schuld, nicht das Eiweiß

An dieser Stelle will ich schon einmal eine Bemerkung zum Thema Cholesterin vorausschicken, bevor ich im nächsten Kapitel näher darauf eingehe. Über hohe Cholesterinspiegel, die ja angeblich durch eine zu cholesterinreiche Ernährung verursacht werden, ist schon viel geschrieben worden. In Wirklichkeit konnte in vielen Studien nicht nachgewiesen werden, daß tatsächlich ein Zusammenhang zwischen cholesterinreicher Ernährung und dem Cholesterinspiegel im Blut besteht. In einer Studie, die 1976 in Tecumseh (Michigan) durchgeführt wurde, konnte lediglich eine Relation zwischen dem Körpergewicht und dem Cholesterinspiegel festgestellt werden. Übergewichtige hatten einen hohen Cholesterinspiegel, ganz gleich, wieviel Cholesterin sie aufnahmen. Untersuchungen der Universität von Kalifornien in Los Angeles und der Universität Missouri sowie andere Forschungsarbeiten konnten keinen Zusammenhang zwischen Cholesterin in der Ernährung und Herzanfällen ermitteln. In einer einjährigen kanadischen Studie über die fast fettfreie Pritikindiät und die fettarme Diät der American Heart Association (amerikanische Herzgesellschaft) wurde der Cholesterinspiegel im Blut bei keinem der beteiligten Patienten durch eine cholesterinarme Ernährung gesenkt, wenn bereits Beeinträchtigungen der Blutgefäße bestanden.

Die berühmte Framingham Herzstudie, die inzwischen seit 60 Jahren läuft, soll Risikofaktoren für Herzkrankheiten aufspüren. Obwohl die Forscher herausfanden, daß es einen deutlichen Zusammenhang zwischen dem Cholesterinspiegel im Blut und Herzkrankheiten gibt, konnten sie zwischen dem Cholesteringehalt in der Ernährung und Herzkrankheiten keine Beziehung nachweisen. Es gelang ihnen insbesondere auch nicht, eine Verbindung zwischen dem Verzehr von cholesterinreichen Nahrungsmitteln wie Eiern, Fetten oder Fleisch mit Herzkrankheiten festzustellen. Dagegen steigt der Cholesterinspiegel im Blut durch eine Ernährungsweise, der es an essentiellen Fetten fehlt und die zuviel Zucker und Kohlenhydrate enthält. Die Forscher fanden auch heraus, daß die Zahl der Herzkrankheiten bei hohem Blutdruck, Rauchen, Diabetes, Übergewicht, bei zuwenig körperlicher Aktivität und bei einem schlechten Verhältnis zwischen dem guten HDL-Cholesterin und dem schlechten LDL-Cholesterin ansteigt.

Der Cholesterinspiegel hängt nicht vom Cholesteringehalt der Nahrung ab

Bedenken Sie aber, daß unser Körper eine gewisse Cholesterinmenge braucht! Wenn wir nicht genug Cholesterin zu uns nehmen, stellt er selbst mehr davon her. Cholesterin erfüllt einige sehr wichtige Aufgaben in unserem Körper. Es ist an der Herstellung von Sexualhormonen beteiligt, am Aufbau einer Schutzschicht, die unsere Nervenfasern umgibt, an der Produktion von Vitamin D und Gallenflüssigkeit, die wir bei der Verdauung von Fett brauchen. Unter Streß steigt der Cholesterinspiegel ebenfalls an, ganz gleich, was wir essen. Denn der Körper stellt dann mehr davon her, da die Nebennieren – die bei der Bewältigung von Streß eine wichtige Rolle spielen – für ihre Arbeit Cholesterin benötigen.

Die Geschichte des Fleischverzehrs

An dieser Stelle wollen wir einige biologische und historische Fakten betrachten, von denen ich größtenteils nichts wußte, als ich noch strikte Vegetarierin war. Mir hatte man immer erzählt, daß Menschen von Natur aus Vegetarier sind, weil ihr Darm doch so lang ist und weil alle Menschenaffen Vegetarier sind (dies galt früher als wissenschaftliche Tatsache, ist aber heute durch neuere Forschungen widerlegt).

Der lange Darm scheint für eine Ernährung mit viel Pflanzenfasern zu sprechen, wenn man ihn mit dem kurzen Darm eines typischen Fleischfressers, zum Beispiel einem Hund, vergleicht. Heute weiß ich es besser. Die Geschichtsforschung hat nämlich bewiesen, daß Menschen von Anfang an neben anderen Nahrungsmitteln auch Fleisch gegessen haben. Laut Aussagen der Anthropologen Dr. S. Boyd Eaton, Marjorie Shostak und Melvin Konner – Autoren des Buches *The Paleolithic Prescription* (etwa: *Das paläolitische Rezept*) – belegen paläontologische Funde eindeutig, daß Fleisch schon immer Teil der Ernährung von Menschenaffen und Menschen war. Zwar haben sich seit dieser Zeit unterschiedliche Ernährungstypen herausgebildet, und manche brauchen mehr Fleisch, manche weniger, andere wiederum können fast ohne und einige sogar ganz ohne Fleisch leben. Doch die Behauptung, der Mensch sei grundsätzlich und von Natur aus Vegetarier, ist nicht haltbar, auch wenn viele Vegetarier – wie auch ich früher – immer noch dieser Meinung sind.

Umfangreiche Ergebnisse der Evolutionsforschung belegen inzwischen, daß in der Entwicklungsgeschichte des Menschen Fleisch von Anfang an immer Teil der Ernährung war. Als sich die ersten Vorfahren des heutigen Menschen vor sieben Millionen Jahren in ihrer Entwicklungslinie von den Menschenaffen trennten, wurde Fleisch für sie noch wichtiger, als es schon für die Primaten gewesen war. Und als sie dann vor zwei Millionen Jahren die ersten Steinwerkzeuge herstellten, wurde Fleisch zu einem regelmäßigen Bestandteil ihrer Ernährung.

Vor circa 10 000 Jahren kam es im Neolithikum aus verschiedenen Gründen zu einer revolutionären Veränderung: Der seßhafte Lebensstil und die Entwicklung des Ackerbaus wurden nötig, weil Klimaveränderungen, Bevölkerungswachstum und der Rückgang des Wildbestands durch zu starke Bejagung die Fleischquellen stark reduziert hatten. Nun bekamen Fischfang und der Anbau von Getreide- und Gemüsesorten als Nahrungsquellen immer größere Bedeutung. Es waren also äußere Bedingungen, nicht biologische, die zur Entwicklung von domestiziertem Getreide zwangen.

Auch Pflanzenfasern spielten bei der menschlichen Ernährung schon immer eine wichtige Rolle, weil sie unter anderem den Verdauungsvorgang insgesamt beschleunigen und dadurch dafür sorgen, daß Fleisch schneller verdaut wird und die Ausscheidung der Verdauungsreste zügig vor sich geht. Fleisch nahm bei der Ernährung unserer Vorfahren einen Anteil zwischen 20 % und 60 % ein, meist lag er etwa bei 30 % bis 35 %. Der Rest bestand aus Blättern, Knollen, Wurzeln, Bohnen, Samen, Nüssen, Früchten und anderen Pflanzenteilen.

Bei all unseren Überlegungen müssen wir bedenken, daß unseren Vorfahren ein Fleisch zur Verfügung stand, das wesentlich weniger gesättigte Fette und mehr essentielle Fettsäuren enthielt, weil die Tiere sich natürlich ernähren und bewegen konnten und nicht wie heutzutage in einem engen Stall mit Kraftfutter aufgezogen wurden, das bis hin zu vermahlenen Tierkadavern vieles enthält, was auf einer Wiese selten zu finden ist. Fleisch, das dieser ursprünglichen Qualität heute am nächsten kommt, stammt vor allem von Wild, freilaufendem Geflügel und von Rindern, Schafen und Ziegen, die auf der Weide ohne Zufütterung und ohne Hormon- und Antibiotikadoping aufgezogen werden. Selbstverständlich ist die Situation heutzutage komplizierter geworden, etwa weil Umweltbelastungen (im Extremfall bis zu der hohen Belastung von Wildfleisch durch radioaktiven Fallout wie nach dem Tschernobyl-Unfall) und neue Krankheiten (BSE u. a.) gerade in den letzten Jahrzehnten die Qualität erheblich mindern. Trotzdem ist Wildfleisch oder Fleisch von Tieren, die unter ökologischen Bedingungen aufgezogen wurden, bei sorgfältiger Auswahl meist von guter Qualität und dem aus Massentierhaltung weit überlegen.

Die guten Eier

Eier haben einen schlechten Ruf, weil sie viel Cholesterin enthalten, aber ich kann in diesen Ruf nicht einstimmen. Es gibt keine bessere Quelle für vollständiges Eiweiß – das alle Bausteine für das körpereigene Eiweiß liefert – und daneben finden sich im Ei viele Vitamine und Mineralien. Außerdem stellen Eier eine der wenigen Quellen für L-Cystein dar, eine schwefelhaltige Aminosäure, die für gesunde Nägel, glatte Haut und schönes Haar gebraucht wird.

Die Warnung vor Cholesterin der letzten Jahre hat dazu geführt, daß wir lange Zeit weniger Eier gegessen haben. Wie erwähnt, gibt es bis heute keine klaren Beweise dafür, daß viel Cholesterin in der Ernährung zu einem erhöhten Blutcholesterin führt. Nachdem die Herzstudie der Universität Boston die Ernährungsgewohnheiten von 912 Einwohnern der Kleinstadt Framingham untersucht hatte, ließ sich kein Zusammenhang zwischen Eierverzehr und Sterblichkeit durch koronare Herzerkrankungen feststellen. Es ergab sich auch kein Unterschied in den Cholesterinwerten bei den Personen, die zwischen sieben und 24 Eiern und denjenigen, die nur zwischen null und zweieinhalb Eier aßen. Woher nur haben Eier ihren schlechten Ruf?

Wir sind lange von der viel zu einfachen Gleichung ausgegangen, daß Cholesterin in der Nahrung den Cholesterinspiegel im Blut erhöht und dadurch das Risiko von Herzerkrankungen vergrößert. Jetzt wissen wir es besser. Inzwischen spricht sich sogar langsam herum, daß die erste Studie, die Eiern zu ihrem schlechten Ruf verhalf, über 50 Jahre alt ist. Sie war vom amerikanischen Institut für Frühstücksflocken und Getreide finanziert worden und wurde auf der Basis von getrocknetem Eigelbpulver durchgeführt, also nicht mit frisch gekochten oder gebratenen Eiern, wie wir sie normalerweise essen würden. In einer kürzlich erschienenen Kritik an dieser Studie wurde klar, daß Eigelb durch die Trocknung zu einem schädlichen Stoff wird, weil das darin enthaltene Fett in eine gefährliche Form umgewandelt wird. Es ist seitdem keiner weiteren Studie der Nachweis gelungen, daß vom Verzehr von Eiern eine Gefahr für den Cholesterinspiegel ausgeht oder andere gesundheitliche Beeinträchtigungen auftreten.

Wenn Sie also Eier nur deshalb gemieden haben, weil Sie Angst um Ihren Cholesterinspiegel hatten, können Sie jetzt beruhigt sein. Zum einen führt Cholesterin im Essen nicht automatisch zu einem hohen Cholesterinspiegel, zum anderen enthalten Eier viel Lezithin, das sogar den Cholesterinspiegel senken kann. Alles in allem sind Eier eine ausgezeichnete Quelle für ein komplettes Eiweiß und eignen sich besser als viele andere Nahrungsmittel dazu, den Hunger zu stillen – jedenfalls besser als der Verzehr großer Mengen Kohlenhydrate.

Denken Sie daran, daß alles, was dazu geschaffen ist, neues Leben hervorzubringen – wie Samen, Nüsse, Rogen und eben auch Eier – praktisch immer sehr nahrhafte, ausgezeichnete Lebensmittel sind.

Milchprodukte sind keine guten Lieferanten für Eiweiß und Kalzium Fleisch und Eier liefern ein komplettes Eiweiß, das sehr gut vom Körper verwertet werden kann. Die Medien haben jedoch in den letzten Jahren ein falsches Bild von beiden gezeichnet, obwohl wir weder Körperfett abbauen, den Cholesterinspiegel senken noch Herzerkrankungen vermeiden können, wenn wir ganz auf Eiweiß verzichten.

Auf der anderen Seite ist jedoch zu bezweifeln, ob ein höherer Verzehr von Milchprodukten zwecks Eiweißzufuhr und Kalziumaufnahme wirklich die erwarteten Vorteile bringt. Erinnern Sie sich noch, daß wir weiter oben über einige der „neueren" Nahrungsmittel gesprochen haben? Ähnlich wie Getreide haben die Milchprodukte vor noch nicht sehr langer Zeit ihren Weg auf unseren Speisezettel gefunden, als vor circa 10 000 Jahren erstmals Tiere domestiziert wurden. Über Millionen von Jahren war das einzige Milchprodukt, das Menschen kannten, die Muttermilch, und die gab es nur ein bis zwei Jahre lang nach der Geburt.

Oft werden Milchprodukte – wie beispielsweise fettarmer Quark und Joghurt mit ihrem hohen Vitamin- und Mineralgehalt – als Fleischersatz angepriesen. Ihr Gehalt an Kalzium und Vitamin D macht sie besonders beliebt. Sie werden gerne Frauen empfohlen, weil diese im Alter besonders häufig an Osteoporose leiden.

Die meisten Bewohner der Erde können Milch und ihre Produkte jedoch nicht verdauen und daher auch das darin enthaltene Kalzium nicht verwerten. Viele können ab einem Alter von 18 Monaten oder spätestens ab vier Jahren das Enzym Laktase nicht mehr produzieren, das für die Verdauung von Milchzucker (Laktose) gebraucht wird. Ihnen geht es wie allen anderen Säugetieren, bei denen dieses Enzym nach dem Abstillen unnötig wird. Fehlt Laktase, so gelangt der unverdaute Milchzucker in den Dickdarm, wird dort von Bakterien verdaut und führt zu Blähungen, Bauchkrämpfen und manchmal zu Durchfall. Zwar gibt es auch Kinder, die lange nach dem Abstillen noch Milch von Säugetieren trinken und auch als Erwachsene weiterhin das nötige Enzym produzieren. Aber wesentlich mehr Menschen kommen nicht in den Genuß des Kalziums in der Milch, weil ihnen dieses Enzym fehlt.

Wenn Sie wissen, woher Ihre eigenen Vorfahren stammen, finden Sie vielleicht heraus, warum Sie selbst mit Milchprodukten Probleme haben. Insbesondere die meisten afrikanischen Völker, Griechen, Araber, Israelis und viele asiatische Völker reagieren empfindlich auf Milchprodukte. Doch gibt es auch für Deutschland Schätzungen, die von einer Milchunverträglichkeit durch Laktasemangel bei rund 20 % der Bevölkerung ausgehen.

Viele Menschen vertragen keine Laktose und können keine Milch trinken

Bei der Aufnahme von Kalzium aus Milchprodukten gibt es noch ein weiteres Problem. Wird Kalzium nicht mit Hilfe von Magnesium in die Knochen eingebaut, kann es im Bindegewebe abgelagert werden und dort Verhärtungen und Arthritis hervorrufen. Daher sollte mit Kalzium gleichzeitig ausreichend Magnesium aufgenommen werden, auch wenn beim Thema Osteoporose bisher meist nur von Kalzium die Rede ist.

Nun enthalten Milchprodukte aber neunmal mehr Kalzium als Magnesium. Und während unseren Vorfahren immer genug Magnesium aus Nüssen, Samen und Gemüse zur Verfügung stand und sie deshalb keine Speichermöglichkeiten für Magnesium brauchten, stand ihnen Kalzium damals, als Milchprodukte noch nicht verbreitet waren, nicht in derselben Menge zur Verfügung, so daß sie die Fähigkeit entwickelten, es zu speichern und sparsam damit umzugehen. Ich habe ja schon erwähnt, daß unser heutiger Organismus sich von dem des Steinzeitmenschen vor 40 000 Jahren praktisch nicht unterscheidet. Wir speichern Kalzium immer noch wesentlich besser als Magnesium. Deshalb brauchen wir davon auch längst nicht so viel, wie uns die Milchindustrie in ihrer Werbung weismachen will. Keineswegs müssen wir jeden Tag mehrere Gläser Milch trinken oder Unmengen von Käse essen. Inzwischen wird Kalzium sogar schon Getränken, wie zum Beispiel Orangensaft zugesetzt, um deren Verkauf zu fördern. Selbst Mineralwässer werben mit ihrem Kalziumgehalt.

Wir brauchen längst nicht so viel Milch, wie uns die Milchindustrie weismachen will

Weil Magnesium nicht mit der gleichen Aufmerksamkeit bedacht wurde, nehmen wir nicht genug von diesem wichtigen Mineral zu uns, obwohl es sich in vielen Nahrungsmitteln wie grünem Blattgemüse, Nüssen, Samen und Meeresalgen findet. Einige typische Symptome, die auf einen Magnesiummangel hindeuten können, sind Nervosität, Schlaflosigkeit, Depression, zerbrechliche Knochen und eine ausgeprägte Schreckhaftigkeit. Neben unserer geringen Magnesiumaufnahme tragen auch Zucker- und Alkoholkonsum zu Mangelerscheinungen bei, weil sie die Magnesiumausscheidung über den Urin verstärken.

Selbst wenn Sie also jeden Tag brav Ihr Joghurt essen, weil es so viel Kalzium enthält, hat Ihr Körper vielleicht nicht viel davon, wenn Sie nicht genug Magnesium bekommen. Wenn Sie zum Beispiel Mandeln bisher gemieden haben, weil sie Ihnen zu fetthaltig waren, sollten Sie bedenken, daß sie sehr viel Magnesium enthalten und daher gut mit Joghurt kombiniert werden können. Weil indisches und asiatisches Essen kaum Milchprodukte enthält, bietet es Magnesium und Kalzium meist in einem ausgewogenen Verhältnis an. Interessanterweise kommen in diesen Kulturen Osteoporose und Arthritis nur selten vor, vielleicht gerade wegen dieses ausgewogenen Verhältnisses.

Vegetarische Ernährung – vielleicht doch für jeden geeignet?

Nun müssen wir noch auf die Frage eingehen, ob tierisches Eiweiß unbedingt Teil der menschlichen Ernährung sein muß oder ob es sich leicht durch andere Nahrungsmittel ersetzen läßt. Es scheinen ja eine ganze Reihe spiritueller, philosophischer, ökologischer und ökonomischer Gründe neben gesundheitlichen Argumenten für eine vegetarische Ernährung zu sprechen. Doch vor dem Hintergrund meiner langjährigen Erfahrung als Ernährungsberaterin, aufgrund meiner Erlebnisse als Vegetarierin und nach dem Studium von Forschungsergebnissen, die meine Erfahrungen stützen, bin ich inzwischen zu dem Schluß gekommen, daß sich nicht alle Menschen rein vegetarisch ernähren sollten und daß es sogar bei vielen der Gesundheit schaden würde, wenn sie es täten. Es gibt zwar Menschen, die aufgrund ihres Stoffwechselprofils und ihres Erbguts gut mit einer vegetarischen Ernährung zurechtkommen. Aber ich bin inzwischen davon überzeugt, daß es auch ihnen mit etwas Fleisch körperlich besser gehen wird. Obwohl der Anteil an Fleisch, der für eine optimale Gesundheit nötig ist, von Mensch zu Mensch sehr verschieden ist, gehe ich davon aus, daß kein Mensch ganz auf Fleisch bzw. Fisch verzichten sollte.

Auch wenn spirituelle, ethische und ökologische Gründe für eine vegetarische Ernährung sprechen: Sie ist leider nicht für jeden gesund

Eigene Erfahrungen mit vegetarischer Ernährung

Es gibt viele überzeugende und beeindruckende Untersuchungen über die Vorteile einer vegetarischen oder veganen Ernährung (Veganer verwenden gar keine tierischen Produkte, auch keine Milchprodukte). Sie führt – statistisch gesehen – zum Beispiel zu weniger Herzerkrankungen, senkt den Blutdruck und den Anteil an Körperfett, verringert das Risiko von Osteoporose, Gallensteinen, Prostatakrebs und anderer Krebsarten.

Aus diesen Gründen, aber auch aus spirituellen und philosophischen, sind sowohl in Amerika als auch in Deutschland rund 5 % der Bevölkerung Vegetarier. Aus genau den gleichen Gründen wurde auch ich Vegetarierin, als ich auf die Universität ging. Zuerst befolgte ich ungefähr ein Jahr lang das Konzept der „Natürlichen Gesundheit" im Sinne von „Fit fürs Leben", mit viel Säften und Rohkost. Da ich wußte, daß es zur Reinigung von Körper und Seele nicht ausreicht, nur tierisches Eiweiß zu meiden, fing ich nach einiger Zeit an, Nahrungsmittel so zusammenzustellen, daß sich vollwertiges Eiweiß ergab, und ich bemühte mich, komplette und ausgewogene Mahlzeiten zusammenzustellen. Damals war gerade das Buch von Francis Moore-Lappé mit dem Titel *Die Öko-Diät* erschienen. Der Autorin zufolge ließ sich der Mangel an vollwertigem tierischem Eiweiß in der Mahlzeit dadurch vermeiden, daß bestimmte Nahrungsmittel, denen jeweils einzelne Aminosäuren fehlten, mit anderen kombiniert wurden, die mehr von diesen Aminosäuren enthielten. So entstand eine vegetarische Mahlzeit mit einem höheren Gehalt an vollwertigem Eiweiß, das alle nötigen Aminosäuren lieferte.

Häufig aß ich daher Kombinationen von Getreide mit Hülsenfrüchten (zum Beispiel Reis mit Linsen) und von Getreide mit Nüssen oder Samen (Brot mit Tahini). Ansonsten trank ich viel Karottensaft, aß jede Menge Rohkost, Vollkornreis, Samen und Nüsse. Was ich nicht zu mir nahm, waren Milchprodukte, Eier, Fleisch und Fisch.

Mit diesem Programm begann ich in dem Sommer, den ich als Assistentin bei einem Arzt in Israel verbrachte. Dieser Arzt arbeitete selbst vor allem mit den Methoden der „Natürlichen Gesundheit", ernährte sich vegetarisch und war dabei sehr gesund. Mir bekam diese Ernährung von Anfang an nicht gut. Als ich nach meiner Assistenzzeit wieder nach Hause kam, wurden meine Beschwerden immer schlimmer. Meine Haare fielen aus, ich wurde zunehmend nervös und empfindlich und konnte zum Beispiel den Lärm in meinem Studentenwohnheim nicht mehr ertragen. Ich nahm zehn Kilo ab, meine Haut war mit Ausschlägen übersät. Meine Eltern machten sich über meine schwindende Gesundheit große Sorgen, aber es konnte mich niemand dazu überreden, wieder tierisches Eiweiß anzurühren. Schließlich wußte ich es doch wohl besser und konnte die Argumente für eine vegetarische Ernährung im Schlaf aufzählen: Die Länge des menschlichen Darms, die Art unserer Zähne, all die klaren Forschungsergebnisse, die dem Vegetarier eine – statistisch – höhere Lebenserwartung und eine bessere Gesundheit versprachen, hatten mich überzeugt, daß diese Ernährung nicht nur nötig und richtig sei, sondern auch moralisch korrekt.

Fleischfressende Tiere (wie Tiger, Löwen und Bären) haben einen relativ kurzen Darm, der nur etwa dreimal der Länge ihres Körpers entspricht und für die schnelle Verarbeitung von Fleisch geeignet ist. Im Gegensatz dazu ist der Darm des Menschen etwa zwölfmal so lang wie sein Körper und auf komplexere Verdauungs-, Assimilations- und Ausscheidungsprozesse eingestellt. Die Zähne eines Fleischfressers sind spitz, lang und scharf, während die Mehrzahl der menschlichen Zähne (Backenzähne) sich besonders zum Zermahlen von Körnern, Samen und Hülsenfrüchten eignen. Daneben hat der Mensch noch einige Schneidezähne – mit denen sich Gemüse gut zerteilen läßt – und nur wenige Reißzähne, jene scharfen, langen und spitzen Zähne eines Fleischfressers.

In den 70er Jahren wurde die vegetarische Ernährung trotz all dieser guten Gründe – anders als heute – keineswegs allgemein als gut und richtig akzeptiert. Ich bin damals nie mit meinen Freunden zum Essen gegangen. Ich riskierte vielmehr ständig, sie zu verlieren, weil ich sie zur vegetarischen Ernährung bekehren wollte. In meinem Wohnheim war ich trotz allem noch beliebt, weil ich in meinem Zimmer einen Kühlschrank hatte, der von meinen Mitbewohnern für die Aufbewahrung ihrer

Naschereien benutzt wurde. Zu meiner Schande muß ich gestehen, daß ich oft mitten in der Nacht aufwachte, weil ich durch meine Ernährungsweise so hungrig war, daß ich unbedingt etwas essen mußte und mich meist mit Tahini (Sesammus) und Honig vollstopfte.

Nach all den Jahren kann ich hier endlich ein Geständnis loswerden. Ich habe lange darauf gewartet, meiner alten Freundin Linda Herschkowitz zu gestehen, daß ich es war, die heimlich ihre organischen Tomaten verdrückt hat, die immer wieder auf mysteriöse Weise aus meinem Kühlschrank verschwunden waren!

Mir wurde erst bewußt, daß ich dringend Hilfe brauchte, als ich ein Foto von mir sah und erkannte, wie ungesund ich aussah. Und dann brach ich zu allem Überfluß eines nachts in das Zimmer einer Mitbewohnerin ein, um meinen Heißhunger an ihrem Vorrat von frischem Honig zu stillen. Noch in der gleichen Nacht rief ich meine Eltern an, weil ich unbedingt sofort zu einem Arzt wollte. Mit Hilfe von Freunden fanden wir einen, der sich auf Ernährungsfragen spezialisiert hatte. Er gab mir hochdosierte Vitaminpräparate und bestand darauf, daß ich wenigstens etwas Huhn aß. Das war der erste Schritt auf dem Weg zurück zu meiner Gesundheit.

Mein Arzt bestand darauf, daß ich wenigstens etwas Huhn aß. Bald ging es mir besser

Vollwertiges Eiweiß für Vegetarier

Wir haben bereits festgestellt, daß Proteine viele wichtige Aufgaben erfüllen. Die Eiweiße des menschlichen Körpers sind aus 25 verschiedenen Aminosäuren aufgebaut, die unterschiedlich zusammengesetzt werden. Die meisten dieser 25 Aminosäuren kann der Körper selbst aus vielen Nahrungsmitteln herstellen, auch wenn diese kein Eiweiß enthalten. Aber acht von ihnen (bei Kindern zehn), nämlich die sogenannten essentiellen Aminosäuren, kann er nicht selbst erzeugen, sondern muß sie aus der Nahrung gewinnen. Sonst kommt es unweigerlich zu Mangelerscheinungen.

Fleisch und Fisch enthalten von Natur aus alle essentiellen Aminosäuren, überdies in einem Mengenverhältnis, das sehr gut dem Bedarf des menschlichen Organismus entspricht. In pflanzlichen Nahrungsmitteln sind nicht nur die Aminosäuremengen geringer, sondern die Mengenverhältnisse zwischen den Aminosäuren entsprechen auch nicht dem Bedarf unseres Körpers. Nun läßt sich theoretisch ein vollwertiges Eiweiß durch Kombination verschiedener pflanzlicher Nahrungsmittel erzeugen, wenn der Mangel an einzelnen Aminosäuren in einer Pflanze durch einen Überschuß derselben Aminosäure in einer anderen ausgeglichen werden kann (zum Beispiel in der Kombination von Reis, dem Isoleucin und Leucin fehlen, mit Linsen, die davon relativ zuviel haben).

Viele Vegetarier versuchen auf diesem im täglichen Leben eher mühsamen Weg, ihren Eiweißbedarf zu decken. Inzwischen hat sich aber immer deutlicher gezeigt, daß dieser Weg wohl doch nicht so ideal ist.

Zum einen werden pflanzliche Nahrungsmittel kombiniert, die immer auch einen hohen Anteil von Kohlenhydraten enthalten. Um den Eiweißbedarf zu decken, werden dadurch meist zu viele Kohlenhydrate aufgenommen, mit den im vorigen Kapitel beschriebenen Folgen für Gesundheit und Körpergewicht. Mindestens genauso wichtig ist jedoch, daß Fleisch und Fisch neben Eiweiß noch andere Nährstoffe enthalten – zum Beispiel wichtige Fette, wenn es sich um qualitativ gutes Fleisch und guten Fisch handelt, aber auch andere wichtige Nährstoffe – die in Pflanzen nicht vorkommen. Wie ich schon mehrfach betont habe, hängt der individuelle Bedarf an Fleisch und Fisch vom Ernährungstyp ab. So gibt es durchaus Menschen, deren Bedarf relativ gering ist. Nach meiner Erfahrung können jedoch nur wenige ganz auf Fleisch und Fisch verzichten.

Fleisch und Fisch läßt sich schon deshalb nicht ersetzen, weil es neben dem Eiweiß noch andere wichtige Nährstoff enthält

Probleme der vegetarischen Ernährung

Leider sehe ich inzwischen bei vielen meiner Klienten dieselben Probleme wie damals bei mir. Ihre kohlenhydratreiche, fettarme Ernährung mit wenig oder ganz ohne tierisches Eiweiß hat bei ihnen eine Fülle von Beschwerden verursacht, wie ich sie bereits oben aufgeführt habe, bei Frauen insbesondere Menstruationsbeschwerden, die nach meiner Erfahrung oft ein erstes Anzeichen für falsche Ernährung sind. Ein Fall – der für viele stehen soll – ist mir noch besonders klar vor Augen. Die Klientin war erst zu mir gekommen, als ihre Menstruation ganz ausgeblieben war. Bei der Analyse ihrer Ernährung stellten wir fest, daß sie ständig unterwegs und immer beschäftigt war und das Gefühl hatte, sich etwas Gutes zu tun, wenn sie Fleisch mied. Sie achtete darauf, viel Getreide, Bohnen und Sojaprodukte zu essen, da diese angeblich so viel Eiweiß enthalten. Leider war ihr Körper – sie hatte Blutgruppe 0 und Stoffwechselprofil 2 – biologisch nicht für eine solch spartanische Ernährung geeignet. Erst als ich sie davon überzeugen konnte, regelmäßig wenigstens wieder Fisch zu essen, normalisierte sich ihre Menstruation.

Die meisten Vegetarier machen sich nicht einmal die Mühe, ausgewogenen Mahlzeiten zusammenzustellen

Im Gegensatz zu dieser Klientin machen sich die meisten Vegetarier nicht einmal die zugegebenermaßen ziemlich große, aber auf jeden Fall nötige Mühe, ausgewogene, nahrhafte Mahlzeiten zusammenzustellen, wenn sie schon auf Fleisch und anderes tierisches Eiweiß verzichten. Wenn Vegetarier nämlich nicht sehr genau darauf achten, ausreichend bestimmte Vitamine und Mineralien aufzunehmen, können sie etliche Krankheitssymptome entwickeln.

Eiweißmangel bei Vegetariern

Oft fehlen Vegetariern einzelne Aminosäuren, die vor allem im Fleisch vorkommen. Nach den Untersuchungen des Biochemikers Don Tyson zeigen Plasma- und Urinuntersuchungen, daß Vegetarier häufig einen Mangel an Lysin, Methionin, Tryptophan, Carnitin und Taurin aufweisen. In den letzten Jahren verstärkt sich nach seinen Untersuchungen dieser Trend in beunruhigendem Maße, zumal es sich bei drei der fünf genannten Aminosäuren um essentielle Aminosäuren handelt, von denen der Körper nicht genügend selbst herstellen kann. Bei einem Mangel dieser Aminosäuren können vielerlei Probleme entstehen, zum Beispiel eine Schwächung des Immunsystems, Lebererkrankungen, Schlafstörungen und Übergewicht.

Um sicher zu gehen, daß kein Mangel vorliegt, sollten Vegetarier ihr Blut untersuchen lassen, um sich notfalls mit den richtigen Aminosäuren zu versorgen.

Oft mangelt es Vegetariern an lebenswichtigen Aminosäuren

Zinkmangel bei Vegetariern

Am häufigsten finde ich bei Vegetariern neben dem Eiweißmangel einen Mangel an Zink. Dieses Mineral spielt im Zusammenhang mit dem Immunsystem, der Fortpflanzung und dem Blutzuckerspiegel eine zentrale Rolle. Da Zink insbesondere in rotem Muskelfleisch, Geflügel und Schalentieren enthalten ist, lassen sich Vegetarier die besten Quellen für dieses wichtige Mineral entgehen. Zudem besteht eine vegetarische Mahlzeit häufig vor allem aus Vollkorngetreide und Bohnen, die nicht nur die Aufnahme von Zink stören, weil sie reich an Ballaststoffen und Phytinsäure sind, sondern die obendrein viel Kupfer enthalten – einen Gegenspieler von Zink. Ideal ist, wenn im Körper achtmal so viel Zink wie Kupfer vorhanden ist. Stimmt das Verhältnis nicht mehr, können zahlreiche Störungen auftreten, wie etwa eine Schwächung des Immunsystems, ein erhöhter Östrogenspiegel, Hautprobleme, Pilzinfektionen, Depressionen, Schizophrenie und Konzentrationsschwierigkeiten.

Der inzwischen verstorbene Dr. Carl C. Pfeiffer – ein Genie auf dem Gebiet der Wirkung von Nährstoffen – schrieb zu diesem Thema: „Eines der größten und am wenigsten bekannten Probleme der vegetarischen Ernährung ist Zinkmangel. Wer kein Fleisch ißt, muß auf andere Weise den Zinkbedarf seines Körpers decken, eventuell durch Tabletten. Nach einiger Zeit entwickelt sich bei vielen Vegetariern ein Gefühl der inneren Leichtigkeit und der geistigen Abgehobenheit. Das hängt aber keineswegs mit mystischen Eigenschaften von Vollkornreis oder anderen Zutaten zusammen, sondern deutet auf einen verborgenen Mangel an Zink hin."

Das Gefühl der inneren Leichtigkeit hängt nicht mit den mystischen Eigenschaften vegetarischer Ernährung, sondern mit einem Zinkmangel zusammen

Fleischlos ist nicht unbedingt besser

Eine fleischlose Ernährung kann noch andere Nachteile mit sich bringen; sie enthält zum Beispiel oft zuwenig Kalorien. Oft führt eine Ernährung, die nicht ausgewogen ist und dem Ernährungstyp nicht entspricht dazu, daß auch nach einer ausgiebigen Mahlzeit ein ständiges Hungergefühl bestehen bleibt. Dies wird dann oft nicht nur mit Gemüse befriedigt, weil es nicht so dauerhaft sättigt, sondern häufig mit viel zuviel Fett unterschiedlichster Art, zum Beispiel mit fettreichen Milchprodukten wie Käse und Sahnequark oder fettreichen Sojaprodukten wie Tofu und Sojamilch. Andere Vegetarier essen vorwiegend Kohlenhydratreiches wie Müsli, Reiswaffeln, Nudeln und Brot. Und dann gibt es noch die sogenannten „Puddingvegetarier", die ihre Ernährung für gesund halten, nur weil sie kein Fleisch essen. Statt dessen leben sie von Pizza, Müsliriegeln, Schokolade und Marmeladenbrötchen. Daß viele von ihnen keineswegs gesund sind und mit Gewichtsproblemen kämpfen, wundert mich nicht. Auf jeden Fall reicht es nicht aus, einfach nur Fleisch wegzulassen, um sich gesund zu ernähren.

Es reicht nicht aus, nur Fleisch wegzulassen, um sich gesund zu ernähren

Vegetarier verweisen oft auf andere Kulturen, in denen Fleisch keine große Rolle spielt und bei denen ernährungsbedingte Zivilisationskrankheiten seltener vorkommen als in der westlichen Welt. Doch unser hoher Fleischkonsum ist nicht das einzige, was uns von diesen Ländern unterscheidet, und der Zusammenhang zwischen bestimmten Krankheiten und Fleischverzehr ist keineswegs bewiesen. Vor allem besteht die Ernährung vieler Naturvölker aus sehr nährstoffreichen Nahrungsmitteln. Leere Kalorien (wie Zucker und anderes ohne Vitamin- und Mineralgehalt), Fertiggerichte, Fast Food und ähnliches kommen nicht vor, doch rein vegetarisch ernährt sich kein einziges Volk. Und außerdem würde es uns nichts nützen, wenn es irgendwo auf der Welt Menschen gäbe, die ganz ohne tierische Produkte leben. Wer sagt uns denn, daß dies auch für uns gesund wäre? Die Erfahrungen, die ich in den letzten Jahren mit den unterschiedlichen Ernährungstypen gemacht habe, haben mich eines Besseren belehrt. Die Übertragung der Erfahrungen von einer Kultur auf eine andere kann gefährlich sein!

Natürlich können wir durchaus etwas von anderen Kulturen lernen, besonders in bezug auf die Qualität der Nahrungsmittel. Im Gegensatz zu traditionellen Kulturen beziehen Europäer und Amerikaner circa 70 % ihrer Kalorien aus Lebensmitteln, die nur relativ wenige Nährstoffe enthalten. Im Durchschnitt stammen 35–40 % dieser Kalorien aus Fetten und Ölen schlechter Qualität (wie Öl und Margarine, deren natürliche Struktur durch Bearbeitung zerstört wurde), 20 % stammen von weißem Zucker und 10 % aus Alkohol. Es ist klar, daß es unserer Gesundheit enorm zugute käme, wenn wir diesen Kalorienanteil aus gesunden Nahrungsmitteln beziehen würden. Die richtige Antwort liegt also nicht darin, einfach Fleisch vom Speisezettel zu verbannen.

Es kommt mehr auf die Qualität an als auf die Frage, ob vegetarisch oder nicht

80

Ernährung hängt vom Typ ab

Eine vegetarische Ernährung kann also, wie wir gesehen haben, gewisse Risiken in sich bergen, über die meist nicht viel berichtet wird, die aber dazu führen, daß diese Form der Ernährung nicht für jeden Ernährungstyp gleichermaßen geeignet ist. Wenn jedoch dafür gesorgt wird, daß die vegetarische Ernährung gut geplant wird, ausgewogen ist und die erwähnten Fehler vermieden werden, kann sie für bestimmte Ernährungstypen durchaus gesund sein. Selbstverständlich sollten auch diese Typen vermeiden, tierisches Eiweiß durch viele einfache Kohlenhydrate, Süßigkeiten oder für ihren Typ zu fetthaltige Nahrungsmittel zu ersetzen.

Ich kann nicht oft genug betonen, daß eine bestimmte Ernährungsform zwar für manche Menschen ideal sein mag, für andere jedoch ganz falsch. Der eine findet in einer vegetarischen Ernährung alle Nährstoffe, die er braucht, der andere nicht. Der eine fühlt sich bei vegetarischer Ernährung voller Energie und Tatendrang, der andere wird dadurch schlapp und depressiv. Trotz allem müssen wir daran denken, daß die Ernährung in gewissem Sinn immer ausgewogen sein muß, auch wenn ich in diesem Kapitel besonders auf das Eiweiß eingegangen bin. Selbst wenn wir aufgrund unseres Ernährungstyps Fleisch brauchen, können wir deshalb keineswegs ganz auf Gemüse verzichten. Wir brauchen die Ballaststoffe, die sich in rohem oder leicht gedünsteten Gemüse befinden, um zum Beispiel die Passage des Fleischs durch den Darm zu unterstützen. Wir brauchen andere Nährstoffe, die nur in Gemüse vorkommen und die zum Beispiel unser Immunsystem stärken und uns bei der Bekämpfung von Krebs helfen.

Ohne zu wissen, welcher Ernährungstyp Sie sind, können Sie also nicht vorhersagen, ob eine vegetarische Ernährung langfristig für Sie geeignet ist oder nicht. Kurzfristig kann sie in Form einer Heildiät durchaus Vorteile bringen, doch bedeutet dies noch lange nicht, daß sie langfristig für jeden günstig ist.

Zuerst müssen Sie herausfinden, ob sich Ihr Typ vegetarisch ernähren kann. Dann müssen Sie ausgewogene Mahlzeiten zusammenstellen

Ist vegetarische Ernährung spiritueller?

Nun kommen wir zu einer sehr schwierigen Frage, denn wie viele andere habe ich als überzeugtes Mitglied der Weltgemeinschaft lange die Meinung vertreten, daß meine spirituelle Verantwortung, aber auch meine spirituelle Entwicklung, untrennbar mit einer vegetarischen Ernährung verbunden sind. Ich habe lange gebraucht, bis ich begriffen hatte, daß mein spiritueller Glaube und die primitiven Bedürfnisse meines irdischen Körpers nicht viel miteinander zu tun haben. Ich will wirklich nicht Ihr Glaubenssystem in Frage stellen oder Ihnen meine Meinung darüber aufzwingen, ob es „richtig" oder „falsch" sei, Fleisch zu essen. Aber seit ich selbst die Zusammenhänge besser verstehe, halte ich es für meine Pflicht, über die wirkliche Situation aufzuklären. Bedenken Sie bitte: Auf der physiologischen Ebene unseres Stoffwechsels laufen Vorgänge ab, die mit unserem persönlichen Glaubenssystem absolut nichts zu tun haben. Es mag durchaus möglich sein, daß es vereinzelt hochentwickelte Menschen gibt, die mit ihrem Bewußtsein auf diese primitive Ebene einwirken können und nicht mehr von den irdischen Bedürfnissen des Körpers abhängig sind, doch nützen diese seltenen Ausnahmen uns Normalsterblichen nichts, aber auch gar nichts. In allen Kulturen gehört Fleisch zur Ernährung dazu, selbst in jenen, denen eine hochentwickelte Spiritualität nachgesagt wird, wie den Indianern Nordamerikas oder den indischen Hindus.

Die Indianer der nordamerikanischen Steppe waren spirituell sehr hoch entwickelt, obwohl sie Fleisch aßen

Selbst die ayurvedischen Schriften Indiens, in denen sich die medizinische Lehre der Hindus findet, raten nicht zu vegetarischer Ernährung. Eine Reihe von Tieren – vor allem Vögel, Fische und Säugetiere – werden als Nahrungsmittel empfohlen. Allerdings muß der Anteil von Fleisch für die meisten Hindus relativ gering sein, da sich in Indien vor allem Ernährungstypen finden, die nur relativ wenig Fleisch benötigen.

Dr. Weston Price schloß aus seiner 20jährigen Erforschung traditioneller Kulturen auf der ganzen Welt, daß in jeder Kultur Wert auf tierische Nahrungsmittel gelegt wird. Zwar gibt es im Orient und in Asien Kulturen, die im alltäglichen Leben nur wenig Fleisch essen, doch wird auch dort dem tierischen Produkt eine bestimmte „Energie" zugeschrieben, die anderen Nahrungsmitteln fehlt, und es wird daher zur Behandlung bestimmter Krankheiten eingesetzt.

Auch für die Indianer Nordamerikas stand der Verzehr von Fleisch nicht im Widerspruch zu ihrem spirituellen Glauben von der Einheit allen Lebens. Vielmehr war die Jagd Teil ihrer spirituellen Kultur, und sie dankten dem Tier dafür, daß es ihnen sein Fleisch gab.

Sogar eine führende vegetarische Zeitschrift bezweifelt inzwischen, daß dies für alle ideal ist

Führende vegetarische Zeitschriften in Amerika wie die *Vegetarian Times* haben inzwischen die fleischlose Kost in Frage gestellt. Vor kurzem erschien ein Artikel, der sich mit der Frage beschäftigte, warum ehemals strikte Vegetarier inzwischen wieder Fleisch essen. Ein Artikel (*Putting Meat Back on Their Menu* (etwa: *Sie essen wieder Fleisch*) Vegetarian Times, Jan. 1995, S. 67–72) zitiert Victoria Moran – die Autorin von Streicheleinheit Essen: „Es ist die Entscheidung jedes einzelnen", wenn jemand beschließt, wieder Fleisch zu essen. „Jemand hat sich einmal entschlossen, vegetarisch zu leben. Und jetzt hat er sich zu etwas anderem entschlossen, aber aus eigenem Antrieb."

Die Entscheidung liegt bei jedem selbst. Meine Aufgabe kann es nur sein, die Zusammenhänge klar darzustellen: Ganz gleich, wie Sie sich entschieden haben oder woran Sie glauben: Der menschliche Körper ist seit Jahrtausenden an den Verzehr von tierischem Eiweiß gewöhnt. Wieviel Fleisch der einzelne braucht, hängt vom Ernährungstyp ab, von den Ernährungsgewohnheiten seiner Vorfahren, der Blutgruppe und dem Stoffwechselprofil.

Kapitel 4

Der Körper braucht Fett

Fett ist in diesem Jahrhundert zweifellos der Nährstoff mit dem schlechtesten Ruf. Ich habe ganze Bücher über das richtige Fett und die Gefahren einer fettfreien Ernährung geschrieben, um die Vorurteile gegen Fett abzubauen. Mein erstes Buch, *Beyond Pritikin* (etwa: *Jenseits von Pritikin*) erschien 1988. Seitdem wurden alle meine Aussagen über den Bedarf an essentiellen Fettsäuren von Dutzenden Forschern, Ernährungberatern und Wissenschaftlern bestätigt. Vielleicht werden die 90er Jahre sogar so etwas wie das Jahrzehnt der essentiellen Fettsäuren.

> **Fett ist ein idealer Energiespeicher, der sich gut transportieren läßt – wenn wir nicht zu viel davon tragen**

Fett ist ein ausgezeichneter Energielieferant. Warum sollte unser Körper es sonst so gern und leicht speichern? In Zeiten knapper Nahrung diente es unseren Vorfahren schon immer als transportabler Energiespeicher, der ihnen so lange zur Verfügung stand, bis er aufgezehrt war. Zwar konnten nach einer erfolgreichen Jagd oft für mehrere Wochen Fleischvorräte angelegt werden, doch ging die Jagd nicht immer glücklich aus, und die Zeit bis zum nächsten Erfolg mußte überbrückt werden. Klimatische Bedingungen führten immer wieder zu Perioden, in denen die Jagd und die Suche nach Wurzeln, Blättern und Früchten schwierig war. In solch mageren Zeiten mußte vom eigenen Körperfett gezehrt werden, um den Körper mit Energie und Wärme zu versorgen.

Zu unserem Glück (oder Unglück?) sind wir in der westlichen Welt nicht länger von solch wechselhaften Zeiten abhängig. Wir können praktisch immer über alles Nötige verfügen, einschließlich Fett, Eiweiß und Kohlenhydraten. Wir kennen weder natürliche Hungerzyklen, die uns beim Abbau unserer Fettreserven helfen, noch sind wir körperlich auch nur annähernd so aktiv wie unsere jagenden und sammelnden Vorfahren. Außerdem hat man uns beigebracht, daß wir durch Kohlenhydrate wie Brot und Nudeln nicht dick werden, obwohl für viele Ernährungstypen das Gegenteil richtig ist. Wie wir in Kapitel 3 gelernt haben, können wir durch Kohlenhydrate sehr wohl Fett ansetzen. Doch die Strategie gegen zuviel Körperfett liegt nicht darin, weniger Fett zu essen!

Trans-Fettsäuren sind die wahren Übeltäter

Die Ernährung in unserer westlichen Kultur enthält viel zuviel Fett, hauptsächlich pflanzlicher Herkunft, das wir als verarbeitete Öle und Margarinen, aber auch als Bestandteil von Fertigprodukten und Backwaren zu uns nehmen. Wir sind lange fälschlich davon ausgegangen, daß tierische

Fette unser größtes Problem sind, aber genauere Untersuchungen haben das Gegenteil bewiesen. So fand zum Beispiel die auf dem Gebiet der Fette und Öle sehr bewanderte Dr. Mary Enig bei einer Untersuchung in Silver Spring (Maryland) heraus, daß die Verwendung tierischer Fette in Amerika in den letzten Jahren deutlich abgenommen hat und von 83 % auf 53 % des gesamten Fettverbrauchs zurückgegangen ist. Im Gegensatz dazu ist der Konsum von Pflanzenfetten drastisch gestiegen, von 17 % (1910) auf 47 % (1990). Mary Enig fand heraus, daß zwischen dem gestiegenen Verbrauch von veränderten Pflanzenfetten und der Zunahme von Krebserkrankungen ein Zusammenhang besteht.

Die künstlich veränderten Pflanzenfette sind viel schädlicher als die tierischen Fette

Enig macht sich besonders über jene Pflanzenfette Sorgen, die wir in Form von unnatürlichen trans-Fettsäuren in gehärteten und teilgehärtetem Öl wie Margarine, Bratfett und Sojaöl zu uns nehmen. Margarine und Bratfett werden durch Härtung von pflanzlichem Öl hergestellt, indem Wasserstoff bei hoher Temperatur mit dem Öl vermischt wird. Der Wasserstoff sättigt einen Teil der ungesättigten Kohlenstoff-Doppelbindungen im zuvor ungesättigten Öl, und so entsteht ein gesättigtes Fett. (Die Margarine wird dann zwar als „hergestellt aus ungesättigten Fettsäuren" verkauft, aber trotzdem wirkt sie wie ein gesättigtes Fett.)

Ursprünglich enthalten Pflanzenfette viele Nährstoffe, aber diese werden durch die hohen Temperaturen zerstört, einschließlich dem eigentlich sehr wichtigen Vitamin C. Zudem kommen bei der Härtung Nickel und Cadmium zum Einsatz. Nickel ist ein giftiges Schwermetall, das Nieren- und Lungenbeschwerden hervorrufen kann, wenn zuviel davon aufgenommen wird. Cadmium ist noch giftiger und kann an der Entwicklung von hohem Blutdruck, Krebs und Arteriosklerose beteiligt sein.

trans-Fette ähneln eher synthetischem Plastik als einer natürlichen Substanz

Vor allem erzeugt die starke Erhitzung jedoch trans-Fettsäuren. Während gehärtete Fettsäuren haltbarer sind als ungehärtete (und deshalb von der Nahrungsmittelindustrie bevorzugt werden), verlieren die Öle durch die Umwandlung in trans-Fettsäuren ihre positive biologische Wirkung. Der Körper kann sie nicht mehr sinnvoll einsetzen, sie ähneln in ihrer Struktur eher synthetischem Plastik als einer natürlichen Substanz! Vor allem in den industriell hergestellten Backwaren, in Brot, Kuchen, Plätzchen, Knabbergebäck und ähnlichem sind oft hohe Anteile an trans-Fettsäuren.

Wegen seiner langen Haltbarkeit ist Sojaöl zu einem Favoriten in den meisten Restaurants und bei den Herstellern von Fertiggerichten und Fast-Food geworden. Als McDonald´s 1990 sein Bratfett für Pommes frites von Rindertalg auf Pflanzenfett umstellte, um den Anteil an gesättigten Fetten zu reduzieren, stieg der Anteil der trans-Fettsäuren in ihren Pommes frites von 5 % auf 42–48 %.

Die schädlichen Auswirkungen der trans-Fettsäuren

Inzwischen geht man davon aus, daß sich diese Fette sehr negativ auf die Gesundheit auswirken. Wer viel Margarine und moderne Bratfette konsumiert, kann eine Fülle von Beschwerden bekommen. Mit den trans-Fettsäuren in diesen stark verarbeiteten und unnatürlichen Fettlieferanten werden Krankheiten wie zum Beispiel Krebs, Herzbeschwerden, Übergewicht, Diabetes und Immunschwäche in Verbindung gebracht. Durch ihre unnatürlich veränderte Molekularstruktur erhöhen trans-Fettsäuren den Cholesterinspiegel und steigern das Risiko von Herzerkrankungen, denn sie senken das gute HDL-Cholesterin und erhöhen das schlechte LDL-Cholesterin. Tatsache ist sogar, daß der Konsum von Fetten, die viele trans-Fettsäuren enthalten, den Cholesterinspiegel stärker anhebt als dies bei gesättigten Fettsäuren der Fall ist.

Fette wirken sich vor allem dann negativ aus, wenn sie an Oxidationsprozessen beteiligt sind. Zur Oxidation kommt es nicht nur bei der Energieerzeugung im Körper, sondern auch bei der Lagerung und Verarbeitung von Nahrungsmitteln, bevor sie gegessen werden. Nahrungsmittel oxidieren, wenn sie bei Zimmertemperatur der Luft ausgesetzt sind oder geräuchert, stark erhitzt, gepökelt oder abgehangen werden, wie dies zum Beispiel bei Würsten, Schinken und Käse üblich ist. Trockeneipulver und Trockenmilchprodukte (einschließlich Fertigbackmischungen) sind ebenfalls oxidierte Nahrungsmittel. Oxidierte Nahrungsmittel erhöhen den Anteil an schädlichem LDL-Cholesterin und senken den des guten HDL-Cholesterin. Durch die Oxidation werden außerdem freie Radikale gebildet, die als instabile Moleküle die Zellwände und bestimmte Zelleiweiße verändern, unabhängig davon, ob die Oxidation außerhalb oder als natürlicher Prozeß innerhalb des Körpers stattfindet. Die freien Radikale werden bei der Entstehung von Krebs und Herzerkrankungen sowie beim Alterungsprozeß als wichtigste Ursache angesehen.

trans-Fette erhöhen den Cholesterinspiegel sogar stärker als gesättigte

Wie Fett keinen Schaden mehr anrichtet

Wenn wir verhindern, daß im Körper Oxidationsprozesse stattfinden, können wir den Schaden durch die genannten Fette begrenzen. Indem wir viele Nahrungsmittel essen, die reich an Antioxidantien sind – zum Beispiel grünes und gelbes Gemüse – können wir das Risiko der Oxidation begrenzen oder ganz vermeiden. Am besten ist es jedoch, wenn Sie auf solche Fette weitestgehend verzichten.

Was können wir aber statt Margarine verwenden? Ganz einfach: Butter! Sie ist eine natürliche Quelle für die fettlöslichen Vitamine A, D, E und K. Es handelt sich bei Butter zwar um ein teilweise gesättigtes Fett. Aber Butter ist ein Naturprodukt, kein Erzeugnis eines Chemielabors und für den Körper leichter zu verarbeiten. In seinem hervorragenden Buch

Antioxidantien in grünem und gelbem Gemüse begrenzen die Gefahren

Nutrition and Physical Degeneration (Price-Pottenger Foundation, 1945, etwa: *Ernährung und körperliche Degeneration*) legt Dr. Weston Price dar, daß Butter einen Stoff enthält (er bezeichnet ihn als „Aktivator X"), der für die störungsfreie Entwicklung der Knochenstruktur benötigt wird. Die beste Butter wird übrigens aus Rohmilch hergestellt und ist zum Beispiel in Reformhäusern und Naturkostläden erhältlich.

Durch diese Informationen über die trans-Fettsäuren wissen wir also heute, daß entgegen der weit verbreiteten Meinung nicht Fleisch und tierische Fette als wichtigste Ursachen von Herzproblemen, Krebs und Übergewicht in Frage kommen, sondern daß die künstlich veränderten Fette in Margarinen und in ganz oder teilweise gehärteten oder erhitzten Ölen für den Körper wesentlich gefährlicher sind als die natürlichen Fette, die im Fleisch enthalten sind. Künstlich veränderte Fette haben im menschlichen Körper nichts zu suchen.

Sind gesättigte Fettsäuren gut für uns?

Gesättigte Fettsäuren haben zu Unrecht einen so schlechten Ruf

Neben den schädlichen künstlichen Fetten gibt es vor allem zwei Fettarten, die in der menschlichen Ernährung eine Rolle spielen: gesättigte und ungesättigte Fettsäuren. Gesättigte Fettsäuren finden wir in Fleisch, in Milchprodukten wie Milch und Käse, in Schmalz und Rindertalg sowie in tropischen Ölen wie Kokos- und Palmkernöl. Eine schlecht informierte Öffentlichkeit hat diese gesättigten Fettsäuren lange gefürchtet, da sie fälschlich mit Herzerkrankungen in Verbindung gebracht wurden.

Nach Dr. Mary Enig weisen die neuesten Theorien über die Ursachen von Herzerkrankungen auf oxidierte Fette und Lipoproteine als Verursacher hin. Sie hält daher die chemisch stabilen gesättigten Fettsäuren für harmlos, weil diese praktisch nicht oxidieren können und unsere Zellen ständig selbst gesättigte Fettsäuren aus Kohlenhydraten und überschüssigen Proteinen herstellen.

Im großen und ganzen bin ich mit Mary Enig einer Meinung, vor allem darin, daß Fett genau wie Fleisch und Eier in den Medien zu Unrecht als gefährlich abgestempelt wurden. Immerhin haben gesättigte Fettsäuren im menschlichen Körper viele wichtige Aufgaben zu erfüllen.

Wann sind gesättigte Fettsäuren schädlich?

Es kann mit gesättigten Fettsäuren allerdings auch Probleme geben, wenn Sie davon zuviel essen oder wenn der Anteil der ausgleichenden essentiellen Fettsäuren zu klein ist. Gesättigte Fettsäuren nehmen wir vor allem dann im Übermaß auf, wenn wir viele Fertigmenüs wie Tiefkühlgerichte und Fast Food essen. Die Fette in den Fertiggerichten sind nicht naturbelassen, sondern isoliert worden und tauchen jetzt in industriell hergestellten Nahrungsmitteln auf. Rindertalg, tropische Fette und andere Pflanzenöle werden besonders beim Fritieren verwendet, aber auch vielen Fertiggerichten und -getränken zugesetzt. Wenn Sie oft auswärts essen – in Restaurants, Kantinen, Schnellimbißbuden oder Fast-Food-Ketten – nehmen Sie eine ganze Menge gesättigter Fettsäuren zu sich. Wenn Sie zusätzlich zu Hause häufig Fertiggerichte auf den Tisch bringen, wird es noch schlimmer.

Im Übermaß können auch gesättigte Fettsäuren zu einer Belastung für Ihre Gesundheit werden. Sie verhindern zum Beispiel die Umwandlung der „guten" Fette – der essentiellen Fettsäuren – in die wichtigen Prostaglandine. Prostaglandine sind lebenswichtig für die Regulierung des Herz-Kreislauf-Systems, des Immun- und des zentralen Nervensystems sowie der Fortpflanzungsorgane. Sie senken den Cholesterinspiegel und den Anteil der Triglyzeride und schützen das Herz-Kreislauf-System, weil sie die Bildung von Blutthromben verringern, Blutgefäße erweitern und den Blutdruck senken. Gesättigte Fettsäuren können indirekt Herzerkrankungen fördern, weil sie die Bildung von Prostaglandinen behindern.

... aber zu viel ist ungesund, weil dann die guten Fette blockiert werden

Meiden Sie die Gefahren der gesättigten Fettsäuren

Wenn es aufgrund Ihres Ernährungstyps sinnvoll erscheint, den Anteil an Fleisch und damit an Eiweiß in der Nahrung zu erhöhen, gibt es zwei gesunde Möglichkeiten, um nicht noch mehr gesättigte Fettsäuren aufzunehmen. Der erste Weg besteht darin, industriell hergestellte Fertiggerichte in Form von Tiefkühlkost und Dosengerichten zu meiden, sowie um Fast-Food-Ketten und Restaurants einen großen Bogen zu machen, weil dort sehr viele Speisen mit gesättigten Fettsäuren zubereitet werden. Der zweite Weg besteht darin, mehr Fleisch von Tieren aus ökologischer Weideaufzucht zu verwenden, weil es wesentlich mehr essentielle Fettsäuren als das Fleisch von im Stall aufgezogenem Vieh enthält.

Um normale Mengen gesättigter Fettsäuren brauchen Sie sich keine Sorgen zu machen, wenn Ihre Ernährung ansonsten Ihrem Ernährungstyp entspricht und daher ausgewogen ist. Wichtiger ist ohnehin, daß Sie auf eine ausreichende Zufuhr an essentiellen Fettsäuren achten, auf die ich weiter unten noch eingehen werde.

Denken Sie auch daran, was ich im letzten Kapitel über Cholesterin geschrieben habe. Nur rund vier Prozent unseres Cholesterins stammt wirklich aus unserer Nahrung, den Rest stellt der Körper selbst her, ganz gleich, wieviel Sie davon essen. Es ist also sinnlos, cholesterinhaltige Nahrungsmittel zu meiden. Achten Sie vielmehr darauf, daß Sie nicht zuviel Streß haben, da Ihr Körper unter Belastung mehr Cholesterin herstellt, um es bei Bedarf in Nebennierenhormone umzuwandeln, die Ihr Körper zur Streßbewältigung braucht. Streßreduzierung senkt den Cholesterinspiegel.

Wenn Sie Ihren Cholesterinspiegel senken wollen, sollten Sie Streß meiden

Dr. Mary Enig hat sich kürzlich zu der Frage geäußert, ob tropische Fette schädlich sind: „In mehreren Untersuchungen stellte sich heraus, daß Länder mit einem sehr hohen Konsum an Kokos- und Palmkernfett keineswegs mehr Herzerkrankungen als andere aufweisen. Ein Palmkernfett, das nicht zu sehr bearbeitet wurde, enthält sehr viele Antioxidantien, Kokosfett viele gute mittelkettige Fettsäuren. Es gibt mehrere Studien, nach denen ein hoher Kokosfettanteil einen hohen Cholesterinspiegel sogar senken kann. Dr. George Blackburn von der Medizinschule in Harward hat darüber eine ausführliche Abhandlung geschrieben.

Es ist schade, daß über diese tropischen Öle so viele falsche Informationen verbreitet wurden, denn eigentlich sind es sehr stabile Öle. Sie lassen sich gut zur Herstellung diverser Nahrungsmittel einsetzen, die dann meist viel weniger Fett und Kalorien als bei der Verwendung anderer Öle enthalten. Zudem bilden diese Fette aus gesättigten Fettsäuren eben keine trans-Fettsäuren mit all deren schlechten Auswirkungen. Wird zum Beispiel Kokosfett bei der Herstellung von Knabbergebäck verwendet, so braucht man nur wenig Öl, um das Gebäck lange knusprig zu erhalten. Nimmt man ein anderes Öl, benötigt man mehr, und das Gebäck bleibt trotzdem nicht so kroß. Auch beim Braten wird von diesem Öl weniger benötigt als von anderen Ölen."

Ich stimme weitgehend mit Dr. Enig überein, wenn ich auch der Meinung bin, daß derartig kohlenhydratreiche Produkte wie Knabbergebäck und ähnliches in einer gesunden Ernährung nichts zu suchen haben. Auf jeden Fall eignen sich tropische Öle für viele Zwecke besser als gehärtete Fette oder trans-Fettsäuren.

Essen Sie Fett, um Fett abzubauen

Fett verringert die Schwankungen des Blutzuckerspiegels und macht länger satt

Es gibt noch einen anderen Grund, der dafür spricht, daß Sie Fett nicht gänzlich meiden sollten. Fett sorgt dafür, daß der Blutzuckerspiegel nicht so stark schwankt. Da es nur langsam verstoffwechselt wird, kann Fett die Abgabe von Kohlenhydraten in das Blut verlangsamen und das Verhältnis von Insulin zu Glukagon verbessern, das für die Freisetzung von eingelagertem Körperfett so wichtig ist! Im Gegensatz zu Kohlenhydraten, die eher schnell wieder Heißhungergefühle erzeugen, macht Fett bis zu sechs Stunden satt und bewahrt Sie vor den Versuchungen süßer Zwischenmahlzeiten.

Das französische Phänomen

In Frankreich gibt es paradoxerweise wesentlich weniger Herzkrankheiten als in Amerika, obwohl der Anteil der gesättigten Fettsäuren in der Nahrung dort wesentlich höher ist. Amerikanische Männer haben im

Durchschnitt einen Cholesterinwert von 204 mg, von 100 000 sterben jährlich 197 an Krankheiten des Herz-Kreislauf-Systems. In Frankreich liegt zwar der Cholesterinwert bei Männern im Schnitt bei 230, dort sterben aber nur 78 von 100 000 an Herz-Kreislauf-Erkrankungen.

In Frankreich wird viermal so viel Butter und doppelt so viel Käse bei insgesamt gleicher Kalorienzahl wie in Amerika konsumiert. Die Franzosen verbrauchen doppelt so viel tierisches Fett und nur zwei Drittel der Menge an Pflanzenölen. Aber sie essen circa 95 % weniger Zucker als die Amerikaner, dafür mehr Gemüse, mehr Fisch, mehr Vollkornprodukte, mehr Kartoffeln und mehr komplexe Kohlenhydrate. Sie verzehren nur halb so viel Obst und greifen nur selten zu Zwischenmahlzeiten.

Wieso sollten also die gesättigten Fettsäuren an den amerikanischen Gesundheitsproblemen schuld sein, da ja die Franzosen viel mehr davon aufnehmen und trotzdem nicht dieselben Zivilisationskrankheiten bekommen? Forschungsergebnisse lassen vermuten, daß die typisch amerikanische Ernährungsweise mit ihrem hohen Gehalt an künstlich veränderten Fetten und Zucker gefährlicher ist als die französische, die reich an natürlichen Fetten ist und nur wenig Zucker enthält. Außerdem glauben die Franzosen noch fest an die Vorzüge frischer Nahrungsmittel, während die Amerikaner zur Bequemlichkeit neigen und vorbereitete, tiefgefrorene oder Konserven-Nahrung bevorzugen, die oft versteckten Zucker, gesättigte Fettsäuren, Konservierungsstoffe und andere chemische Substanzen enthalten und denen ein Teil ihrer Nährstoffe durch den Herstellungsprozeß entzogen ist. Wahrscheinlich liefert die französische Ernährung mit mehr Kartoffeln, frischem Gemüse und Rotwein zudem mehr Antioxidantien, die verhindern, daß Fette im Körper oxidieren.

Franzosen sind gesünder, obwohl sie mehr gesättigte Fettsäuren essen

Ungesättigte Fettsäuren und essentielle Fettsäuren

Neben den gesättigten müssen wir die ungesättigten Fettsäuren betrachten, da sie eine wichtige Komponente enthalten: die essentiellen Fettsäuren. Die ungesättigten Fettsäuren finden sich vor allem in Gemüse, Samen, Nüssen und in Fischöl und können in zwei Gruppen unterteilt werden: in die einfach ungesättigten und die mehrfach ungesättigten Fettsäuren. Einfach ungesättigte Fettsäuren finden sich in Oliven und Olivenöl, Avocados, Erdnüssen, Mandeln und Cashewnüssen. Mehrfach ungesättigte Fettsäuren sind in Fisch (zum Beispiel Lachs, Makrele, Heilbutt), Pflanzenölen (zum Beispiel Maiskeim, Distel, Sonnenblumen, Leinsamen, Sesam) und in Kräutern (Borretsch und Nachtkerzen) enthalten.

Die mehrfach ungesättigten Fettsäuren sind für uns so wichtig, weil sie essentielle Fettsäuren (früher als Vitamin F bekannt) enthalten, die lebenswichtig für intakte Zellwände sind, welche uns z. B. vor Infektionen mit Bakterien und Viren schützen. Fehlen die essentiellen Fettsäuren, wird die Zellwand geschwächt und durchlässiger, so daß Erreger leichter in die Zelle eindringen können.

Daneben haben essentielle Fettsäuren noch andere positive Eigenschaften. Unter anderem helfen sie dabei, Übergewicht abzubauen, da sie andere Fette – wie zum Beispiel das negative LDL-Cholesterin – aus dem Körper ausleiten können, weil sie sowohl Fettsäuren als auch Cholesterin emulgieren und so aus den Arterien und den Körperdepots über die Blutbahn abtransportieren. Fehlen die essentiellen Fettsäuren, bindet sich das Cholesterin statt dessen an die gesättigten Fettsäuremoleküle und kann sich so wesentlich leichter an den Innenwänden der Arterien ablagern. Deshalb sind die essentiellen Fettsäuren für die Senkung des Cholesterinspiegels und zum Schutz vor Herzerkrankungen so wichtig. Besonders hilfreich wirken die essentiellen Fettsäuren, wenn die im Körpergewebe eingelagerten Fettdepots zur Gewichtsabnahme aufgelöst und abtransportiert werden sollen.

Es mangelt oft an den lebenswichtigen Omega-3- und Omega-6-Fettsäuren

Zwei Arten von essentiellen Fettsäuren sind ganz besonders wichtig:

Omega-3-Fettsäuren sind in Leinsamen, Walnüssen, Kürbiskernöl und in Kaltwasserfischen wie Lachs, Makrele, Sardine, Thunfisch und Anchovis enthalten.

Omega-6-Fettsäuren finden sich in schonend – ohne Hitze und chemische Bearbeitung – hergestellten Pflanzenölen wie Sonnenblumenöl, Maiskeimöl und Sesamöl sowie in Kräuterölen wie Borretsch- und Nachtkerzenöl. (Auch in Fett aus tierischer Herkunft finden sich einige essentielle Fettsäuren, allerdings ist der Gehalt nur nennenswert bei Wild oder Vieh, das aus Weidehaltung stammt.) Die essentiellen Fettsäuren werden vom Körper unmittelbar in die Zellmembran eingebaut und nicht als Speicherfett verwendet.

Alle Systeme hängen davon ab, ausreichend mit essentiellen Fettsäuren versorgt zu werden

Essentielle Fettsäuren werden auch für die Produktion von Prostaglandinen gebraucht, die, wie gesagt, eine wichtige Rolle bei der Regulierung unseres Herz-Kreislauf-Systems, des Immunsystems, der Hormondrüsen, der Verdauungs- und des zentralen Nervensystems sowie der Fortpflanzungsorgane spielen. Somit hängen letztlich alle Körpersysteme davon ab, daß ausreichend essentielle Fettsäuren im Körper vorhanden sind. Ein Mangel an essentiellen Fettsäuren kann zu verschiedenen Krankheitssymptomen führen, zum Beispiel zu trockener, schuppiger Haut, Entzündungen, Arthritis, Akne, Ekzemen und diversen anderen.

Die Fettmenge, die Sie täglich benötigen, hängt natürlich wieder von Ihrem Ernährungstyp ab. Menschen mit dem Stoffwechselprofil 2 brauchen relativ viel Fett und müssen nicht besonders darauf achten, die Menge an gesättigten Fettsäuren zu begrenzen. Sie können mehr Butter und andere fetthaltige Nahrungsmittel essen und werden trotzdem fast immer einen niedrigeren Cholesterinspiegel haben als Menschen mit dem Stoffwechselprofil 1, da sie Fett wesentlich schneller und effizienter verwerten. Menschen mit Profil 1 müssen dagegen genauer darauf achten, wieviel Fett sie zu sich nehmen. Doch um zumindest die Grund-

Profil 1 braucht nur wenig Fett, Profil 2 mehr

versorgung sicherzustellen, sollte täglich je ein Eßlöffel eines Omega-3-reichen Öls (am besten ist möglichst frisches Leinöl, zum Beispiel im Salat oder mit Magerquark gemischt) und eines Omega-6-reichen Öls (am besten ist Nachtkerzenöl, das allerdings fast überall nur in Kapseln erhältlich ist. Ein Eßlöffel entspricht circa vier Kapseln) verwendet werden. In Kapitel 9 finden Sie genauere Angaben für die unterschiedlichen Stoffwechselprofile.

Alle Ernährungstypen sollten allerdings auf ungesunde Fettarten wie Margarine, gehärtete Pflanzenfette und Öle schlechter Qualität (erhitzt, chemisch raffiniert, hydriert) ganz verzichten.

Auch zuwenig Fett kann gefährlich sein

Manche meiner Klienten sind geradezu davon besessen, alles Fett zu meiden und treiben es dann zu weit. Sie decken ihren täglichen Bedarf an essentiellen Fettsäuren nicht mehr, weil sie insgesamt zuwenig Fett essen. Darunter leidet ihre Gesundheit, und sie können ihr Übergewicht nicht abbauen. Übrigens helfen die essentiellen Fettsäuren nicht nur beim Abbau von Übergewicht, sie lindern auch prämenstruelle Beschwerden. Insbesondere Gammalinolensäure (aus der Nachtkerze) aktiviert nicht nur die Fettverbrennung, sondern lindert vor allem auch Menstruationsprobleme.

„Nördliche" und „südliche" Öle

Nun wollen wir die Öle noch danach einteilen, ob sie aus nördlichen oder südlichen Klimazonen kommen, um sie so mit dem Lebensraum unserer Vorfahren in Verbindung zu bringen. Dazu müssen wir zuerst wissen, daß Fette durch Hitze und Licht (auch Sonnenlicht) beeinträchtigt werden. Am stärksten werden die mehrfach ungesättigten, am wenigsten die gesättigten geschädigt. Daher finden sich – zumindest bei natürlicher Ernährung – im Gewebe von Pflanzen, Tieren und Menschen, die an tropische Bedingungen angepaßt sind, eher die gesättigten Fettsäuren. Bei Lebewesen in nördlichen Klimazonen finden sich eher die ungesättigten bzw. mehrfach ungesättigten Fettsäuren.

Ungesättigte Fette finden sich im Norden, gesättigte im Süden

Für uns bedeutet dies, daß wir unsere Fettarten auch nach den klimatischen Bedingungen auswählen können, aus der unsere Vorfahren stammen. Kommen unsere Vorfahren aus nördlichen Regionen (in Europa würde die nördliche Region ungefähr auf der Höhe des nördlichen Alpenrands beginnen und sich bis in die Polargebiete erstrecken), so sind wir eher an die mehrfach ungesättigten Fettsäuren angepaßt, wie sie zum Beispiel Öl aus Sonnenblumenkernen liefert, aber auch an die essentiellen Omega-3-Fettsäuren, die sich in Leinsamenöl und Kaltwasserfischen finden. Stammen unsere Vorfahren aus dem Mittel-

meerraum mit seinem milden Klima, brauchen wir die einfach ungesättigten Fettsäuren, wie sie in Oliven- und Mandelöl enthalten sind. Kommen die Vorfahren jedoch aus tropischen Regionen, so sind eher die
gesättigten Fettsäuren geeignet, wie sie sich in Kokos- und Palmkernöl finden.

Selbstverständlich hilft uns diese Einteilung in „nördliche" und „südliche" Öle am besten weiter, wenn unsere Vorfahren aus einem einzigen
Gebiet stammen und nicht wie bei so vielen von uns aus ganz unterschiedlichen Klimazonen. Trotzdem wollte ich Ihnen mein Konzept vorstellen, damit Sie sich dieser Zusammenhänge bewußt werden und vor
diesem Hintergrund darauf achten, wie Ihr Körper auf die verschiedenen Öle reagiert.

Sie brauchen kein schlechtes Gewissen zu haben

Ich hoffe, daß Sie nun keine Schuldgefühle mehr haben, wenn Sie
wieder mehr Fleisch und Fett essen. Im nächsten Kapitel möchte ich
einige typische Ernährungsempfehlungen unter die Lupe nehmen, die
in den letzten Jahren populär waren.

Kapitel 5

Was ist falsch an den heutigen Ernährungsempfehlungen?

Nachdem wir jetzt etwas über Kohlenhydrate, Proteine und Fette gelernt haben, können wir unser neues Wissen auf einige der vielen Ernährungs- und Diätvarianten anwenden, die heutzutage empfohlen werden, um sie kritisch zu betrachten. Die meisten Empfehlungen haben eine Eigenschaft gemeinsam: Sie betonen einzelne Nährstoffe gegenüber anderen. Die einen empfehlen zum Beispiel den Verzehr vor allem von Kohlenhydraten, andere vor allem von Eiweiß. Und leider haben sie noch etwas gemeinsam: Ihre Erfolge sind auf lange Sicht allzu oft ausgesprochen schlecht. Der Grund ist einfach zu benennen: Die Empfehlungen sind immer nur für bestimmte Ernährungstypen geeignet. Diesem Typ bringt eine Ernährung, die zufällig den für ihn passenden Nährstoff bevorzugt, gute Erfolge. Die anderen Typen stellen nach einiger Zeit enttäuscht fest, daß es ihnen schlechter geht als zuvor. Kein Wunder, denn solange der Ernährungstyp nicht bekannt ist, bleibt die Auswahl einer Ernährungsform ein reines Glücksspiel mit schlechter Trefferquote.

Solange der Ernährungstyp nicht bekannt ist, bleibt die Auswahl einer Ernährungsform ein reines Glücksspiel mit schlechter Trefferquote

Heildiät und richtige Ernährung sind nicht dasselbe

Bevor wir auf die verschiedenen Ernährungsformen eingehen, müssen wir ein wichtiges Phänomen erwähnen, das häufig Verwirrung stiftet: Eine bestimmte Ernährung oder eine bestimmte Diät können durchaus kurzfristig deutliche Gesundheitsverbesserungen erzielen, ohne jedoch auf Dauer die richtige Ernährung für einen bestimmten Ernährungstyp – oder gar für jeden Menschen – zu sein. Ich bezeichne diese Ernährung dann gern als Heildiät, im Gegensatz zu einer langfristig richtigen Ernährung.

Kurzfristig kann eine Heildiät aus einer ganzen Reihe von Gründen durchaus eine Verbesserung bringen, woraus dann leider fälschlich geschlossen wird, daß dies wohl auch langfristig die ideale Ernährung sein müsse, eben weil der Erfolg so beeindruckend war. Mir ist es ja selbst mit James' Makrobiotik so ergangen.

Stellen Sie sich „Ottonormalesser" vor, der sich jahrzehntelang so ernährt hat, wie dies in der westlichen Welt üblich ist: Seine Nahrungsmittel stammen aus intensiver Landwirtschaft und den Retorten der Nahrungsmittelindustrie. Sein Zuckerkonsum ist hoch, Genußgifte wie Kaffee und Alkohol gehören zu seinem täglichen Leben ebenso wie Zigaretten. Seine Hauptmahlzeit nimmt er am liebsten abends ein, weil er tagsüber zu so etwas Nebensächlichem wie Essen keine Zeit hat. Seine körperlichen Aktivitäten sind nicht der Rede wert, dafür aber sein Verbrauch von Abführmitteln, ohne deren aufpeitschende Wirkung sein träger Darm nicht in Gang kommt. Leider trifft diese Beschreibung auf die meisten Menschen, die ihre Ernährung umstellen wollen, mehr oder weniger zu.

Wie sieht im Gegensatz dazu die neue, gesunde Ernährungsweise aus? Sie vereinigt praktisch immer einige der folgenden Kriterien:

- Die Nahrungsmittel werden bewußter ausgewählt, meist werden für diese Ernährungsformen gute, vollwertige Nahrungsmittel empfohlen. Von Zucker und anderen Giften wie Kaffee, Alkohol und Zigaretten wird abgeraten.
- Die ehemals gewohnte Ernährung mit Nahrungsmitteln schlechter Qualität wird nicht fortgesetzt.
- Bestandteile wie künstliche Farbstoffe, Konservierungsmittel, Geschmacksverstärker, künstliche Aromastoffe, trans-Fette und ähnliches werden weniger.
- Oft werden bewußt mögliche Allergene (z. B. Milchprodukte, Getreide, Hefe usw.) gemieden.
- Es wird in Ruhe gegessen, gründlicher gekaut, das Essen genossen, nicht spät abends große Mahlzeiten gegessen.
- Die Nahrung ist ballaststoffreicher, regt entsprechend den Darm an und führt zu einer besseren Entleerung und damit zu einer geringeren Toxinbelastung des Körpers. Abführmittel und deren Nebenwirkungen entfallen.
- Die vollwertige Nahrung enthält wesentlich mehr Nährstoffe wie Vitamine, Mineralien, Enzyme und gesunde Fettsäuren.
- Weil die Ernährung gehaltvoller ist, werden nicht so viele „leere" Kalorien konsumiert, der Kalorienverbrauch sinkt meist insgesamt, weil diese Ernährung schneller und dauerhafter sättigt.

Ist es bei dieser Ernährungsweise ein Wunder, daß es dem Patienten besser geht? Natürlich umfaßt nicht jede Heildiät all diese guten Voraussetzungen, doch auch mit nur einigen Punkten lassen sich oft bereits kurzfristige Erfolge erzielen, und es kommt zu beachtlichen Besserungen. Therapeut und Patient sind von dieser Ernährungsform begeistert, denn sie hat ihnen einen wundervollen Heilerfolg beschert. Sie empfehlen die Heildiät anderen Patienten, Bekannten und Verwandten, und immer wieder sehen sie gute Heilerfolge. Doch nun kommt es zu einem fatalen Fehlschluß, der bei genauerem Hinsehen geradezu grotesk anmutet: Aus der Tatsache, daß eine Heildiät nach einigen Wochen ihrer Anwendung deutliche Gesundheitsverbesserungen erreicht hat, wird nun geschlossen,

- daß dies auch *langfristig* die richtige Ernährung sein muß. Und noch schlimmer,
- daß dies wohl langfristig die richtige Ernährung für *jeden* Menschen sein muß.

Beide Schlüsse sind falsch. Zwar ist es richtig, daß einige der oben erwähnten Kriterien einer Heildiät auch Teil der langfristig richtigen Ernährung sein sollten (zum Beispiel die Verwendung gesunder Nahrungsmittel und der Verzicht auf ungesunde), aber dies bedeutet noch lange nicht, daß die Heildiät automatisch auf lange Sicht die ideale Ernährung ist, die alle Bedürfnisse des Körpers befriedigt.

Ich sehe in meiner Praxis fast täglich Klienten, denen dieser Irrtum zum Verhängnis wurde. Sie haben manchmal jahrelang eine Heildiät befolgt, die aber ihrer Gesundheit ganz und gar nicht zuträglich ist, weil sie weder ihrem Ernährungstyp entspricht noch überhaupt auch nur eine grundlegende Versorgung mit dem Lebenswichtigsten ermöglicht. Deshalb sollen auf den folgenden Seiten einige Ernährungs- und Diätformen näher untersucht werden, um auf derartige Fehler hinzuweisen. Zuerst betrachten wir jedoch Varianten, die nicht den Anspruch erheben, langfristig richtige Ernährungsformen zu sein.

Ich sehe in meiner Praxis fast täglich Patienten, denen dieser Irrtum zum Verhängnis wurde

Kalorienreduzierte Diäten

Bei einer kalorienreduzierten Diät handelt es sich um eine spezielle Form der Heildiät, deren Ziel vor allem der Abbau von Übergewicht ist. Positive Folgen für die Gesundheit durch die dabei häufig erzielte Reinigung des Körpergewebes sind manchmal ein willkommener Nebeneffekt. Diese Diätform ist allerdings kurzfristig angelegt und erhebt zumindest nicht der Anspruch, eine dauerhaft gesunde Ernährungsweise zu sein.

Mit kalorienreduzierten Diäten sind solche Diätformen gemeint, die weniger als 1000 Kalorien erlauben. Früher dachten wir immer, daß es nur zwei Wege gebe, Gewicht zu reduzieren: entweder durch stärkere körperliche Aktivität mehr Kalorien zu verbrauchen oder aber weniger Kalorien zuzuführen. Während körperliche Aktivität nach wie vor der beste Weg zur Aktivierung des Stoffwechsels ist, hat die drastische Einschränkung der Kalorien auf lange Sicht nie viel erreicht, wie wir Ernährungsberater enttäuscht feststellen mußten. Im Gegensatz zu allem, was man uns über die letzten Jahre erzählt hat, hält der Körper gerade dann seine Energiereserven – sprich: seine Fettdepots – möglichst lange fest, wenn wir deutlich weniger essen.

Wenn Sie von heute auf morgen weniger essen, als Ihr Körper gewöhnt ist, denkt er sich automatisch: „Vorsicht, Hungersnot!!" und reduziert seine Stoffwechselgeschwindigkeit, um seine Energievorräte zu schützen. Er hat solche Situationen ja über Jahrmillionen oft genug erlebt und sich darauf eingerichtet: Wenn es nicht genug zu essen gibt, geht er mit seinen Reserven sparsam um. Es werden weniger Schilddrüsenhormone gebildet, die Stoffwechselgeschwindigkeit fällt um bis zu 40 %. Es wird mehr Lipase gebildet, ein Enzym, das für vermehrte Fetteinlagerung sorgt. Wer häufig kalorienreduzierte Diäten macht, produziert bis zum 25fachen der normalen Lipasemenge. Er ist nach jeder neuen Diät

Es gelingt nur selten, Übergewicht mit einer kalorienreduzierten Diät auf Dauer abzubauen

immer schneller wieder auf seinem alten Gewicht oder sammelt sogar noch zusätzliche Pfunde an, um noch besser für die nächste „Hungersnot" gewappnet zu sein. Selbst wenn Sie nur einzelne Mahlzeiten auslassen, fährt Ihr Körper schon die Stoffwechselaktivität etwas zurück. Wenn Sie dagegen regelmäßig dreimal täglich essen, verbrauchen Sie rund 10 % mehr Kalorien, als wenn Sie eine Mahlzeit überspringen.

Wegen der verstärkten Lipasebildung und weil der Körper in der Hungerphase die Stoffwechselgeschwindigkeit herabsetzt, kommt es zum berüchtigten Jo-Jo-Effekt. Wenn wieder normal gegessen wird, behält der Körper das reduzierte Stoffwechseltempo noch einige Wochen bei, um seine Energievorräte – die Fettdepots – schnell wieder aufzufüllen. Schließlich hat er soeben eine gefährliche Hungersnot überstanden, und wer weiß, wann die nächste kommt. Es ist besser, darauf vorbereitet zu sein und vorsorglich schnellstens die Energievorräte wieder aufzufüllen, und das geht am besten, wenn der Stoffwechsel eine Weile nicht so aktiv ist. Nebenbei werden dann die Fettvorräte auch einmal an anderer Stelle als zuvor abgelagert, zum Beispiel am Bauch statt an Oberschenkeln und Hüften, wo sie weniger schädlich waren (Die „Birnenform" ist gesünder als die „Apfelform". Menschen mit Apfelform neigen eher zu Diabetes und Herzproblemen.) Während in der Fastenzeit notfalls auch Muskelgewebe zur Energieerzeugung abgebaut wird, lagert der Körper danach eher Fett ein, wenn in dieser Zeit nicht viel Sport betrieben wird. (Auf die Rolle der Bewegung für die Gesundheit gehe ich in Kapitel 7 näher ein. Er ist für die Gesundheit wichtiger als die Reduzierung von Kalorien.)

Wenn Sie sich nach Ihrem Ernährungstyp richten, reguliert sich Ihr Gewicht im Lauf der Zeit von selbst

Die heutige Kalorienbesessenheit führt bei manchen Menschen dazu, daß sie geradezu eine Abneigung gegen jegliches Essen entwickeln, die häufig jedoch in unkontrollierten „Freßorgien" endet, wenn der Hunger gegen Abend zu groß wird. Die emotionale Belastung und der körperliche Streß, die damit verbunden sind, führen auf Dauer nicht selten zu Eßstörungen wie Anorexia und Bulimie.

Dabei liegen die Ursachen für Übergewicht ohnehin nicht in der Anzahl der Kalorien, sondern in der Art der Nahrungsmittel, mit denen wir uns diese Kalorien einverleiben. Vor allem zwei Varianten führen zu Übergewicht:

1. Kalorienreiche Nahrungsmittel, die viel Zucker und viel Fett, aber kaum Vitamine, Mineralien und andere Nährstoffe enthalten, wie z. B. Schokolade, Eiscreme, Kuchen, Plätzchen und ähnliches
2. Zum Ausgleich essen wir dann etwas kalorien- und fettarmes wie Nudeln und Brot, die aber auch nicht gerade vor Vitaminen und Mineralien strotzen und uns nicht lange mit Energie versorgen, weil sie so schnell verbraucht werden.

Statt uns diese leeren, nährstoffarmen Kalorien zuzuführen, wäre es besser, wenn wir uns gemäß unserem Ernährungstyp und zudem von gesunden, nährstoffreichen Lebensmitteln ernährten. Dann sorgen wir nicht nur dafür, daß unser Gewicht reguliert wird, sondern fördern vor allem langfristig unsere Gesundheit. Wir bewegen uns dann automatisch auf unser Idealgewicht zu, denn diese Ernährung liefert uns gleichmäßig Energie, und Kalorienaufnahme und -verbrauch halten sich die Waage.

Reinigungs- und Entschlackungsdiäten

Hierbei handelt es sich um Methoden, die den Körper auf verschiedenen Wegen von schädlichen Ablagerungen im Darm und im Gewebe befreien. Sie erheben allerdings ebenso wie die kalorienreduzierten Diäten nicht den Anspruch, als langfristige Ernährung geeignet zu sein und sollen deshalb hier nur am Rande erwähnt werden. Die Palette dieser Entschlackungsdiäten ist groß. Gemeinsam ist den meisten, daß sie zum einen für eine bessere Entleerung des Darminhalts sorgen, zum anderen oft Bestandteile enthalten, die für die Aktivierung der Leber und die Reinigung des Gewebes sorgen sollen. Häufig haben sie den Charakter einer kurzen Kur von einigen Tagen, oft in Verbindung mit dem Verzicht auf sonstige Nahrungsmittel.

Grundsätzlich rate ich dazu, sehr bewußt und vorsichtig mit den meisten Entschlackungsdiäten umzugehen, da sie neben dem Jo-Jo-Effekt weitere Probleme mit sich bringen können. Wer sich gemäß dem eigenen Ernährungstyp von gesunden Nahrungsmitteln ernährt und gesund ist, wird sie weniger nötig haben als jemand, der über Jahrzehnte von ungesunden Nahrungsmitteln und überdies nicht dem eigenen Typ entsprechend gelebt hat. Wer häufig krank ist oder gar an einer chronischen Erkrankung leidet, kann eine Reinigungsmethode in Betracht ziehen. Welche die richtige ist, hängt vor allem von der Krankheit und von individuellen Gegebenheiten ab. Wenden Sie sich am besten an einen Ernährungsberater (im Anhang finden Sie auf Seite 169 eine Kontaktadresse, die Ihnen weiterhelfen kann).

Entschlackungsdiäten können manchmal die Gesundheit verbessern

Obst- und Saftdiäten

Einige Ernährungsformen wie „Fit fürs Leben" und Diäten wie die Beverly Hills Diät, die als langfristige Empfehlungen gedacht sind, raten dazu, sich vor allem von Obst, Gemüse und deren Säften zu ernähren und nur relativ wenig andere Nahrungsmittel zu essen. Diese starke Betonung von Obst und Gemüse bringt jedoch einige Gefahren mit sich, ganz abgesehen von der Frage, ob eine so starke Überbewertung von kohlenhydratreichen Nahrungsmitteln überhaupt für alle Ernährungstypen geeignet sein kann. Von den Verfechtern dieser Varianten wird zwar behauptet, daß sich Gemüse und Obst ideal zur Entgiftung des Körpers eignen, weil sie so viel Wasser enthalten und so reich an Nährstoffen

Zu viel Obst und Säfte lösen oft Heißhungerattakken aus

sind. Leider ist diese Betrachtung aber sehr einseitig und läßt viele äußerst wichtige Aspekte unberücksichtigt. Problematisch ist zum Beispiel der hohe Fruchtzuckergehalt, auf dessen Gefahren ich bereits zum Teil in Kapitel 2 eingegangen bin. Außerdem sinkt bei dieser Ernährung der Blutzuckerspiegel häufig stark ab und löst so Heißhungerattacken aus.

... doch sie folgten weiterhin treu und brav den Empfehlungen ihrer Ernährungsgurus, die zum Durchhalten rieten

Manche meiner Klienten waren geradezu in einem Teufelskreis gefangen, weil sie diesen Heißhunger mit dem doch so gesunden Obst stillen wollten und es damit schließlich auf mehrere Kilo Obst pro Tag brachten, ohne aber jemals wirklich satt zu werden, weil ihr Körper eigentlich nach ganz anderen Nährstoffen verlangte. Doch sie folgten weiterhin treu und brav den Empfehlungen ihrer Ernährungsgurus, die zum Durchhalten rieten. Die Auswirkungen waren je nach Ernährungstyp unterschiedlich. Manche nahmen bei dieser Ernährung deutlich zu und fühlten sich ständig müde und abgespannt, andere magerten ab und waren dabei ständig so aufgedreht, daß sie nachts kaum noch schliefen. Dauerhaft gesünder waren beide Typen durch diese extreme Ernährung jedoch nicht geworden.

Dies mag auch daran liegen, daß eine solche einseitige Ernährung mit ihrem sehr hohen Fruchtzuckeranteil nebenbei das Immunsystem schwächt (siehe Kapitel 2). Problematisch ist an dieser Empfehlung auch, daß Hunger und Durst für unseren Körper nicht dasselbe sind. Wenn der Körper sich mit Durst meldet, will er vor allem Flüssigkeit, also Wasser. Wenn er Hunger hat, will er uns mitteilen, daß er nach Kalorien und nach Nährstoffen wie Eiweiß, Fett, Kohlenhydraten, Mineralien, Vitaminen usw. verlangt, um all seine unterschiedlichen Aufgaben erfüllen zu können. Wenn wir ihm bei Hunger und bei Durst immer wieder nur wasserreiches Obst, Gemüse und Saft anbieten, wird damit sein Hunger vielleicht kurzzeitig gestillt, solange der Magen gefüllt ist, aber der Körper hat eigentlich nicht bekommen, wonach er wirklich verlangt hat, ihm fehlen nach wie vor wichtige Nährstoffe.

Vorsicht bei zu viel Rohkost! Oft hilft sie nur scheinbar

Bei diesen Varianten wird zudem empfohlen, Gemüse und Obst möglichst roh zu verzehren, weil die darin enthaltenen Nährstoffe so besser erhalten bleiben. Das stimmt zwar, aber trotzdem ist Rohkost keineswegs immer die gesündeste Möglichkeit. Problematisch kann Rohkost immer dann werden, wenn das Verdauungssystem nicht mehr ganz gesund ist. Weil bei über 90 % aller Erwachsenen – zumindest in der westlichen Welt – der Darm keineswegs völlig intakt ist, sondern im Gegenteil meist sehr träge und unbemerkt krank (nicht umsonst stehen Abführmittel ganz weit oben auf der Hitliste der Apotheken), wirkt Rohkost im Übermaß schädlich. Im trägen, kranken Darm wird sie nämlich zu langsam verdaut. Dabei entstehen in einem Gärungsprozeß Giftstoffe, durch die die Nerven in der Darmwand gereizt werden und der Darminhalt sehr schnell weitertransportiert wird. Anfangs und auf den ersten Blick erscheint diese Wirkung durchaus positiv. Bei vielen funktioniert plötzlich der Stuhlgang wieder, scheinbar wie von selbst und ohne den Einsatz von

Abführmitteln. Unbemerkt bleibt, daß die Rohkost hier genau wie ein Abführmittel gewirkt hat, nämlich durch übermäßige Reizung der Darmwand. Wie bei jedem anderen Abführmittel sind die Folgen nach einigen Jahren nicht zu übersehen. Der überreizte Darm spielt nicht mehr mit, er ist jetzt erst recht dauerhaft geschädigt und träge geworden, mit allen Gefahren einer chronischen Verstopfung. Dann hilft auch Rohkost nicht mehr.

Besonders bei trägem Darm sollte Rohkost also maßvoll gegessen werden. Am besten wird der Darm erst einmal saniert, bevor ungekochtes Gemüse in größeren Mengen verspeist wird. Außerdem ist besonders darauf zu achten, daß ausgiebig gekaut wird, bis alles so weit wie möglich zerkleinert ist, um dem Darm die Verdauung überhaupt erst zu ermöglichen. Dazu sollte die Rohkostmenge nicht zu groß sein und nicht zu spät am Tag – nicht nach 16.00 Uhr – gegessen werden, da sonst die Verdauung nicht rechtzeitig beendet ist und nachts Gärungsgifte entstehen, die den Darm weiter schädigen und obendrein durch ihre Reizwirkung auf das gesamte Nervensystem oft schlaflose Nächte bereiten.

Damit wir uns nicht falsch verstehen: Ich bin durchaus nicht gegen Rohkost, wenn der Darm gesund ist, wenn sie gut vertragen wird und auch die übrigen Voraussetzungen gegeben sind. An sich wäre es die ideale, natürliche Ernährung, wenn wir sie bei unserem unnatürlichen Lebensstil noch vertragen würden. Ich bin nur dagegen, daß Rohkost aus falscher Begeisterung rückhaltlos empfohlen wird, ohne die langfristigen Gefahren eines übermäßigen Verzehrs zu berücksichtigen.

Problematisch ist zudem, daß diese Art der Ernährung mit ihrem sehr hohen Anteil an Gemüse und Obst auf Dauer nicht genug Kalorien liefert, zumal sie sehr wenig Fett und Eiweiß enthält. Je nach Ernährungstyp zeigen sich die Folgen des Mangels auf unterschiedliche Weise und verschieden schnell. Meist endet diese Ernährungsform nach anfänglicher Begeisterung in häufigen Heißhungerattacken, chronischer Müdigkeit und einem geschwächten Immunsystem, oft zu allem Überfluß verbunden mit einer chronischen Darmpilzinfektion mit Candida albicans (siehe Kapitel 8).

Bei Rohkost kommt es sehr auf das richtige Maß an

Die makrobiotische Ernährung

Wenn die makrobiotische Ernährung von einem erfahrenen Ernährungsberater zusammengestellt wird, ist sie auf die persönlichen Verhältnisse von Yin und Yang des jeweiligen Klienten abgestimmt. Sie hat sich besonders als Heildiät bei Krebs einen Namen gemacht, doch ist auch bei dieser Heildiät wie bei vielen anderen wegen ihrer Erfolge der falsche Schluß gezogen worden, daß sie automatisch auch langfristig die ideale Ernährungsform für jedermann sein müsse. Wie ich in der Einleitung am Beispiel von James Templeton gezeigt habe, trifft diese These jedoch keineswegs zu.

In der Makrobiotik ist Getreide die Grundlage der Ernährung und macht oft bis zu 50 % der Mahlzeiten aus. Circa 25 % bestehen aus Land- und Meeresgemüse (Algen), etwa 10–15 % aus Hülsenfrüchten (häufig Sojaprodukte), rund 15 % oder weniger aus tierischen Produkten. Nüsse, Samen und Obst werden nur in geringen Mengen gegessen, der Anteil an Rohkost ist sehr gering, fast alles wird gekocht. Die Makrobiotik legt großen Wert auf die Qualität der verwendeten Nahrungsmittel und darauf, daß möglichst nur frische, saisonale Produkte der Region auf den Tisch kommen. So sollten im Sommer Salate und Sommergemüse, im Winter Kürbis, Kohl und Wurzelgemüse wie Karotten und Rüben gegessen werden. (Daneben werden allerdings entgegen diesem Prinzip auch eingemachte und getrocknete Produkte vor allem aus Japan verwendet, zum Beispiel Algen.)

Unabhängig von ihrer Eignung für bestimmte Ernährungstypen sehe ich vor allem zwei Probleme bei der Makrobiotik. Zum einen verwendet sie meist viele Sojaprodukte (Tofu, Sojasauce usw.). Während Soja in asiatischen Ländern schon sehr lange gegessen wird und eine entsprechende Anpassung stattgefunden hat, vertragen nach den Erfahrungen vieler Allergologen und Ernährungswissenschaftler Menschen westlicher Abstammung Soja nur in Maßen. Sehr oft bildet sich nach häufiger Verwendung eine Überempfindlichkeit oder sogar eine ausgeprägte Allergie gegen alle sojahaltigen Produkte aus. Daneben kann es durch den hohen Salzgehalt vieler makrobiotischer Produkte (zum Beispiel Miso, Sojasauce, Tamari, Seesalz, Seealgen) bei manchen Menschen zu hohem Blutdruck und zu Wasseransammlungen im Gewebe kommen, zumal diese Nahrungsmittel bei den ansonsten nur wenig gewürzten Speisen oft im Übermaß eingesetzt werden. James Templeton und ich haben zumindest unter den amerikanischen Makrobioten zudem noch ein seltsames Phänomen beobachtet: Ungewöhnlich viele der an sich so gesundheitsbewußten Makrobiotiker trinken viel Kaffee. Wir vermuten, daß sie diesen Energieschub unbewußt häufiger in Anspruch nehmen, weil ihnen ihre Ernährung auf Dauer zuwenig Nährstoffe liefert und es ihnen daher an eigenem Antrieb mangelt.

Wenn wir zum Abschluß noch die Ernährungstypen in die Beurteilung einbeziehen, wird klar, daß die Makrobiotik vor allem für das Stoffwechselprofil 1 geeignet ist, wenn zumindest ein gewisser Anteil an magerem Eiweiß tierischer Herkunft in die Ernährung integriert wird – wie inzwischen bei James, der wieder Fisch ißt. Menschen mit Stoffwechselprofil 2 werden mit der Makrobiotik auf lange Sicht dagegen nicht glücklich sein, wie ich es am eigenen Leib erfahren mußte. Wie gesagt: Als kurzfristige Heildiät kann sie durchaus auch für diesen Typ positiv wirken, langfristig liefert sie ihm jedoch viel zuwenig Eiweiß und auch zuwenig Fett.

**Die Makrobiotik
ist langfristig nur
für Profil 1 geeignet, für andere nur
kurzfristig als
Heildiät**

Fettarme, kohlenhydratreiche Kost

Am häufigsten trifft man auf Ernährungsempfehlungen, zum Beispiel bei Pritikin, Ornish, McDougall und anderen, die fettarme und kohlenhydratreiche Nahrungsmittel befürworten. Dies sind vor allem Vollkorngetreide, Brot und Nudeln, Hülsenfrüchte, Obst und Gemüse, etwas Eiweiß in Form von magerem Hühnerfleisch oder magerem Fisch und nur sehr wenig Fett. Einige Varianten sind ganz vegetarisch ausgerichtet und verzichten damit sogar auf das magere Fleisch und manchmal auch auf alle Milchprodukte. Dadurch enthält die Nahrung oft sehr wenig Fett und damit wenig essentielle Fettsäuren. Für manche Menschen ist diese kohlenhydratreiche Ernährung ideal, sie sind auf diese Weise gesund und voller Energie. Andere kommen damit überhaupt nicht zurecht. Wie erklären sich diese Unterschiede?

Vor allem liegt es daran, daß jeder Ernährungstyp ganz unterschiedlich auf diese Ernährungsform reagiert. Besonders Menschen mit dem Stoffwechselprofil 2 und diejenigen mit Blutgruppe 0 kommen langfristig mit dieser Ernährung nicht klar, weil sie für ihren Typ zuwenig Eiweiß und Fett enthält. Besser ist diese Form für das Stoffwechselprofil 1 und die Blutgruppe A, allerdings brauchen diese meist etwas mehr Eiweiß, als es die gängigen Empfehlungen vorschlagen.

Wenn, wie häufig bei dieser Ernährungsweise, Getreide besonders betont wird, entstehen oft eine Reihe zusätzlicher Schwierigkeiten. Zum einen zeigt sich häufig eine Überempfindlichkeit gegen Gluten, die sich drastisch auf das Verdauungssystem auswirken kann (siehe Kapitel 2). Daneben kann die Überbetonung von Kohlenhydraten aus Getreide – zusammen mit dem geringen Verzehr von essentiellen Fetten und Proteinen – eine Pilzbesiedlung des Darms mit Candida albicans fördern (siehe ebenfalls Kapitel 2).

Die Überbetonung von Kohlenhydraten fördert Pilze im Darm

Diese Art der Ernährung ist also keineswegs für jeden Menschen langfristig geeignet. Je nach Ernährungstyp kann sie für einige Zeit als Heildiät gute Dienste leisten, doch ist es auch in diesem Fall nicht sinnvoll, den Getreideanteil zu stark zu betonen oder auf essentielle Fettsäuren und Eiweiß ganz zu verzichten.

Eiweißreiche, kohlenhydratarme Ernährungsformen

Eiweißreiche, kohlenhydratarme Ernährungsempfehlungen wie die von Atkins, Scarsdale oder Stillmann oder die „Hormon-Kontroll-Diät" und die „Ratschläge für Kohlenhydratsüchtige" nehmen für sich in Anspruch, die Gesundheit verbessern zu helfen. Nach allem, was Sie inzwischen über Ernährungstypen wissen, können Sie selbst einschätzen, daß all diese Diäten bestenfalls für Menschen mit Stoffwechselprofil 2 und/oder Blutgruppe 0 Vorteile bieten, weil nur sie derartige Mengen an Eiweiß und Fett verarbeiten können. Allerdings fehlt es auch den genannten Ernährungstypen wegen der reduzierten Kohlenhydratmenge an den nötigen Ballaststoffen, damit der Darm nicht zu träge wird und die Stoffwechselabbauprodukte schnell genug ausgeschieden werden können.

Nur für Profil 2 manchmal geeignet

Für Menschen mit Stoffwechselprofil 1 ist diese Ernährung natürlich nicht geeignet, da sie so große Eiweiß- und Fettmengen gar nicht verwerten können und dadurch verschiedenste Beschwerden bekommen. Außerdem wird ihr relativ großer Bedarf an Kohlenhydraten bei dieser Ernährungsweise nicht auch nur annähernd befriedigt.

Dieses Beispiel macht wieder sehr deutlich, daß die nicht zu widerlegenden Erfolge, aber auch die *Mißerfolge* solcher Empfehlungen nur aus der Perspektive der Ernährungstypen richtig eingeordnet werden können. Für manche Typen stellen diese Empfehlungen Gesundheitsverbesserungen dar, andere werden durch dieselben Empfehlungen krank.

Fett- und kohlenhydratarme, eiweißreiche Diätgetränke

Diese unnatürliche Diätform gehört eigentlich zu den kalorienreduzierten Diäten und dient lediglich der Gewichtsabnahme. Sie soll hier jedoch vor allem unter dem Aspekt ihres hohen Eiweißgehalts betrachtet werden. Wenigstens stellt diese Variante nicht den Anspruch, als langfristige Ernährungsform gesund zu sein. Doch selbst als Mittel zur Gewichtsreduktion halte ich sie nicht für geeignet. Sie besteht vor allem aus Eiweißpulver, das in Flüssigkeit aufgelöst und getrunken wird und kaum Kohlenhydrate enthält. Da hier die Kohlenhydrate zur Aufrechterhaltung des Blutzuckerspiegels und zur Energielieferung nicht ausreichen, greift der Körper auf seine Fettreserven zurück, um Energie zu gewinnen. Dabei entstehen Ketonkörper, die den Appetit unterdrücken, obwohl das Gehirn eigentlich für seine Energieversorgung nach Glukose verlangt. Diese Unterversorgung des Gehirns führt zu Kopfschmerzen, mangelnder Konzentration und Abgespanntheit. Zum Teil gewinnt der Körper in dieser Situation auch Energie, indem er Eiweiß aus den Muskeln abbaut. Um die beim Abbau von Fett entstehenden Ketone und den beim Eiweißabbau entstehenden Stickstoff auszuscheiden, wird zudem verstärkt

Wasser mobilisiert, so daß ein Teil der Gewichtsreduktion einfach nur auf verstärkter Wasserausscheidung beruht. Durch all diese Vorgänge werden Leber und Nieren belastet und oft zu viele Mineralien ausgeschwemmt.

Wenn diese Diäten überdies nur wenig Ballaststoffe enthalten, wird der Darm träge. Toxine, die über den Darm ausgeschieden werden sollen, verweilen dort zu lange und werden teilweise wieder vom Körper absorbiert. Auch der Fruchtzucker, der häufig zum Süßen dieser Fertiggetränke eingesetzt wird, kann sich als problematisch erweisen (siehe dazu Kapitel 2).

Wenn man große Eiweißmengen ohnehin nicht gut verträgt, kann diese Diät ungesund sein. Dann wird verstärkt Kalzium ausgeschieden, Knochenabbau und Osteoporose können die Folge sein. Der Harnsäurespiegel kann ansteigen und Gichtanfälle fördern. Auch die Entstehung von Nierensteinen wird begünstigt.

Wie bei anderen Reduktionsdiäten ergibt sich ohnehin auch hier das bereits weiter oben beschriebene Problem, daß der Körper nach Ende der „Hungersnot" bemüht ist, seine Energiereserven wieder aufzufüllen und so schnell wie möglich das alte Gewicht zu erreichen, natürlich wieder durch Einlagerung von Fett. Viel sinnvoller erscheint es mir nach wie vor, sich dem individuellen Typ entsprechend zu ernähren, denn nur so wird langfristig sowohl für die eigene Gesundheit als auch für das persönliche Idealgewicht gesorgt.

Eine typengerechte Ernährung ist viel besser. Nur so erreichen Sie sowohl Ihr Idealgewicht als auch eine gute Gesundheit

Die Bestimmung Ihres Stoffwechselprofils und die Zusammenstellung Ihrer Ernährung

Nach all diesen Informationen stellt sich die Frage: Sollte Ihre Ernährung das Schwergewicht eher auf Kohlenhydrate legen oder brauchen Sie mehr Eiweiß und Fett? Welche Nahrungsmittel sind für Sie geeignet? Welche Nahrungsergänzungsmittel (Supplemente) sind die richtigen für Ihren Typ? Sie finden Ihre Ernährung, wenn Sie ermitteln, ob Sie zum Stoffwechselprofil 1, 2 oder 3 gehören, welche Blutgruppe Sie haben und woher Ihre Vorfahren stammen bzw. wie diese sich ernährt haben.

Den Menschen mit Stoffwechselprofil 2 liefert eine Ernährung mit einem relativ hohen Anteil an Eiweiß und Fett und mit wenig Kohlenhydraten dauerhaft Energie. Diejenigen mit Stoffwechselprofil 1 sollten weniger Fett und Eiweiß, dafür aber mehr Kohlenhydrate essen, um ihren Stoffwechsel zu beschleunigen und bereits gespeichertes Fett zu verbrennen. Stoffwechselprofil 3 steht zwischen diesen beiden und braucht von allem etwas.

Die Zusammenstellung Ihrer Ernährung sollte sich vor allem nach Ihrem Profil richten

Raffinierte und verarbeitete Kohlenhydrate, wie sie in Brot, Nudeln, Gebäck und Kuchen vorkommen, sind für keinen Typ geeignet und sollten auf ein Minimum beschränkt bleiben. Eigentlich geht es nur sehr aktiven Menschen wie Athleten oder Fitneßtrainern mit diesen leicht verfügbaren Kohlenhydraten gut. Wenn Sie nicht wirklich mehrere Stunden täglich körperlich aktiv sind, können Sie die große Energiemenge aus den Kohlenhydraten gar nicht verwerten; sie werden nur in Fett umgewandelt. Denken Sie auch daran, daß viele Hochleistungssportler inzwischen herausgefunden haben, daß sie durch zusätzliches Eiweiß bei ihrer kohlenhydratreichen Ernährung mehr Energie haben und überflüssiges Fett loswerden.

Nun brauchen Sie nur noch Ihr Stoffwechselprofil zu bestimmen. Wenn Sie nur ein wenig Gefühl für Ihren eigenen Körper haben, ist das kein Problem. Sobald Sie festgestellt haben, ob Sie zu Profil 1, 2 oder 3 gehören, können Sie Ihre Ernährung noch genauer abstimmen, wenn Sie zusätzlich Ihre Blutgruppe und die Ernährung Ihrer Vorfahren in Ihre Überlegungen einbeziehen. Am wichtigsten ist jedoch die Ermittlung des Stoffwechselprofils, denn es legt fest, wie Ihr Körper die Nahrungsmittel verwertet.

Ihr Stoffwechselprofil

1996 faßte Bill Wolcott sein umfangreiches Wissen aus 16 Jahren eigener Forschung zusammen und entwickelte einen Fragebogen, mit dem jeder selbst sein Stoffwechselprofil ermitteln kann. Für jedes der drei Stoffwechselprofile, die mit diesem nur 50 Fragen umfassenden Fragebogen bestimmt werden können, wurden allgemeine Ernährungsrichtlinien erarbeitet und für jeden Typ spezifische Nahrungsergänzungsmittel zusammengestellt (nähere Angaben zu einer Bezugsquelle in Europa finden Sie im Anhang ab Seite 169).

In Kapitel 9 finden Sie für jedes der Stoffwechselprofile ausführliche Ernährungsempfehlungen sowie Menüvorschläge. Das Kapitel wird mit einigen Grundregeln für die Auswahl von wirklich gesunden, qualitativ hochwertigen Nahrungsmitteln eingeleitet, die für alle Stoffwechseltypen gelten. Denken Sie dabei immer daran, daß Ihr Körper Ihnen immer am meisten über den Zustand Ihres Stoffwechselgleichgewichts und die Wahl der richtigen Ernährung sagen wird. Sie müssen immer darauf achten, wie sich Ihre Stimmung, Ihre Gefühle und Ihre körperliches Befinden ändern, wenn Sie etwas essen. Wenn Ihnen etwas nicht bekommt, obwohl es eigentlich zu Ihrem Profil paßt, sollten Sie erst einmal darauf verzichten. Versuchen Sie es dann einige Wochen später noch einmal, denn wenn durch die richtige Ernährung der Stoffwechsel im Laufe der Zeit wieder zu seinem natürlichen Gleichgewicht zurückfindet, werden Sie auch das, was zunächst unverträglich war, wieder essen können. Bedenken Sie jedoch, daß Sie sich auf die Rückmeldungen Ihres Körpers nur dann verlassen können, wenn Sie naturbelassene Nahrungsmittel zu sich nehmen. Wenn Sie sich nach Kaffee, Zucker, Schokolade oder Alkohol besser fühlen, muß dies nicht unbedingt bedeuten, daß diese Genußmittel Ihren Stoffwechsel in ein besseres Gleichgewicht gebracht haben.

In Kapitel 8 finden Sie eine Zusammenstellung von Vitaminen und Mineralstoffen, die ich für die verschiedenen Typen empfehle. Diese Supplemente sind ein wichtiger Bestandteil jeder Ernährung; unser modernes Leben mit all seiner Hektik verbraucht die Reserven der lebenswichtigen Nährstoffe in unserem Körper, und wir können uns nicht auf die modernen, chemisch behandelten und verarbeiteten Nahrungsmittel verlassen, um uns mit den nötigen Nährstoffen zu versorgen.

Die positive Wirkung der richtigen Ernährung läßt sich durch die richtigen Nahrungsergänzungsmittel noch verstärken

So bestimmen Sie Ihr Stoffwechselprofil

Anleitung

- Kreuzen Sie im auf den nächsten Seiten folgenden Fragebogen bei jeder Frage die Antwort an, die *am besten* auf Sie zutrifft.
  Wählen Sie bei jeder Frage nur eine Antwort aus.
- **Wichtig**: Viele Antworten treffen bestimmt *nicht ganz genau* auf Sie zu. Deshalb müssen Sie die Antwort wählen, die Ihnen *am meisten* entspricht. Die Antwort muß nicht ganz genau auf Sie zutreffen, nur ungefähr. Hauptsache, die *Tendenz* stimmt.
- Dies gilt auch für Vegetarier. So geht es in einigen Fragen z. B. um Eiweiß und Fett, wobei als Beispiel *auch* Fleisch, meist aber auch anderes Eiweiß genannt werden. Beachten Sie bei diesen Fragen bitte nur das, was auf Sie zutrifft.
- Wenn jedoch wirklich keine Antwort wenigstens annähernd zutrifft, lassen Sie diese Frage aus.
- Sie finden übrigens mit Absicht nicht zu jeder Frage drei Antworten.
- In diesem Fragebogen geht es oft darum, Ihre *Vorlieben* herauszufinden. Wenn sich z. B. eine Frage darauf bezieht, was Sie lieber essen, sollten Sie sich *nicht* danach richten, was nach Ihrer Ansicht gesünder wäre, sondern ankreuzen, was Sie wirklich am liebsten essen würden.

Seien Sie so ehrlich und genau wie möglich

- Seien Sie so ehrlich und genau wie möglich. Sie wollen schließlich sicher sein, daß Sie das richtige Stoffwechselprofil bestimmen.

Fragebogen zur Bestimmung Ihres Stoffwechselprofils

Frage	Spalte 1	Spalte 2	Spalte 3
1. Klimavorliebe	❏ Lieber warmes, heißes Wetter	❏ Lieber kühles, frisches Wetter	❏ Es ist egal, ob es heiß oder kalt ist
2. Lieblingsessen:	❏ Leichteres wie Salat, vegetarisches, Huhn, süßen Nachtisch	❏ Herzhafteres wie Rind, Schwein, Kartoffeln, zum Nachtisch Käse	❏ Von allem etwas
3. In Gesellschaft bin ich	❏ zurückhaltend, nicht gesprächig, schüchtern	❏ extrovertiert, gesprächig, gesellig	
4. Appetit beim Frühstück ist	❏ eher schwach, gering	❏ groß oder sogar sehr groß	❏ mal größer, mal kleiner
5. Appetit beim Mittagessen ist	❏ eher schwach, gering	❏ groß oder sogar sehr groß	❏ mal größer, mal kleiner
6. Appetit beim Abendessen ist	❏ eher schwach, gering	❏ groß oder sogar sehr groß	❏ mal größer, mal kleiner
7. Auslassen von Mahlzeiten	❏ Macht mir nichts aus	❏ Muß regelmäßig oder oft essen	❏ Mit 3 Mahlzeiten am besten
8. Reaktionen auf rotes, dunkles Fleisch (wie Rind, Wild, Lamm u.ä.)	❏ Es verringert meine Energie und mein Wohlbefinden	❏ Es steigert meine Energie und mein Wohlbefinden	❏ Ich reagiere nicht besonders auf dunkles, rotes Fleisch
9. Fette Nahrungsmittel	❏ mag ich nicht gerne	❏ mag ich gerne, möchte es oft	❏ sind nicht besonders wichtig
10. Meine Einstellung zum Essen	❏ Ich esse, um zu leben. Essen ist nicht wichtig	❏ Ich lebe, um zu essen, esse sehr gerne	❏ Interesse an Essen durchschnittlich
11. Essen vor zu Bett gehen	❏ Schlafe dann meist schlechter	❏ Schlafe dann meist besser	❏ Macht nicht viel, nur wenn schwer
12. Reaktionen auf fettreiches Essen	❏ Verringert meine Energie und Wohlbefinden	❏ Steigert meine Energie und Wohlbefinden	❏ Keine besonderen Reaktionen
Summe	Spalte 1	Spalte 2	Spalte 3

Frage	Spalte 1	Spalte 2	Spalte 3
13. Leistungs-fähigkeit	❏ Muß zum Fitsein nicht oft essen	❏ Muß zum Fitsein oft essen	❏ Notfalls lasse ich ein Essen aus
14. Hungergefühle habe ich	❏ selten	❏ oft, häufig stark	❏ nur, wenn sich Essen verzögert
15. Größe der Mahlzeiten	❏ Mag lieber kleine Mahlzeiten	❏ Mag lieber große Mahlzeiten oder möchte oft essen	❏ Am liebsten durchschnittlich
16. Meine Einstellung zu anderen. Bin	❏ oft distanziert, verschlossen, nicht der gesellige Typ	❏ eher offenherzig, zugänglich, warm, geselliger Typ	
17. Salziges Essen	❏ Essen ist mir oft zu salzig	❏ Mag gerne viel Salz am Essen	❏ Salziges mag ich durchschnittlich
18. Zahl der Mahlzeiten pro Tag. Meistens	❏ zwei Mahlzeiten, selten zwischen-durch noch etwas kleines	❏ drei Mahlzeiten, zwischendurch oft noch etwas kleines	
19. Augen-feuchtigkeit	❏ Habe eher trockene Augen	❏ Eher, feuchte, tränende Augen	
20. Reaktionen auf Orangensaft (ohne anderes dabei). Er	❏ gibt mir Energie, reicht mir für einige Zeit aus	❏ steigert Hunger, macht nervös, zittrig oder verursacht Übelkeit	❏ hat keine besonders bemerkbare Wirkung auf mich
21. Meine Vorlieben beim Nachtisch	❏ Ich liebe Süßes, brauche meistens etwas Süßes	❏ Ich möchte lieber Fettreiches oder Salziges	❏ Ich mag sowohl Süßes als auch Herzhaftes
22. Egal was ich esse, nach dem Essen	❏ bin ich sehr oft müde oder erschöpft	❏ bin ich nur sehr selten müde oder erschöpft	❏ bin ich ab und zu müde oder erschöpft
23. Ich vertrage nicht gut	❏ schweres, fettes Essen	❏ Obst	❏ Ich vertrage fast alles gut
24. Geduld	❏ Bin eher ungedul-diger Mensch	❏ Habe meist sehr viel Geduld	❏ Bin gelegentlich ungeduldig
25. Denken ans Essen: Ich denke	❏ nicht oft ans Essen, vergesse es manchmal	❏ oft ans Essen; esse oft, obwohl nicht hungrig	
26. Vertrage nicht so gut	❏ dunkles, rotes Fleisch	❏ Gemüse	❏ Ich vertrage fast alles gut
Summe	Spalte 1	Spalte 2	Spalte 3

Frage	Spalte 1	Spalte 2	Spalte 3
27. Vertrage nicht so gut	❑ Milchprodukte, besonders fettige	❑ süßen Nachtisch, Zucker, Süßes	❑ Ich vertrage fast alles gut
28. Nehme vor allem zu durch	❑ viel Eiweiß (wie Fleisch, Quark)	❑ viel Süßes (wie Kuchen, Zucker)	
29. Wenn ich die Wahl habe, mag ich lieber	❑ Salat statt einer cremigen Suppe	❑ eine cremige Suppe statt einem Salat	❑ Ich mag beides gleich gerne
30. Gegenüber früher mag ich nicht mehr	❑ dunkles, rotes Fleisch und fettes oder schweres Essen	❑ Obst und Süßigkeiten, Gemüse und Salate	❑ Kein Unterschied zu früher
31. Ich interessiere mich	❑ für viel Verschiedenes	❑ nicht für vieles, vieles egal	
32. Wenn ich die Wahl habe, mag ich lieber	❑ Müsli, Obst, Brötchen mit Marmelade	❑ Eier, Wurst, Schinken, Käse oder Sojawurst	❑ Ich mag Herzhaftes und Süßes gleich gerne
33. Wenn ich die Wahl habe, mag ich lieber	❑ Obstkuchen, Sandkuchen oder Plätzchen	❑ Sahnekuchen oder Buttercremetorte	❑ Ich mag beides gleich gerne
34. Speichel. Ich habe	❑ oft eher einen trockenen Mund	❑ sehr selten einen trockenen Mund	
35. Saure Nah-rungsmittel	❑ mag ich nicht, kein Verlangen	❑ mag ich wirklich gerne	❑ mag ich manchmal
36. Reaktionen auf Süßes (wie Bonbons, Zucker, Kuchen)	❑ Vertrage ich gut, keine negativen Reaktionen. Stillen Appetit	❑ Nicht gut. Steigern nur kurz Energie. Wecken Verlangen nach mehr Süßem	❑ Sie haben keine negative Wirkung, die mir besonders auffallen würde
37. Wenn ich länger als vier Stunden ohne Essen bin,	❑ macht mir das nichts aus	❑ werde ich reizbar, zittrig, oder deprimiert	❑ habe ich nur ein normales Hungergefühl
38. Wenn ich etwas Vegetarisches esse,	❑ reicht es mir aus, macht mich für längere Zeit satt	❑ macht es mich nicht lange satt	❑ ist es erst mal befriedigend, nur nicht sehr lange
39. Neigung zu Zornausbrüchen	❑ Ja, ich neige dazu, ärgere mich leicht	❑ Nein, ich werde nicht leicht ärgerlich	
Summe	**Spalte 1**	**Spalte 2**	**Spalte 3**

Frage	Spalte 1		Spalte 2		Spalte 3	
40. Wenn ich zum Frühstück viel Ei-weiß esse (wie Eier, Soja, Quark, Fleisch),	❑	werde ich bis Mittags müde, schläfrig, lethargisch oder sehr durstig	❑	fühle ich mich bestens, voller Energie, habe eine gute Ausdauer	❑	geht es mir gut, solange ich nicht zu viel Eiweiß esse
41. Verlangen auf Zwischenmahlzeiten	❑	Brauche selten, nie eine Zwischenmahlzeit	❑	Esse gerne zwischen den Hauptmahlzeiten	❑	Von Tag zu Tag unterschiedlich
42. Kartoffeln	❑	mag ich nicht besonders gerne	❑	mag ich sehr	❑	kann ich essen, muß aber nicht
43. Hautfettigkeit	❑	Habe eher eine trockene Haut	❑	Habe eher fettige Haut	❑	Hautfettigkeit ist durchschnittlich
44. Wenn ich zum Mittagessen viel Eiweiß esse (wie Fisch, Fleisch, Wurst, Soja, Geflügel),	❑	werde ich nach dem Essen müde, schläfrig oder habe nachmittags keine Energie	❑	fühle ich mich bestens, voller Energie, Ausdauer, kann bis zum Abendessen aushalten	❑	geht es mir gut, solange ich nicht zu viel Eiweiß esse
45. Ich mag lieber	❑	Reis statt Kartoffeln	❑	Kartoffeln statt Reis	❑	Ich mag beides gleich gerne
46. Bei wenig Energie gibt mir Energie	❑	Obst, Gebäck oder Süßes	❑	Eiweißreiches (wie Fleisch) oder Fettreiches (wie Sahne usw.)	❑	praktisch alles, was ich esse
47. Bei wenig Energie verringert meine Energie	❑	Eiweißreiches (wie Fleisch) oder Fettreiches (wie Sahne usw.)	❑	Obst, Gebäck oder Süßes. Es steigert bestenfalls kurz meine Energie	❑	nichts. Alles, was ich esse, steigert meine Energie
48. Haut juckt			❑	häufig	❑	manchmal
49. Liebste Zwischenmahlzeiten	❑	Süßes	❑	Herzhaftes oder Fettreiches	❑	Ich mag beides
50. Meine Verdauung ist eher	❑	schwach. Oft Aufstoßen, Blähungen, muß aufpassen, was ich esse	❑	gut, stark. Keine Verdauungsproble-me, kann praktisch alles essen	❑	durchschnittlich. Habe nur wenige Probleme, kann das meiste ohne weiteres essen
Summe	**Spalte 1**		**Spalte 2**		**Spalte 3**	
Summe gesamt						

Geschafft! Das war doch gar nicht so schwer, oder? Um herauszufinden, welches Stoffwechselprofil zu Ihnen gehört, zählen Sie bitte in jeder Spalte die Kreuze zusammen und tragen Sie die Gesamtsumme am Ende der jeweiligen Spalte ein. Dann gibt es verschiedene Möglichkeiten:

1. Wenn die Summe in *einer* der Spalten *mindestens um 5 Punkte größer* ist als in *jeder* der beiden anderen Spalten und
   - wenn Sie die meisten Punkte in Spalte 1 haben, gilt für Sie Profil 1
   - wenn Sie die meisten Punkte in Spalte 2 haben, gilt für Sie Profil 2
   - wenn Sie die meisten Punkte in Spalte 3 haben, gilt für Sie Profil 3
2. Wenn die Summe *nicht* in einer der Spalten *mindestens um 5 Punkte größer* ist als in *jeder* der beiden anderen Spalten ist, so gilt folgendes:
   - Wenn der Unterschied *zwischen Spalte 1 und 2* nicht größer als 5 Punkte ist, gilt für Sie Profil 3
   - Auch wenn der Unterschied zwischen Spalte 1, 2 *und* 3 nicht größer als 5 Punkte ist, gilt für Sie Profil 3
   - Wenn der Unterschied *zwischen Spalte 1 und 3* nicht größer als 5 Punkte ist, gilt für Sie Profil 1
   - Wenn der Unterschied *zwischen Spalte 2 und 3* nicht größer als 5 Punkte ist, gilt für Sie Profil 2

Wie Sie sich bei diesem Profil ernähren sollten und welche Supplemente für Sie ideal sind, erfahren Sie weiter unten.

Es ist durchaus möglich, daß sich Ihr Stoffwechseltyp durch den Einfluß diverser Faktoren (Alter, Streß, Belastungen, körperliche Aktivität, Ernährung, usw.) im Laufe der Zeit ändert. Wenn Sie das Gefühl haben, daß irgendetwas anders geworden ist, beantworten Sie diesen Fragebogen noch einmal und ermitteln erneut Ihren Ernährungstyp. Bei vielen Menschen ändert sich der einmal festgestellte Typ nicht mehr, doch bei einigen ergibt sich nach einigen Monaten oder noch früher etwas Neues. Jeder Mensch reagiert anders. Ob und wie schnell sich der Typ ändert, hängt von vielen Faktoren ab, die letztlich alle mit der Stabilität des Stoffwechselgleichgewichts zusammenhängen. Ein einfaches Maß dafür ist die Frage, wie gesund Sie sich fühlen. Je weniger gesund Sie sind, um so mehr wird Ihr Stoffwechsel aus dem Gleichgewicht sein. In dieser Situation ist es wahrscheinlich sinnvoll, daß Sie Ihr Profil etwas genauer bestimmen lassen, als dies mit diesem hier vorgestellten einfachen Fragebogen möglich ist (mehr dazu finden Sie ab Seite 169 im Anhang).

Jetzt haben Sie Ihren gegenwärtigen Typ ermittelt. Eventuell ändert er sich im Lauf der Zeit

Die Abstammung als zusätzlicher Einfluß

Nachdem Sie festgestellt haben, ob für Sie Profil 1, 2 oder 3 gilt, können Sie Ihren Ernährungsplan noch genauer auf Ihre persönlichen Bedürfnisse abstimmen, wenn Sie zusätzlich die Einflüsse Ihrer Abstammung berücksichtigen. Häufig stammen die Vorfahren aus verschiedenen

Ländern, so daß sich eine auf den ersten Blick kompliziert erscheinende Mischung ergibt. Wir können sie jedoch der Einfachheit halber in zwei Gruppen unterteilen: jene aus nördlichen und jene aus südlichen Ländern. Die Vorfahren aus nördlichen Ländern wie zum Beispiel Skandinavien, Nord- und Osteuropa oder Kanada waren über viele Generationen an eine Ernährung angepaßt, die viel Kaltwasserfisch, rotes Fleisch und Wurzelgemüse enthielt. Getreide, tropische Früchte und Blattgemüse kamen in ihrer Ernährung kaum vor. In südlichen Ländern war dagegen die Ernährung anders: Fettarme, leichtere Fischsorten spielten eine wichtige Rolle, wie auch leichtere, wasserreiche Gemüsesorten (Kopfsalat, Tomaten, Gurken, Paprika und ähnliches), Bohnen und andere Hülsenfrüchte, tropisches Obst.

Ihr Stammbaum kann Ihnen also Hinweise liefern, welche Nahrungsmittel für Sie besonders geeignet sind. Für James und mich ist zum Beispiel die südliche Ernährung der Mittelmeerländer (viel Olivenöl, Nudeln, Bohnen usw.), die in letzter Zeit zur Senkung des Cholesterinspiegels und zur Vorbeugung vor Herzerkrankungen so populär wurde, mit unserem nord- und osteuropäischen Hintergrund nicht vereinbar. Entsprechend haben wir uns bei dieser Art von Ernährung nie besonders wohl gefühlt, und jetzt wissen wir, warum. Wie ich schon mehrmals erwähnt habe, tragen wir alle bereits die Anlage für unseren Nährstoffbedarf in uns. Wenn Sie so die Ernährung Ihrer Vorfahren und deren Einfluß auf Ihren eigenen Bedarf feststellen, werden Sie weitere Hinweise darauf finden, welche Ernährung für Sie geeignet ist.

Die Blutgruppe als zusätzlicher Einfluß

Nach den Forschungsergebnissen der Ärzte James und Peter D´Adamo können Sie Ihre Ernährung noch genauer auf Ihre individuellen Bedürfnisse abstimmen, wenn Sie neben Ihrem Stoffwechselprofil und der Ernährung Ihrer Vorfahren zusätzlich Ihre Blutgruppe berücksichtigen. Denken Sie dabei aber immer an die Grundregeln, die für Profil 1 und 2 gelten: Profil 1 braucht eine „leichtere" Ernährung mit magerem Eiweiß und mehr Kohlenhydraten als Profil 2, das eine „schwere" Ernährung mit mehr Eiweiß und natürlichen Fetten benötigt. Der Einfluß des Stoffwechselprofils ist stärker als das der Blutgruppe, doch müssen beide beachtet werden.

Blutgruppe 0
Da sich die Blutgruppe 0 in der Menschheitsentwicklung als erste herausbildete, vertragen diejenigen, die ihr angehören, „neuere" Nahrungsmittel, das heißt solche, die erst spät in unserer Evolution auf dem Speisezettel erschienen, nicht so gut. Deshalb sollten sie mit Milchprodukten und Getreide sparsam umgehen. Falls Sie Laktose (Milchzucker) nicht vertragen, aber trotzdem zur Abwechslung einmal Milchpro-

dukte essen wollen, können Sie Joghurt und andere fermentierte Erzeugnisse wie Kefir, Buttermilch oder andere laktosearme Produkte versuchen. Außerdem ist es günstig, laktasehaltige Enzympräparate einzunehmen, die Ihr Verdauungssystem unterstützen.

Anstelle von viel Getreide sollten Sie lieber die komplexeren kohlenhydratreichen Gemüsesorten (einschließlich der faser- und der stärkereichen sowie der Wurzelgemüse wie Blumenkohl, Karotten, Kürbis und Erbsen) essen. Denken Sie daran, daß Blutgruppe 0 häufiger zu Zöliakie (Glutenunverträglichkeit) neigt. Wenn Sie doch Getreide essen, meiden Sie möglichst die glutenreichen Sorten Weizen, Roggen, Hafer und Gerste, und verwenden Sie lieber Buchweizen, Quinoa, Reis und Amaranth. Greifen Sie zu glutenfreien Brotsorten, die Sie entweder selbst backen oder in Reformhäusern oder Naturkostläden finden und die aus Reis, Hirse oder Tapioka hergestellt werden. Nehmen Sie statt Weizen besser Reis, Hirse, Teff (ein afrikanisches Getreide, das vor allem in Äthiopien angebaut wird), Quinoa und Amaranth. Dinkel und Kamut (alte Getreidesorten, die mit Weizen verwandt sind) enthalten zwar Gluten, werden aber meist gut vertragen.

Die Urahnen der Blutgruppe 0 waren Jäger und Sammler

Als Angehöriger der Blutgruppe 0, dessen Ur-Ur-Ahnen die frühen Jäger und Sammler waren, hat dieser Typ einen höheren Eiweißbedarf als die anderen. Wenn Sie Stoffwechselprofil 2 haben, passen dessen Bedürfnisse gut zu denen Ihrer Blutgruppe, und Sie können zu jeder Mahlzeit etwas Eiweißreiches essen. Das Eiweiß sollte dann unter anderem aus Innereien und den gehaltvollen roten Fleischsorten wie Rind, Wild und Lamm und von Geflügel stammen. Auch das dunkle Fleisch von Kaltwasserfischen eignet sich für die Blutgruppe 0.

Wenn Sie Stoffwechselprofil 2 und Blutgruppe 0 haben, können Sie etwas mehr Fleisch und Eiweiß vertragen, als es für Ihr Profil in Kapitel 9 empfohlen wird. Es reicht jedoch aus, wenn Sie nur zu zwei Mahlzeiten Fleisch oder Fisch essen.

Als Stoffwechselprofil 3 mit Blutgruppe 0 können Sie zu jeder Mahlzeit etwas Proteinreiches wie Fleisch, Fisch oder Geflügel essen, aber auch beliebig aus den Vorschlägen für Profil 1 und 2 wählen. Halten Sie sich jedoch nach wie vor an die mageren Eiweißträger, die für dieses Profil empfohlen werden: helles Geflügelfleisch und die leichten, fettarmen Fischsorten.

Die im folgenden aufgeführten Nahrungsmittel enthalten Gluten und sollten daher von der Blutgruppe 0 gemieden oder zumindest eingeschränkt werden:

- Weizen, Roggen, Hafer und Gerste und deren Mehle
- Kaffeesurrogate aus Getreiden wie Weizen, Roggen, Hafer und Gerste
- Soßen und andere Fertigmischungen mit Weizenmehl
- Wurst und Wurstprodukte mit obigen Getreiden als Bindemittel
- Käse und Käseprodukte mit obigen Getreiden als Bindemittel
- Fertigmahlzeiten und ähnliches mit obigen Getreiden
- Nudeln aus obigen Getreiden

- Salatsoßen mit diesen Getreiden
- Brot, Gebäck und andere Backwaren aus diesen Getreiden
- Pfannkuchen und Waffeln aus diesen Getreiden
- Pudding aus diesen Getreiden

Blutgruppe A

Ein Angehöriger der Blutgruppe A, im folgenden der Einfachheit halber „Typ A" genannt, braucht weniger Eiweiß als „Typ 0". Allerdings muß zwischen zwei A-Typen unterschieden werden. Typ A-1 ist nicht mehr in der Lage, genug Pepsin herzustellen, das zur Eiweißverdauung dient. Statt dessen produziert er sehr viele Enzyme, die bei der Verdauung von Kohlenhydraten nötig sind. Daher ist A-1 nicht besonders gut auf eine eiweißreiche Ernährung mit viel Fleisch und Milchprodukten eingerichtet. Auch Bohnen bereiten ihm Schwierigkeiten. Statt dessen kann sein Organismus Getreide besser verdauen, doch sollte er sich nicht ausschließlich davon ernähren. Eine Mischung aus den verschiedenen Getreidesorten mit Obst, Nüssen, Samen und Eiern eignet sich für Typ A-1 am besten.

Blutgruppe A kann oft ohne tierisches Eiweiß auskommen

Im Gegensatz dazu produziert Typ A-2 mehr Magensäure und kann daher Fleisch und Fisch besser verdauen. Trotzdem ist Typ A im Prinzip der einzige, der sich weitgehend vegetarisch ernähren kann. Viele meiner Klienten mit Blutgruppe A ernähren sich am liebsten vegetarisch, auch wenn ich sie davor warne, daß diese Ernährung oft das Getreide zu stark in den Vordergrund stellt und daher häufig zu einer Überempfindlichkeit gegenüber Gluten führt. Eine gesunde Ernährung für Typ A sollte sehr abwechslungsreich sein. Wenn Sie Stoffwechselprofil 1 haben, passen dessen Bedürfnisse gut zu denen dieser Blutgruppe, und Sie können den Anteil von Fleisch, Fisch und Geflügel noch etwas verringern oder sogar weitgehend darauf verzichten. Wer sich als Typ A mit Stoffwechselprofil 1 nicht unbedingt vegetarisch ernähren möchte, kann mehrmals pro Woche fettarme Eiweißträger wie Huhn oder Pute essen.

Bei der Kombination von Stoffwechselprofil 2 und Blutgruppe A können Sie zwar mit etwas weniger Eiweiß und Fett auskommen, als in Kapitel 9 empfohlen wird, sollten sich aber trotz Blutgruppe A nicht rein vegetarisch ernähren, da dies sich langfristig schlecht auf Ihr Stoffwechselgleichgewicht und damit auf Ihre Gesundheit auswirkt. Dasselbe gilt sinngemäß für Stoffwechselprofil 3, dessen Eiweißbedarf nur etwas geringer ist.

Milchprodukte sollten für Typ A nicht täglich auf dem Speiseplan stehen; sie sollten entweder gar nicht oder so selten wie möglich gegessen werden. Und wie auch bei Blutgruppe 0 finden wir beim Typ A oft eine erhöhte Empfindlichkeit gegenüber Getreide, besonders gegen Vollkornweizen. Als Typ A sollten Sie sich eher an Reis, Hirse, Buchweizen, Teff, Kamut, Dinkel, Quinoa und glutenfreies Brot halten.

Typ A leidet, wie gesagt, oft unter Verdauungsproblemen, da er nicht genug Verdauungsenzyme hat. Falls auch Sie damit Schwierigkeiten haben, sollten Sie eventuell Verdauungsenzyme oder salzsäurehaltige Tabletten einnehmen.

Blutgruppe B

Für Typ B sind sowohl die Nahrungsmittel von Typ A als auch die von Typ 0 geeignet, so daß er ohne weiteres sehr viele verschiedene Nahrungsmittel essen und verdauen kann. Außerdem verträgt Typ B geringe Mengen an Milchprodukten ganz gut, wobei sich die fermentierten wie Joghurt, Kefir und Hüttenkäse für ihn am besten eignen. Typ B kann fast alles vertragen, sollte aber immer etwas zurückhaltend sein und von keinem Nahrungsmittel besonders viel essen. Als Typ B können Sie sich im Grunde nach den Empfehlungen Ihres Stoffwechselprofils richten.

Dr. James D´Adamo empfiehlt allerdings, Huhn, Buchweizen, Sesam und Sonnenblumenkerne zu meiden.

Blutgruppe B verträgt sogar Milchprodukte meist gut

Blutgruppe AB

Die Blutgruppe AB ist die „modernste", da sie sich als letzte entwickelt hat. Diese Blutgruppe kommt nur selten vor, in Europa und den USA nur bei circa 4 % der Bevölkerung. In seinen Eigenschaften liegt Typ AB irgendwo zwischen A und B. Manchmal hat er eher die Eigenschaften des mehr vegetarischen Typs A, manchmal verträgt er viele verschiedene Nahrungsmittel ähnlich wie Typ B. Er sollte allerdings weniger Eiweiß als Typ B essen. Milchprodukte werden in Maßen vertragen. Leider läßt sich nicht vorhersagen, ob Sie mit Blutgruppe AB eher zu den Eigenschaften von Gruppe A oder B neigen. Am besten richten Sie sich daher nach den Empfehlungen für Ihr Stoffwechselprofil, achten jedoch besonders darauf, ob Sie einzelne Nahrungsmittel nicht gut vertragen und negativ darauf reagieren.

Wie bringen Sie alles unter einen Hut?

Wie können Sie all diese Informationen für sich nutzbringend umsetzen? James und ich mußten auch erst lernen, wie wir uns nach diesen Empfehlungen ernähren können. Für mich persönlich gilt Profil 2, und ich kann es nur als große Ironie des Schicksals ansehen, daß ich Leiterin eines Diätzentrums war, dessen Richtlinien für Menschen mit Profil 1 geeignet sind. Nachdem ich mich lange darüber geärgert hatte, habe ich nun erkannt, daß Diäten nach der Art von Pritikin nicht grundsätzlich falsch sind, denn sie wirken ja bei vielen Klienten (mit Profil 1). Aber nach allem, was ich jetzt über das Stoffwechselgleichgewicht weiß, habe ich erkannt, daß diese „leichte" Ernährung für mich ungeeignet ist.

Seit mir bekannt ist, daß für mich Profil 2 gilt, esse ich so oft wie möglich die Nahrungsmittel, die meinem Typ entsprechen – schwere-

Wir mußten auch erst mal lernen, die Empfehlungen ins tägliche Leben umzusetzen

res Eiweiß, gesundes Fett, mehr purinreiche Gemüsesorten, weniger raffinierte Kohlenhydrate. Da ich Blutgruppe B habe, kann ich unter mehr Nahrungsmitteln als die anderen Blutgruppen auswählen und vertrage sogar die fermentierten Milchprodukte (wie Joghurt und Kefir). Durch mein hektisches Berufsleben muß ich oft unterwegs essen, habe aber selten Probleme, das Richtige für mich zu finden. Ich versuche, einmal wöchentlich sautierte (kurz in Fett angebratene) Leber zu essen, und obwohl ich anfangs sehr gezögert habe (Innereien sind ja heutzutage nicht gerade sehr beliebt), habe ich mehr Energie, wenn ich sie esse. Wenn ich einen Salat zubereite, mische ich heute meist Anchovis, Eier oder Thunfisch unter, statt einen rein vegetarischen Salat zu essen. Ich gebe zu, daß ich eine Weile gebraucht habe, mich umzustellen, aber es hat sich gelohnt. Zwei- bis dreimal wöchentlich esse ich mittags Sardinen, wenn ich es eilig habe und trotzdem das Richtige will, und ich habe sogar keine Schuldgefühle mehr, wenn ich mir einen Hamburger (selbstgemacht, aus hormonfreiem, biologischem Fleisch) gönne. Außerdem verwende ich keine Gewürze mehr, weil ich herausgefunden habe, daß ich mich noch besser fühle, wenn mein Essen ganz einfach und ohne Gewürze zubereitet wird.

Seit ich mein Profil kenne, esse ich so oft wie möglich entsprechend. Die Umstellung hat sich gelohnt

Im Gegensatz zu mir gehört mein Partner James zum Profil 1. Ihm ging es in der Anfangsphase seiner Heilung mit makrobiotischer Ernährung ziemlich gut, doch als Typ 0 brauchte er langfristig mehr Eiweiß. Jetzt sorgt er dafür, daß er drei- bis viermal pro Woche Fisch ißt, da er dieses Eiweiß nach vielen Jahren als Vegetarier am besten verträgt. Sogar die fettreichen Kaltwasserfische, wie zum Beispiel Lachs und Aal bekommen ihm gut, auch wenn sie eher für Profil 2 als für Profil 1 empfohlen werden, da er als Typ 0 einen höheren Eiweißbedarf hat und ihm gerade diese Fische die wichtigen Omega-3-Fettsäuren liefern. Seine Vorfahren stammen aus England und waren an eine Ernährung gewöhnt, die viel Kaltwasserfisch mit entsprechend viel Omega-3-Fettsäuren enthielt.

Die Suche geht weiter

Ich muß an dieser Stelle zugeben, daß auch ich nicht auf alle Fragen die richtige Antwort weiß. Aber ich halte das System, das ich hier vorschlage, für eine gute Grundlage, auf der jeder seinen eigenen Ernährungsplan aufbauen kann. Vor allem verhilft er jedem von uns zu der Erkenntnis, daß unser individueller Organismus seine ureigenen Nahrungsmittel braucht, um optimal zu arbeiten. Auf der Basis dieser Erkenntnis erlauben wir uns hoffentlich, das zu essen, wonach unser Körper verlangt – zumindest, sofern es sich um gesunde, biologische Kost handelt. Auch wenn einige dieser Nahrungsmittel nach heutigen Ernährungsrichtlinien eigentlich tabu sind, bin ich überzeugt, daß unser Körper viel besser als viele der sogenannten „Experten" weiß, was für uns richtig ist.

Auf dem Gebiet der biochemischen Individualität sind wir alle noch Pioniere; auch wenn das Synergie-System, auf dem dieses Buch basiert, schon sehr weit entwickelt ist. Hoffentlich nehmen in Zukunft die Forschungsarbeiten zu, die sich mit individualisierten Ernährungsempfehlungen und Behandlungsmethoden befassen. Bill Wolcott arbeitet zum Beispiel zur Zeit an der Entwicklung eines zuverlässigen Bluttests, mit dem das Stoffwechselprofil bestimmt werden kann. Bis diese Arbeit abgeschlossen ist, können Sie die Empfehlungen in diesem Buch anwenden und darauf achten, was Ihr Körper Ihnen sagt, um Ihre Ernährung auf Ihre Bedürfnisse abzustimmen. Wenn Sie Ihren Stoffwechseltyp jedoch bereits heute genauer bestimmen möchten – weil Sie gesundheitliche Probleme haben und besonders genau auf Ihr Stoffwechselgleichgewicht einwirken möchten – gibt es die Möglichkeit, Ihr Stoffwechselprofil mit Hilfe des Synergie-Systems noch wesentlich genauer zu ermitteln. (Im Anhang finden Sie auf Seite 169 eine Kontaktadresse, die Ihnen weiterhelfen kann, sowie weitere Einzelheiten.)

Das Synergie-System wird ständig weiterentwickelt. Wenn Sie möchten, können Sie schon heute Ihren Stoffwechseltyp genauer bestimmen

Kapitel 7

Bewegung muß sein!

Sport hilft beim Abbau von Übergewicht besonders morgens nach 20minütigem Ausdauersport

Neben der richtigen Ernährung sind ausreichende Bewegung und Sport für die Erhaltung der Gesundheit und die Vermeidung von Übergewicht nicht zu unterschätzen. Leider scheint Sport heutzutage zu einer teuren Angelegenheit geworden zu sein. Es sieht so aus, als brauche man unbedingt eine teure Ausrüstung und spezielle Kleidung, müsse in den Fitneßstudios oder Aerobic-Kursen hohe Beiträge zahlen, nur um sich das Privileg zu erkaufen, den eigenen Körper fit zu halten. Kein Wunder, daß viele zwar die besten Vorsätze haben, sie dann aber immer nur vor sich herschieben.

Auch der hohe Zeitaufwand schreckt manchen von uns ab, der ohnehin schon einen vollen Terminkalender hat. Wer findet schon neben einem achtstündigen Arbeitstag im Büro, neben der Hausarbeit und der Betreuung der Kinder noch Zeit, zum Fitneßstudio oder in den Sportverein zu fahren und sich dort eine Stunde oder länger zu verausgaben? Ich wüßte selbst auch nicht, wo ich die Zeit dafür hernehmen sollte.

Es reicht aber schon, wenn Sie täglich 30 Minuten Ihren Puls deutlich erhöhen

In Wirklichkeit brauchen Sie weder ein teures Fitneßstudio noch müssen Sie unbedingt in einen Sportverein eintreten, um etwas für Ihre Gesundheit zu tun. Sie müssen sich nur 30 Minuten täglich so intensiv bewegen, daß Ihr Puls deutlich schneller wird, und dazu reicht schon ein flotter Spaziergang an der frischen Luft. Ihre Durchblutung wird täglich besser, jede Zelle erhält mehr Sauerstoff, und zusammen mit der richtigen Ernährung verbessert sich Ihre Gesundheit. Und langsam, aber sicher erreichen Sie Ihr Idealgewicht.

Was bringt körperliche Bewegung?

30 Minuten intensive Bewegung fünf bis sieben Mal pro Woche, bei der die großen Muskeln Ihres Körpers trainiert werden und der Puls steigt, reichen schon aus. Ein flotter Spaziergang, Jogging, Rudern, Skilanglauf, Fahrradfahren oder Schwimmen eignen sich besonders gut.

Unser Körper ist für Bewegung geschaffen – sie hält ihn gesund. Folglich schadet Nichtstun

Die Durchblutung wird gesteigert, das Herz-Kreislauf-System gestärkt, die Zellen werden besser mit Sauerstoff versorgt, der Cholesterinspiegel und der zu hohe Blutdruck gesenkt. Das allein wäre schon ein wenig Anstrengung wert. Außerdem werden alle Hormondrüsen und die Neurotransmitterproduktion des Gehirns angeregt, klares und schnelles Denken gefördert. Der Appetit wird reguliert (schwacher Appetit nimmt zu, starker nimmt ab), Verdauung und Ausscheidung funktionieren besser, die Stoffwechselgeschwindigkeit steigt an (wodurch leichter Körperfett abgebaut wird, solange nicht zu viele Kohlenhydrate aufgenommen werden), Insulin und Blutzuckerspiegel werden positiv beeinflußt.

Dazu brauchen Sie keine olympiareifen Leistungen zu vollbringen. Wenn Sie einen Garten haben und sich dort täglich betätigen, indem Sie den Rasen mähen, das Laub zusammenkehren, die Erde umgraben, neue Blumen pflanzen, die Bäume schneiden und Unkraut jäten, dann bewegen Sie sich bereits genug. Oder auch, wenn Sie einfach täglich 30 Minuten flott spazierengehen.

Sie werden sich wundern, wie gut Ihnen die Bewegung tut

Jedem das Seine

Auch bei der Frage, welche Sportart und wieviel Bewegung für den einzelnen am besten geeignet sind, spielen das Stoffwechselprofil und die Blutgruppe eine Rolle. Allerdings sind in bezug auf die Stoffwechselprofile die Zusammenhänge kompliziert und erfordern eine genauere Bestimmung, als es der Fragebogen in diesem Buch ermöglicht, (nähere Einzelheiten können Sie durch die nächste Stufe des Synergie-Systems ermitteln. Näheres finden Sie im Anhang ab Seite 169). Doch läßt sich auch aus der Blutgruppe herleiten, welche sportliche Betätigung für Sie geeignet ist.

So geht es den Blutgruppen AB und B mit entspannenden Varianten wie Yoga, T'ai Chi oder Streckübungen nach Ansicht von Dr. D'Adamo am besten. Wenn sie sich zu stark anstrengen, erschöpfen sie sich nur und belasten ihr Drüsensystem zu stark. Auch die Blutgruppe A, deren Immunsystem empfindlich auf Streß reagiert, sollte eher diese sanften Bewegungsarten wählen, die zudem geistige Klarheit fördern. Wenn Sie zu den Menschen gehören, die empfindlich auf Streß reagieren, ist es für Ihren Körper besser, wenn Sie mit dem Fahrrad gemütlich spazierenfahren, statt an einem Fahrradrennen teilzunehmen. Auch Schwimmen, Gartenarbeit oder sogar ein leichtes Training mit Gewichten eignet sich in diesem Fall besser für Sie.

Es hängt unter anderem von Ihrer Blutgruppe ab, welche Sportart für Sie ideal ist

Für die Blutgruppe 0 schlägt Dr. D'Adamo dagegen eher anstrengende Sportarten vor, die vor Müdigkeit und Depressionen schützen. Wenn Sie Blutgruppe 0 haben, sind Sie ein guter Anwärter für regelmäßige sportliche Betätigung, sei es im Sportverein mit Tennis oder Volleyball oder mit dem täglichen Waldlauf. Auch regelmäßiges Aerobictraining, lange Fahrradtouren, Laufen oder ein schnelles Squashspiel wären gut für Sie.

Selbstverständlich sollten Sie immer darauf achten, wie leistungsfähig Sie zur Zeit sind, wieviel Energie und Reserven Sie haben. Fangen Sie nicht von heute auf morgen mit einem vollen Programm an, sondern steigern Sie langsam Ihre Leistungsfähigkeit.

Ein Blutzuckerindex für Nahrungsmittel

Früher wurde unter Sportlern meist davon ausgegangen, daß für sie eine kohlenhydratreiche Ernährung ideal ist, weil der Körper aus Kohlenhydraten am schnellsten Energie gewinnen kann. Inzwischen wissen wir, daß dies nicht der einzige Aspekt ist und daß auch bei Sportlern die Ernährung typgerecht zusammengestellt werden sollte. Für einen Sportler mit Stoffwechselprofil 1 ist also ein größerer Kohlenhydratanteil sinnvoll als für einen mit Stoffwechselprofil 2, der bei Kohlenhydraten zurückhaltend sein sollte.

Alle Sportler sollten jedoch zusätzlich darauf achten, welche kohlenhydratreichen Nahrungsmittel sie in welcher Situation und mit welchem Ziel wählen. Ich habe bereits kurz erwähnt, daß Nahrungsmittel unterschiedlich schnell den Blutzuckerspiegel erhöhen und Insulin freisetzen. Auf den folgenden Seiten finden sie Tabellen, in denen die Nahrungsmittel danach geordnet sind, wie schnell sie den Blutzuckerspiegel erhöhen. Nahrungsmittel mit einem hohen Indexwert erhöhen den Blutzuckerspiegel schnell, geben dem Körper also schnell Energie. Sie erhalten dieses hohe Energieniveau aber nicht so lange aufrecht wie Nahrungsmittel mit einem niedrigen Wert. Diese erhöhen den Blutzuckerspiegel zwar nur langsam und nicht so stark, geben aber dafür dem Körper über längere Zeit gleichmäßige Energie.

Es gibt sogar vollwertige Kohlenhydrate, die sehr schnell den Blutzuckerspiegel in die Höhe treiben

Die in den Tabellen angegebenen Nahrungsmittel können zum einen danach ausgewählt werden, wie sie sich bei den verschiedenen Stoffwechselprofilen auswirken, zum anderen danach, bei welcher Sportart sie mit welchem Ziel einsetzbar sind.

Für Stoffwechselprofil 1 sind Nahrungsmittel mit einem hohen Indexwert besser geeignet, da ihr Stoffwechsel träger ist und so den schnellen Energieschub besser abfängt, aber auch die Stimulierung durch den Glukoseschub gerade beim Sport eher braucht. Getreideprodukte (zum Beispiel Reiswaffeln, Haferflocken, Cornflakes oder Brot), Mais, Kartoffeln, Bananen oder Karotten sind hierfür besonders geeignet. Bei Sportarten wie Tennis, Basketball und Handball, aber auch bei Aerobic liefern sie als kleine Zwischenmahlzeiten schnell neue Energie. Nach dem Sport können die Energiespeicher von Profil 1 jedoch besser durch Nahrungsmittel mit mittleren Werten aufgefüllt werden, zum Beispiel mit Nudeln, Trauben, Bohnen oder Orangen.

Für Sportler mit Stoffwechselprofil 2 sind dagegen Nahrungsmittel mit einem niedrigeren Indexwert geeigneter, da sein Stoffwechsel sonst zu stark beschleunigt würde. Die Nahrungsmittel mit einem hohen Wert sollten von Profil 2 allenfalls in Verbindung mit Eiweiß oder Fett gegessen werden, damit der Blutzuckerspiegel nicht so schnell steigt. Nahrungsmittel mit niedrigeren Werten liefern gleichmäßig Energie und werden am besten schon einige Zeit vor dem Sport verzehrt. Dazu eignen sich zum Beispiel Äpfel, Kirschen, Birnen, Milch, Joghurt und anderes.

Blutzuckerwerte für einige Nahrungsmittel

Nahrungsmittel, die den Blutzuckerspiegel schnell erhöhen

Reiswaffeln	133
Maltose	110
Glukose (Traubenzucker)	100
Weißbrot	100
Weizenvollkornbrot	100
Kartoffeln	98
Pastinake	97
Aprikosen	95
Karotten	92
Honig	87
Haferkleie, Haferflocken	85
Weißer Reis	82
Vollkornreis	82
Bananen, reif	82
Mango, reif	82
Papaya, reif	82
Mais	82
Cornflakes	80
Weizenschrotbrei	75
Buchweizen	72
Kidneybohnen	71
Hirse	71

Nahrungsmittel, die den Blutzuckerspiegel moderat steigern

Rosinen	64
Rote Bete	64
Spaghetti	60
Vollkornspaghetti	60
Weiße und Braune Bohnen	60
Apfelsaft	60
Apfelmus (ungezuckert)	60
Bulghur	60
Couscous	60
Weißer Zucker	59
Gerste	55
Erbsen	51
Laktose (Milchzucker)	55
Haferbrei	49
Süßkartoffeln	48
Orangensaft	64

Limabohnen	45
Trauben	45
Butterbohnen	42
Roggenvollkornbrot	42
Orangen	40

Nahrungsmittel, die den Blutzuckerspiegel langsam ansteigen lassen

Äpfel	39
Panierte Fischstäbchen	38
Tomatensuppe	38
Kichererbsen	36
Eiscreme	36
Joghurt	36
Birnen	34
Milch, 3,5 % Fett	34
Magermilch	32
Linsen	29
Pfirsich	29
Grapefruit	26
Pflaumen	25
Kirschen	23
Fruchtzucker	20
Sojabohnen	15
Erdnüsse	13

Kapitel 8

Gesund ins nächste Jahrtausend

Bisher habe ich in diesem Buch vor allem dargelegt, wie wichtig es für Ihre Gesundheit und Ihr Körpergewicht ist, Nahrungsmittel nach dem Bedarf Ihres Ernährungstyps auszuwählen. Wenn Ihr Körper nicht mit den richtigen Nährstoffen versorgt wird, können die komplexen Stoffwechselprozesse nicht optimal ablaufen, Ihr Immunsystem und Ihre natürlichen Fähigkeiten zur Krankheitsabwehr und zur Regeneration sind geschwächt. In diesem Kapitel soll es hauptsächlich darum gehen, Gefahren und Belastungen aufzuzeigen, denen wir ganz besonders heute, auf der Schwelle ins nächste Jahrtausend, ausgesetzt sind.

Die Auswirkungen von Streß

Die Wirkung von Streß auf die Nebennieren ist von großer Bedeutung für Ihre Gesundheit

Streß belastet unseren Körper seit einigen Jahrzehnten immer mehr und ist mindestens seit den 70er Jahren geradezu ein Modewort geworden. Es ist schon erstaunlich, wie ein einziges Wort die verschiedenartigen Belastungen zusammenfassen kann, denen wir mehr und mehr ausgesetzt sind, zu Hause, in der Familie, in unseren Beziehungen; im Berufsleben, in der Arbeitshierarchie, durch ständige Termine; durch Verbrechen und Gewalt; durch Umweltverschmutzung und schlechte Ernährung. All dies trägt dazu bei, daß wir verunsichert sind und den Eindruck gewinnen, die Kontrolle über unser Leben verloren zu haben. Wir haben das Gefühl, uns liefe die Zeit davon und wir würden nie fertig. Unsere Nerven sind angespannt, wir sind reizbar, und manchmal würden wir am liebsten alles hinter uns lassen.

Unser Körper kommt bei großen Belastungen nicht ungeschoren davon. Streß schädigt nicht nur das Herz, die Gefäße und unser Immunsystem, sondern auch unsere Nebennieren (die unter anderem unseren Mineralhaushalt regulieren und mit der Schilddrüse zusammen unser Energieniveau steuern). Je nach dem, wie lange die Belastung andauert, durchlaufen die Nebennieren drei Phasen, die sich unterschiedlich auf den Körper auswirken.

1. *Die Alarmphase:* Wenn der Körper zum ersten Mal einer neuen Belastung ausgesetzt ist, reagiert er sofort. Die Nebennieren werden wesentlich aktiver und produzieren zusätzliche Hormone, um den Körper in Alarmbereitschaft zu versetzen. Wenn der Streß vorbei ist, beruhigen sich die Nebennieren und nehmen ihre normale Arbeit wieder auf. Diese Reaktion ist nicht problematisch, sie gehört zu den normalen Aufgaben der Nebennieren.

2. *Die Anpassungs- oder Widerstandsphase:* Wenn die Belastung jedoch nicht bald wieder aufhört, sondern lange weiterbesteht oder in kurzen Abständen immer wieder auftritt, passen sich die Nebennieren diesem ständigen Streß an, indem sie größer werden und mehr arbeiten. Damit belasten sie jedoch den Körper, denn sie müssen dann auf seine Reserven zurückgreifen, wenn von außen über die Nahrung nicht die optimalen Nährstoffe zugeführt werden. Je nach Versorgung des Körpers mit Energie und Nährstoffen kann er diese Anpassungsphase einige Wochen, Monate oder sogar Jahre aufrecht erhalten.

3. *Die Erschöpfungsphase:* Wenn jedoch die Energie- und Nährstoffreserven des Körpers erschöpft sind, können die Nebennieren nicht mehr richtig arbeiten. Chronische Müdigkeit und ständige Erschöpfung sind nur Beispiele für die häufigsten Probleme, die heutzutage als Folge von Streß so weit verbreitet sind.

Verstärken Sie den Streß nicht noch künstlich

Dabei ist es keineswegs nur der emotionale Streß, der unsere Nebennieren belastet. Körperlicher Streß kann zum Beispiel durch Verletzungen, Überarbeitung und Schlafmangel ausgelöst werden. Chemische Stoffe in Form von Umweltschadstoffen müssen von unserem Körper entgiftet werden. Vielerlei künstliche Zusätze in Nahrungsmitteln belasten unsere Nebennieren. Dann sind da noch die Probleme an unserem Arbeitsplatz oder die Belastungen durch Arbeitslosigkeit, durch Mangel an körperlicher Aktivität oder durch übertriebenen Sport. Nicht zu vergessen die Verwendung von Anregungsmitteln wie Kaffee und Zucker oder der „Genuß" von Freizeitdrogen wie Extasy und anderen. Unserem Körper ist es egal, womit er belastet wird, für ihn ist es einfach nur Streß, der langsam aber sicher seine Nebennieren auslaugt.

Es gibt keine eindeutigen Symptome dafür, wie sehr unsere Nebennieren bereits geschwächt sind, doch es gibt einige typische Anzeichen. Niedriger Blutdruck, ständige Müdigkeit, leichte Erschöpfbarkeit, Überempfindlichkeit gegen Kälte, starkes Verlangen nach Süßigkeiten oder nach stark gesalzenem Essen können als erste Warnzeichen gewertet werden. Typische „Nachtmenschen" leiden häufig unter einer Erschöpfung der Nebennieren. Morgens werden sie nicht wach und verbringen den Tag damit, ihre Nebennieren mit Kaffee, Nikotin, Colagetränken oder viel Sport auf Trab zu bringen. Gegen Ende des Tages sind die an sich erschöpften Nebennieren dann so aufgeputscht, daß sie Entspannung und erholsamen Schlaf verhindern. Der nächste Morgen beginnt wieder mit Müdigkeit. Dieser Teufelskreis sollte jedem ein Warnsignal dafür sein, daß die Nebennieren überlastet sind.

Mit Nährstoffen gegen den Streß

Unser Bedarf an Nährstoffen steigt bei Streßbelastung drastisch an und ist höher als normal, solange der Streß andauert. Dabei ist es gleichgültig, ob der Grund für den Streß emotionaler oder körperlicher Art ist. Nur wenn wir unseren Körper ausreichend mit den richtigen Nährstoffen versorgen, hat der Körper gute Chancen, mit dieser Belastung fertig zu werden. Auf jeden Fall braucht er ausreichend Eiweiß, aber auch eine Reihe von Vitaminen und Mineralien, um die Arbeit der Nebennieren in dieser Zeit zu stärken. (Bill Wolcott hat zu diesem Zweck – abgestimmt auf Ihren Typ – spezielle Nahrungsergänzungsmittel zusammengestellt. Näheres finden Sie weiter unten in diesem Kapitel.)

Nahrungsergänzungsmittel helfen, Streß besser zu verkraften

Unter Streß verbraucht Ihr Körper vor allem mehr Magnesium, Kalzium, Zink, Kalium, Natrium und Kupfer. Eine sehr gute Quelle für diese Mineralien sind neben Supplementen vor allem Seealgen, die viel Magnesium, Kalium, Phosphor, Jod und wichtige Spurenelemente wie Mangan, Chrom, Selen und Zink in einem ausgewogenen Verhältnis enthalten. Sie können entweder getrocknete Algen (die Sie vor allem im Naturkostladen und im Reformhaus erhalten) beim Kochen verwenden oder Supplemente als Kapseln einnehmen (nähere Angaben zu einer Bezugsquelle in Europa finden Sie im Anhang ab Seite 169).

Natürlich können Sie auch auf vertrautere Nahrungsmittel zurückgreifen. Vor allem die bunten Obst- und Gemüsesorten sind mit Mineralien vollgepackt, wenn sie auf mineralreichen Böden gewachsen sind, zum Beispiel grünes Gemüse wie Brokkoli, Wirsing und Senfsamen; gelborangefarbenes Gemüse wie Kürbis, Karotten und Süßkartoffeln; Früchte wie Bananen, Erdbeeren und Melonen. Hülsenfrüchte enthalten viel Eisen, Eier und Fleisch viel Mangan und Zink. Erstaunlich viele meiner Klienten berichten von einem starken Verlangen nach Schokolade, die ziemlich viel Magnesium und Kupfer enthält, beides Mineralien, die von den Nebennieren zur Energieerzeugung gebraucht werden. Klar ist, daß Schokolade wegen ihres hohen Zuckergehalts keine gute Quelle für Mineralien sein kann, aber das Verlangen des Körpers drückt aus, daß er verzweifelt nach diesen Stoffen sucht, weil er sie streßbedingt vermehrt benötigt.

Ein starkes Verlangen nach Schokolade deutet manchmal auf eine Mangel an Kupfer und Magnesium hin

Die Gruppe der B-Vitamine wird auch als Anti-Streß-Vitamine bezeichnet. Sie sind in Zeiten hoher Belastung auf jeden Fall notwendig. So kann zum Beispiel schon ein geringer Mangel an Vitamin B2 dazu führen, daß die Nebennieren degenerieren. Pantothensäure unterstützt sie, ein Mangel an diesem wichtigen B-Vitamin kann zu einer Schrumpfung der Nebennieren führen. Viele Nebennierenhormone werden aus Cholesterin hergestellt und können nicht ohne Pantothensäure erzeugt werden. Neben Supplementen sind auch Leber, Bierhefe, Hülsenfrüchte, Melasse und Vollkorngetreide gute Quellen des Vitamin-B-Komplexes. (Denken Sie aber daran, daß Getreide und Melasse eventuell zu einer Pilzinfektion beitragen können. Dazu weiter unten mehr. Auch von

Bierhefe dürfen maximal zwei Eßlöffel täglich eingenommen werden, da sie wegen ihres hohen Phosphorgehalts ein Kalzium-Gegenspieler ist.)

Vitamin C, Zink und Mangan unterstützen ebenfalls die Nebennieren. Unter Streßbelastung steigt der Vitamin C-Bedarf des Körpers deutlich an, bis zum 2 1/2-fachen des Normalbedarfs. Bei chronischem Streß sind 3 000 mg täglich durchaus nicht zuviel (Vitamin C muß allerdings immer auf mindestens drei bis vier Portionen über den Tag verteilt eingenommen werden). Nahrungsmittel mit hohem Vitamin-C-Gehalt sind vor allem Zitrusfrüchte, Netzmelonen, Paprika und Brokkoli sowie Hagebuttentee.

Mangan und Zink sind am Aufbau von Enzymen beteiligt, die für die Nutzung von Vitamin C und des Vitamin B-Komplexes gebraucht werden. Leider sind die Ackerböden heute oft so ausgelaugt, oder die Mineralien werden den Nahrungsmitteln bei der Verarbeitung entzogen, so daß viele Menschen Mineralstoffmangel haben. Mangan ist vor allem in Bananen, Kleie, Vollkornflocken, Nüssen und Eigelb enthalten. Zink (das besonders für Frauen wichtig ist, da es für die Gesundheit der Fortpflanzungsorgane eine Rolle spielt) findet sich zum Beispiel in magerem rotem Fleisch, Eiern, Bierhefe, Leber, Meeresalgen, Sonnenblumenkernen und Pilzen.

Zum Glück haben wir durch unsere Ernährung selbst einen Einfluß darauf, wie stark wir durch Streß belastet werden. Es hat sich erstaunlicherweise gezeigt, daß wir wesentlich besser mit Belastungen umgehen können, wenn unser Körper optimal mit den richtigen Nährstoffen versorgt wird, wenn er genug Kalorien erhält und ausreichend Bewegung hat. Wenn der Körper jedoch bereits durch falsche Ernährung, nährstoffarme und schlechte Nahrungsmittel und Mangel an Bewegung geschwächt ist, fällt es ihm schwerer, den zusätzlichen Druck eines anstrengenden Arbeitstages, lebhafter Kinder oder einer Beziehungskrise zu verkraften. Wenn Sie schon über Ihren Streß wenig Kontrolle haben, sollten Sie wenigstens das Beste für den Bereich tun, den Sie beeinflussen können, nämlich für Ihren Körper. Wenn Sie stark und gesund sind, verkraften Sie nicht nur Belastungen leichter, Sie können auch psychisch besser mit Streß umgehen und finden vielleicht sogar Wege, ihn zu beseitigen.

Wenn Ihr Leben trotz allem zu hektisch wird, denken Sie an die Möglichkeiten von Entspannungsmethoden wie Autogenes Training, Yoga, Meditation oder auch an eine Entspannungsmassage. Machen Sie mal eine Pause vom Streß und versuchen Sie sich zu sammeln.

Mit der für Ihr Profil richtigen Ernährung wirkt sich Streß nicht so drastisch aus

Brauchen wir Vitamin- und Mineralsupplemente?

Nach langjähriger Erfahrung als Ernährungsberaterin bin ich inzwischen überzeugt, daß heutzutage Nahrungsergänzungsmittel in Form von Vitaminen und Mineralien kein Luxus, sondern eine Notwendigkeit sind.

Bevor ich näher darauf eingehe, welche Vitamine und Mineralien für die einzelnen Ernährungstypen besonders geeignet sind, will ich einige grundsätzliche Bemerkungen dazu machen, warum wir meist nicht mehr mit dem auskommen, was unsere Nahrungsmittel uns bieten.

Inzwischen ist hoffentlich klar geworden, warum es für Ihre Gesundheit und Ihr Wohlbefinden unbedingt nötig ist, daß Sie alle Nährstoffe erhalten, die Sie gemäß Ihrem Stoffwechseltyp von Natur aus brauchen. Leider fehlen den meisten landwirtschaftlichen Erzeugnissen heute schon bei der Ernte viele wichtige Nährstoffe. Konservierungs- und Lagermethoden verringern ihren Nährwert dann noch weiter. Die modernen Methoden bis hin zur Genmanipulation, die es ermöglichen, Nahrungsmittel größer, schneller und auf ausgelaugtem Ackerboden wachsen zu lassen, haben dazu geführt, daß sich die Zusammensetzung unserer Lebensmittel stark verändert hat. Was wie eine Tomate oder ein Apfel aussieht, ist heute in vielen Fällen etwas ganz anderes als eine Tomate oder ein Apfel vor 100 Jahren. Untersuchungen über moderne Intensivlandwirtschaft und ökologischen Anbau haben ergeben, daß bei manchen Nährstoffen ein Unterschied von bis zu 2 000 % nachgewiesen werden kann. Daher stehen wir zuallererst vor dem Problem, daß unsere Nahrungsmittel heute meist nicht mehr die nötigen Nährstoffe in ausreichender Menge enthalten.

Angenommen, Sie hätten die Möglichkeit, all Ihre Nahrungsmittel aus ökologischen Quellen zu beziehen: Fleisch, Rohmilch und Butter von Rindern, die auf naturbelassenen Weiden gehalten werden; Eier aus Bodenhaltung, Geflügel, das nicht mit Antibiotika behandelt und nur mit bestem Futter gefüttert wird; Obst und Gemüse aus ökologischem Landbau; selbstgebackenes Vollkornbrot usw. Es wäre sicherlich ideal, wenn Sie sich mit solchen Nahrungsmitteln versorgen könnten, obwohl dies für viele Menschen schwierig oder gar unmöglich wäre, wenn man bedenkt, welcher Zeitaufwand hierfür nötig ist. Aber selbst wenn dieser Weg möglich wäre, ist es trotzdem unwahrscheinlich, daß Sie alle notwendigen Nährstoffe aus Ihren Nahrungsmitteln erhalten. Dafür gibt es einige Gründe:

- Wenn Sie großen körperlichen oder psychischen Belastungen und Streß ausgesetzt sind, braucht Ihr Körper mehr Nährstoffe, die Sie sich kaum noch durch vermehrten Verzehr von Nahrungsmitteln zuführen können.
- Wenn die Gesundheit bereits angeschlagen ist, so ist es ziemlich wahrscheinlich, daß die Fähigkeit des Verdauungssystems, Nahrungsmittel zu verdauen und aufzunehmen, bereits geschwächt ist. Wenn dann die Nahrungsmittel bereits zu wenig Nährstoffe enthalten und wenn diese Nahrungsmittel darüber hinaus schlecht verdaut und aufgenommen werden, müßte sehr viel gegessen werden, damit diese Probleme ausgeglichen würden.
- Wenn es darum geht, die Gesundheit wieder aufzubauen, muß verstärkt Energie zur Verfügung gestellt bzw. an anderer Stelle eingespart

werden. Die Verdauung von Nahrungsmitteln benötigt – besonders, wenn es sich um große Mengen handelt – wesentlich mehr Energie als die Verdauung von einigen Nahrungsergänzungsmitteln in Tablettenform.

Nahrungsergänzungsmittel liefern die benötigten Nährstoffe in konzentrierter Form und können damit leichter einen Mangel an Nährstoffen in Nahrungsmitteln ausgleichen. Nahrungsergänzungsmittel bieten aber noch weitere Vorteile:

- Menschen, die nur wenig Appetit haben, können ihren Bedarf an Nährstoffen decken, indem sie regelmäßig Nahrungsergänzungsmittel verwenden, statt große Mengen an Nahrungsmitteln zu essen.
- Die verschiedenen Nährstoffe können mit unterschiedlichen Trägersubstanzen verbunden werden, die sie an spezifische Stellen im Körper transportieren. Dies kann besonders für jeden wichtig sein, bei denen die Aufnahme von Nährstoffen schwach ist.
- Mit Hilfe der Nahrungsergänzungsmittel ist es sogar möglich, Nährstoffe von Nahrungsmitteln aufzunehmen, die man wegen ihres Geschmacks nicht mag, wie z. B. Leber oder Bienenpollen.
- Viele Menschen sind aufgrund ihrer Arbeitssituation nicht oder nur unter großen Schwierigkeiten in der Lage, vollwertige Nahrungsmittel aus biologisch-ökologischem Anbau zu essen. Sie müssen oft in einer Kantine oder in einem Restaurant essen und können daher ihren Nährstoffbedarf nicht ausreichend befriedigen. Nahrungsergänzungsmittel können solche „Ernährungslücken" schließen.
- Um das Gleichgewicht im Stoffwechsel wieder herzustellen, bieten Nahrungsergänzungsmittel außerdem Gelegenheit, Mischpräparate (z. B. Multivitamin- und Multimineralpräparate) herzustellen, die gezielt auf die Bedürfnisse bestimmter Stoffwechseltypen zugeschnitten sind. Wenn diese Möglichkeit damit kombiniert wird, leicht verdauliche Nährstoffe anzubieten, die außerdem leicht zu den richtigen Stellen im Körper transportiert werden können, so wird der Körper mit den für ihn nötigen Nährstoffen versorgt – mit Nährstoffen der richtigen Art, in der richtigen Menge, an der richtigen Stelle im Körper, zur richtigen Zeit und in einer Form, die leicht verwertet werden kann. Zu diesem Zweck haben wir für jedes Stoffwechselprofil gezielt Nährstoffsupplemente zusammengestellt.

Hoffentlich war diese kurze Erläuterung überzeugend genug, um Ihnen den Sinn der Verwendung von Nahrungsergänzungsmitteln zur Besserung der Gesundheit klar zu machen. Es ist schade, daß unsere moderne Gesellschaft mit all ihren Wundern und ihren Möglichkeiten, die Lebensqualität zu verbessern, durch die Vernichtung der natürlichen Lebensgrundlagen erkauft wurde, mit entsprechenden Folgen für unsere Gesundheit. Wenn wir die Frage der Nahrungsergänzungsmittel aus dieser Sicht betrachten, ist es bedauerlich, daß die Einnahme solcher Mittel

Nahrungsergänzungsmittel liefern die benötigten Nährstoffe in konzentrierter Form

127

In diesen Supplementen sind die Nährstoffe an natürliche Lebensmittel gebunden und werden deshalb viel besser verwertet als vergleichbare künstliche Präparate

nötig geworden ist. Auf der anderen Seite lassen sich durch die richtige Verwendung von Nahrungsmitteln und Nahrungsergänzungsmitteln die vom Menschen geschaffenen Probleme überwinden.

Supplemente für die einzelnen Stoffwechselprofile

Ich möchte Ihnen hier unsere speziell für die drei Stoffwechselprofile zusammengestellten Mischungen aus konzentrierten Nährstoffen vorstellen, die von Bill Wolcott vor einigen Jahren entwickelt wurden. Sie stellen die Versorgung des Körpers mit den für das jeweilige Profil notwendigen Nährstoffen in der richtigen Dosierung sicher. Diese speziellen Supplementpräparate bestehen aus Vitaminen und Mineralien, die nach einem besonderen und aufwendigen Verfahren hergestellt werden und für eine ungewöhnlich gute Aufnahme im menschlichen Körper sorgen. Sie haben in den letzten Jahren ihre hervorragende Wirkung auf die Gesundheit bei Millionen von Menschen bewiesen (nähere Angaben zu einer Bezugsquelle in Europa finden Sie im Anhang ab Seite 169).

Die folgende Supplementmischung ist insbesondere für Stoffwechselprofil 1 zusammengestellt

Supplemente für Stoffwechselprofil 1 enthalten
pro Tablette:

Vitamin A mit Beta-Carotin	0,45	RÄ	PABA	1,6	mg
Vitamin B_1	1,3	mg	Bor	50,0	mg
Vitamin B_2	1,7	mg	Kalzium	3,3	mg
Vitamin B_3	1,3	mg	Chrom	50,0	mg
Vitamin B_5	1,6	mg	Kupfer	6,6	mg
Vitamin B_6	1,6	mg	Jod	1,0	mg
Vitamin B_{12}	1,5	mg	Eisen	1,6	mg
Bioflavanoide	95,0	mg	Magnesium	16,0	mg
Biotin	12,0	mg	Mangan	1,5	mg
Vitamin C	62,0	mg	Molybdän	23,0	mg
Cholin	6,0	mg	Kalium	25,0	mg
Vitamin D_3	4,0	mg	Selen	5,0	mg
Vitamin E (als D-Alpha-Tocopherol)	5,0	mg TÄ	Silizium	166,0	mg
Vitamin E (als gemischte Tocopherole)	5,0	mg TÄ	Vanadium	3,3	mg
			Zink	2,3	mg
Folsäure	133,0	mg			
Vitamin K	30,0	mg			
Niacinamid	30,0	mg			
Inositol	3,6	mg			

Diese Mischung eignet sich für Stoffwechselprofil 2

Supplemente für Stoffwechselprofil 2 enthalten pro Tablette:

Vitamin A mit Beta-Carotin	0,9	RÄ
Vitamin B_1	0,7	mg
Vitamin B_2	0,9	mg
Vitamin B_3	1,0	mg
Vitamin B_5	5,6	mg
Vitamin B_6	0,4	mg
Vitamin B_{12}	3,0	mg
Bioflavanoide	56,0	mg
Biotin	19,0	mg
Vitamin C (Ascorbinsäure)	10,0	mg
Vitamin C (Calciumascorbat)	33,0	mg
Cholin	18,0	mg
Vitamin D_3	5,0	mg
Vitamin E (als d-Alpha-Tocopherol)	8,0	I. E.
Vitamin E (als gemischte Tocopherole)	8,0	I. E.
Folsäure	66,0	mg
Vitamin K	16,0	mg
Inositol	8,0	mg
Niacinamid	38,0	mg
PABA	2,3	mg
Bor	166,0	mg
Kalzium	25,0	mg
Chrom	16,0	mg
Kupfer	233,0	mg
Jod	33,0	mg
Eisen	0,7	mg
Magnesium	3,3	mg
Mangan	0,7	mg
Molybdän	23,0	mg
Kalium	2,3	mg
Selen	5,0	mg
Silizium	0,8	mg
Vanadium	3,3	mg
Zink	5,0	mg

Für Stoffwechselprofil 3 empfehle ich

Supplemente für Stoffwechselprofil 3 enthalten pro Tablette:

Vitamin A mit Beta-Carotin	0,7	RÄ
Vitamin B_1	0,9	mg
Vitamin B_2	1,2	mg
Vitamin B_3	1,15	mg
Vitamin B_5	3,8	mg
Vitamin B_6	1,0	mg
Vitamin B_{12}	2,2	mg
Bioflavanoide	75,0	mg
Biotin	16,0	mg
Vitamin C (Ascorbinsäure)	17,6	mg
Vitamin C (Calciumascorbat)	1,1	mg
Cholin	13,0	mg
Vitamin D_3	5,0	mg
Vitamin E (als d-Alpha Tocopherol)	8,0	I. E.
Vitamin E (als gemischte Tocopherole)	4,0	I. E.
Folsäure	100,0	mg
Vitamin K	30,0	mg
Inositol	6,6	mg
Niacinamid	32,0	mg
PABA	2,0	mg
Bor	100,0	mg
Kalzium	20,0	mg
Chrom	26,0	mg
Kupfer	100,0	mg
Jod	10,0	mg
Eisen	1,2	mg
Magnesium	8,3	mg
Mangan	1,1	mg
Molybdän	23,0	mg
Kalium	4,0	mg
Selen	5,0	mg
Silizium	0,7	mg
Vanadium	3,3	mg
Zink	3,3	mg

In diesen Kombinationen zeigt sich besonders klar das Prinzip, auf dem die gesamte Lehre der Ernährungstypen beruht: Alle Stoffwechselprofile brauchen zwar alle lebenswichtigen Nährstoffe, jedoch in unterschiedlicher Menge. So benötigt Profil 2 zum Beispiel doppelt soviel Vitamin A wie Profil 1. Profil 1 benötigt jedoch die vierfache Menge an Vitamin B_6 im Vergleich zum Bedarf von Profil 2. Wenn Sie die Empfehlungen für die anderen Nährstoffe vergleichen, finden Sie ähnliche Verhältnisse.

Bei einem Vergleich der Supplemente sehen Sie: Es finden sich in allen die wichtigen Vitamine und Mineralien, aber die Mengen sind auf den Bedarf der Profile abgestimmt

Dieser je nach Stoffwechselprofil unterschiedliche Bedarf macht unter anderem deutlich, daß es wenig sinnvoll ist, auf gut Glück einzelne Nährstoffe hochdosiert einzunehmen, solange das eigene Profil und damit der Bedarf an diesen Nährstoffen nicht bekannt sind. Dann könnte der Schaden größer als der Nutzen sein. So ist zum Beispiel Vitamin C als Ascorbinsäure zwar für Profil 1 in größeren Mengen geeignet, Profil 2 braucht jedoch nur wenig Ascorbinsäure und sollte seinen Vitamin-C-Bedarf vor allem durch Calciumascorbat decken. Ein weiteres Beispiel: Profil 1 braucht nur wenig Kalium, dagegen viel Kalzium, bei Profil 2 ist es umgekehrt. Nähme Profil 1 zuviel Kalzium zu sich, würde dies sein Stoffwechselgleichgewicht stören und damit langfristig seiner Gesundheit schaden.

Fast so wichtig, wenn auch nicht auf den ersten Blick zu erkennen, ist die Tatsache, daß die Nährstoffe auch untereinander im richtigen Verhältnis aufgenommen werden müssen. Auch unter diesem Aspekt sind die hier vorgestellten Supplemente besonders ausgewogen zusammengestellt.

An dieser Stelle wird nun die Verbindung zu den Nahrungsmitteln deutlich: Die Empfehlungen im nächsten Kapitel sind so zusammengestellt, daß sie dem Bedarf des jeweiligen Stoffwechselprofils an Vitaminen, Mineralien, Fettsäuren und vielen anderen Nährstoffen – nicht zuletzt auch an Kohlenhydraten und Eiweiß – möglichst gut entsprechen. Um nur einen Punkt herauszugreifen: Für Profil 1 wird eine Ernährung empfohlen, die viel kaliumreiches Gemüse enthält, während bei Profil 2 Gemüse einen geringeren Anteil ausmacht. Statt dessen stehen kalziumreiche Nahrungsmittel wie Fleisch für Profil 2 im Vordergrund.

Nahrungsergänzungsmittel sollen die optimale Ernährung ergänzen, nicht ersetzen

Nahrungsergänzungsmittel können Ihnen helfen, die richtigen Nährstoffe in einem für Sie geeigneten Verhältnis und in ausreichender Menge aufzunehmen. Wie ihr Name schon ausdrückt, sollten Sie als Ergänzung zu einer guten und dem Stoffwechselprofil angepaßten Ernährung angesehen werden, nicht als Ersatz dafür.

Candida albicans bedroht Ihre Gesundheit

Streß ist nicht die einzige Belastung für unseren Körper. In den letzten Jahren steigt die Zahl der Pilzinfektionen mit Candida albicans immer mehr an und bedroht zunehmend unsere Gesundheit. Auch wenn dieses Problem von Ärzten oft verkannt wird, ist nach Schätzungen jeder Dritte von dieser Infektion betroffen. Candida albicans kann ganz unterschiedliche Symptome verursachen, etwa Allergien, Halsentzündungen, Gelenkschwellungen, Gedächtnisstörungen und häufige Infektionen von Blase und Vagina. Oft ist vor allem das Verdauungssystem durch eine starke Vermehrung der Pilze betroffen, und es treten Verstopfung oder Durchfall, Verdauungsstörungen und Blähungen auf. Doch auch Hautjucken, Akne, brennende oder tränende Augen, häufige Ohrinfekte und eine ständig verstopfte Nase können damit verbunden sein.

Eine Pilzinfektion kann vielerlei Ursachen haben. Wenn die schützenden Bakterien der Darmflora durch Breitbandantibiotika stark reduziert wurden, können sich die Pilze ungehindert in unserem Darm vermehren. Ist das Immunsystem geschwächt, zum Beispiel durch Kortisonpräparate oder die Anti-Baby-Pille, durch eine Belastung mit Schwermetallen oder anderen Giftstoffen, kann sich der Pilz ebenfalls ungestört ausbreiten.

Ich bin jedoch überzeugt, daß vor allem die falsche Ernährung der letzten Jahre stark zu seiner Ausbreitung beigetragen hat. Manch einem, der auf seine schlanke Linie achtet, wird folgende Tatsache nicht bewußt sein: Je weniger Fett konsumiert wird, um so mehr meist einfache Kohlenhydrate werden aufgenommen. Pilze lieben die einfachen Kohlenhydrate, vor allem Zucker aller Art, auch die natürlichen wie Honig, Melasse oder Malzzucker. Davon ernähren sie sich, und weil das Angebot oft zu groß ist, können sie sich stark vermehren. Häufiges Verlangen nach Süßem ist daher auch eines der typischen Zeichen für eine Pilzinfektion. Alle einfachen Kohlenhydrate füttern die Candida-Pilze, auch der Fruchtzucker im Obst. Aber auch andere Nahrungsmittel mit einfachen Kohlenhydraten wie Nudeln, Brot, Plätzchen, Kuchen und ähnliches sowie zuckerhaltige Limonaden, Tomatenketchup und viele Dosengemüse mit ihren oft hohen Zuckerzusätzen fördern ihre Vermehrung, ebenso Bier und andere Alkoholika, Essig, Sojasauce und Käse.

Zusätzlich wird – wie ich bereits in Kapitel 2 erwähnt habe – das Immunsystem durch einen hohen Blutzuckerspiegel geschädigt und kann daher den Pilz noch schlechter abwehren. Seitdem sich immer mehr Menschen sehr kohlenhydratreich ernähren, sehe ich in meiner Praxis eine stetige Zunahme von Candidainfektionen.

Offenbar spielt auch ein Mangel an essentiellen Fettsäuren eine Rolle. Nach Ergebnissen japanischer Forscher kann zum Beispiel die Oleinsäure das Wachstum des Pilzes behindern. Diese einfache ungesättigte Fettsäure findet sich insbesondere in Oliven, oleinreichem Sonnenblumenöl, Avocados, in geringer Menge auch in Öl aus Mandeln, Erdnüssen, Sesam und Aprikosenkernen. Andere essentielle Fette verringern zudem die Durchlässigkeit von Gewebe und Zellen und hindern so den Pilz daran, sich von seinem „normalen" Sitz in Darm oder Vagina ins Blut und damit in den ganzen Körper auszubreiten.

Ich bin überzeugt, daß vor allem die falsche Ernährung stark zur Ausbreitung der Pilze beigetragen hat

Eine fettarme und kohlenhydratreiche Ernährung schafft das ideale Milieu zur Ausbreitung der Pilze

Leider haben die Experten, die eine extrem fettarme und kohlenhydratreiche Ernährung empfehlen, diese schlimmen Nebenwirkungen übersehen und so oft zur Schaffung des idealen Milieus für die Ausbreitung von Pilzen beigetragen.

Candida durch natürliche Methoden überwinden

Zur Überwindung einer Pilzinfektion muß das Problem gleichzeitig von mehreren Seiten angegangen werden. An erster Stelle steht dabei die für den jeweiligen Ernährungstyp richtige Ernährung mit gesunden Nahrungsmitteln einschließlich gesunder Fette. Daneben müssen einige der bereits erwähnten Fehler vermieden werden. Einfache Kohlenhydrate (wie Brot, Kuchen, Plätzchen, Nudeln u. ä.) und vor allem Zucker werden vom Speisezettel gestrichen (zum Zucker zähle ich bis zur Eindämmung der Candida auch Obst, Obstsäfte, Melasse, Ahornsirup und Honig). Oft hilft es, wenn zur Überwindung der Infektion für einige Zeit zudem auf weitere Nahrungsmittel verzichtet wird, die bei manchen Menschen das Problem verschärfen können. Dazu gehören alle fermentierten Erzeugnisse wie Bier, Wein und anderer Alkohol, in Essig Eingelegtes (saure Gurken o. ä.), gepökeltes oder geräuchertes Fleisch, Sojasauce, Pilze, Käse und getrocknetes oder kandiertes Obst. Da sich nicht vorhersagen läßt, wer davon betroffen ist, meiden Sie diese Nahrungsmittel am besten ebenfalls.

Eine gesunde Darmflora ist der beste Schutz gegen Pilze

Daneben ist es wichtig, für eine gesunde Darmflora zu sorgen und besonders deren positive Bakterien zu unterstützen. Dazu eignen sich vor allem Präparate, die Milchsäurebakterien enthalten, aber auch Nahrungsmittel, die milchsauer vergoren sind (Sauerkraut) oder zuckerfreier Joghurt mit lebenden Milchsäurebakterien (letzteres nur, wenn Milchprodukte für den Ernährungstyp geeignet sind). In einer Studie wurde außerdem bereits 1977 festgestellt, daß Knoblauch – frisch oder als Extrakt in Kapseln – ebenfalls die Darmflora verbessert und die Vermehrung der Pilze verhindert.

Erweist sich die Infektion mit Candida als sehr hartnäckig und bleibt sie trotz der Befolgung dieser Ratschläge weiterhin bestehen, sollten Sie eventuell einen mit diesem Problem vertrauten Heilpraktiker oder Naturheilarzt aufsuchen, da es zwar weitere Therapiemöglichkeiten gibt, auf die ich hier jedoch nicht im einzelnen eingehen kann.

Darmparasiten – leider nicht so selten

Obwohl Würmer und andere Parasiten nicht gerade ein appetitliches Thema abgeben, müssen wir uns doch damit beschäftigen, weil es im weitesten Sinn ebenfalls mit der Ernährung zu tun hat und das Problem in letzter Zeit wieder zunimmt. Ähnlich wie Candida können Würmer und andere Parasiten verantwortlich für vielerlei Symptome sein und sollten in Betracht gezogen werden, wenn sich keine andere, klare Ursache finden läßt. Allergien, ein schwaches Immunsystem, häufige „Magengrippe" und chronische Müdigkeit sind nur einige aus einer langen Liste von Beschwerden, die durch Parasiten ausgelöst werden können. Die Art der Symptome hängt von der Art der Parasiten ab. Sie können auch die Ursache für Symptome wie Verstopfung oder Durchfall, Blähungen, Reizdarm, Gelenk- und Muskelschmerzen, Anämie, Hautprobleme, Granulome (Gewebeansammlungen, die abgetötete Larven oder Eier abkapseln), Nervosität, Schlafschwierigkeiten, Zähneknirschen und chronische Müdigkeit sein, um die Aufzählung noch etwas zu erweitern.

Parasiten wirken sich in unterschiedlicher Art und Weise aus. Manche zerstören Körperzellen; viele erzeugen Gifte, die den Körper schädigen, Gewebe reizen oder zu Entzündungen führen. Sie müssen bekämpft werden, weil sie unterschwellig immer wieder aufs neue Schäden anrichten. Natürlich hängt nicht jede Gesundheitsstörung, für die man keine Ursache findet, mit Parasiten zusammen. Doch sollte man an diese Möglichkeit denken, wenn das Symptom auf keine übliche Behandlung anspricht.

Für mich zählen Parasiten zu den heimtückischen Problemen, die unsere Gesellschaft ernsthaft bedrohen können. Heimtückisch, weil so wenige über Parasiten sprechen und noch weniger zuhören. Heimtückisch, weil Parasiten bei vielen Therapeuten und Patienten als ein Problem der Dritten Welt angesehen wird, das mit Unterernährung und schlechter Hygiene zusammenhängt und uns doch gar nicht betrifft. Heimtückisch, weil die meisten Therapeuten klassische Symptome nicht erkennen und Parasiten gar nicht vermuten, so daß diese uns über Jahre und Jahrzehnte hinweg schaden können. Heimtückisch, weil Therapeuten selbst bei einer Vermutung nur über veraltete und unzureichende Testverfahren verfügen und daher oft falsche Diagnosen stellen.

Verschiedene Faktoren haben in letzter Zeit dazu beigetragen, daß Parasiten wieder auf dem Vormarsch sind. Zum einen verbreiten sie sich häufig in Schulen und Kindergärten, wo es immer sehr schwierig ist, sie vollständig auszurotten. Zum anderen bringen Urlauber und Einwanderer immer wieder aus Ländern der Dritten Welt Parasiten als Souvenir mit. Haustiere sind ebenfalls eine häufige Ansteckungsquelle, sie können 240 verschiedene Krankheiten auf den Menschen übertragen.

Nahrungsmittel, die roh verzehrt werden oder nicht durchgegart sind, wie Matjeshering, Sushi oder Tartar, können ebenso Parasiten enthalten wie Fisch oder Fleisch, die zu kurz gekocht oder gebraten werden. Vor einigen Jahren erkrankten mehrere hundert Menschen, von denen einige starben, weil sie in einem Hamburgerimbiß schlecht gebratene Hamburger gegessen hatten.

Darmparasiten werden als mögliche Ursache leider zu oft übersehen

Schutz gegen Parasiten

Bessere Hygiene ist der beste Schutz gegen Parasiten

Es ist glücklicherweise möglich, sich weitgehend vor einer Parasiteninfektion zu schützen. Essen Sie keinen Fisch und kein Fleisch, das nicht gar ist. Waschen Sie sich immer die Hände, wenn Sie ungekochte Nahrungsmittel angefaßt haben, mit Haustieren spielen, Windeln wechseln oder auf der Toilette waren. Trinken Sie kein Wasser, bei dem Sie nicht sicher sind, ob es einwandfrei ist, vor allem auf Fernreisen. Essen Sie bei Reisen in Länder der Dritten Welt kein ungeschältes Obst und keinen Salat. Mit diesen Maßnahmen können Sie bereits einen großen Teil der Infektionen verhindern.

Parasiten durch natürliche Methoden überwinden

Wenn Ihr Darm von einem Parasiten befallen ist, gibt es verschiedene Möglichkeiten, diesem ungebetenen Gast das Leben so schwer wie möglich zu machen. Am besten fangen Sie mit einem milden Darmreinigungsprogramm an. Dazu eignen sich natürliche Mittel wie Flohsamenschalen, Agar-Agar, Leinsamen, Rote Bete, Bentonit, Zitronenpektin und Papayaextrakt. Flohsamenschalen, Leinsamen und Agar-Agar quellen zu einer voluminösen Masse aus wasserlöslichen Fasern auf, die Ablagerungen sanft und wirksam aus dem Darm entfernen. Rote Bete haben eine mild abführende Wirkung, und die Enzyme der Papaya lösen verhärtete Schleimablagerungen von der Darmwand. (nähere Angaben zu einer Bezugsquelle für die meisten dieser Mittel finden Sie im Anhang ab Seite 169.)

Eine Hydrocolontherapie oder selbst durchgeführte Einläufe können zumindest den unteren Teil Ihres Darms – den Dickdarm – reinigen.

Besonders bei einer Parasiteninfektion sollten Sie darauf achten, nur gute und vollwertige Nahrungsmittel zu verwenden

Bei Ihrer Ernährung sollten Sie im Fall einer Parasiteninfektion besonders darauf achten, nur möglichst gute und vor allem ballaststoffreiche Nahrungsmittel zu verwenden. Besonders die ballaststoffarmen einfachen Kohlenhydrate wie Zucker und Weißmehl sowie stark verarbeitete Nahrungsmittel fördern das Parasitenwachstum. Sogar die natürlichen Süßungsmittel – wie Honig, Gerstenmalz, Ahornsirup oder Fruchtsaftkonzentrat – können bei zu hohem Konsum die Parasiten füttern. Vor allem die ballaststoffarmen Kohlenhydrate jedoch sind problematisch, weil sie nur langsam durch den Darm wandern. Dabei kann es im trägen Darm zu Gärungs- und Fäulnisprozessen kommen, die eine ideale Brutstätte für Parasiten schaffen.

Neben einer Ernährung, die Ihrem Typ entspricht und reich an komplexen und arm an einfachen Kohlenhydraten ist, sollten Sie je nach Stoffwechselprofil täglich mindestens einen oder zwei Eßlöffel eines sehr guten Öls (kaltgepreßte Öle aus Sesam oder Leinsamen sind am besten, eine Bezugsquelle finden Sie im Anhang ab Seite 169). Diese Öle

„schmieren" in gewissem Sinn den Darm und dienen als Träger für das fettlösliche Vitamin A, durch das die Gewebezellen besser vor den Angriffen der Parasiten geschützt werden. Daher sollten auch Vitamin-A-reiche Nahrungsmittel wie gekochte Karotten, Kürbis, Süßkartoffeln und die grünen Gemüsesorten (Spinat, Brokkoli, Wirsing, Grünkohl usw.) in dieser Zeit vermehrt gegessen werden.

Daneben spielen die für den jeweiligen Ernährungstyp geeigneten eiweißreichen Nahrungsmittel (Fleisch, Fisch, Geflügel, Eier) – in gut gargekochter Form – für die Therapie eine wichtige Rolle. Nur Nüsse, Samen und Hülsenfrüchte sollten Sie vorübergehend einschränken. Ihre harten Fasern führen häufig während der Parasiteninfektion zu Blähungen und einer Reizung des Darms, wodurch die Aufnahme von Nährstoffen noch weiter eingeschränkt wird.

Kapitel 9

Ernährungsempfehlungen für alle Typen

Aller Anfang ist schwer

Meinen Patienten rate ich immer, sich Schritt für Schritt der Umstellung zu nähern

Wenn ich meinen Klienten zum ersten Mal meine Ernährungsvorschläge präsentiere, die auf den ersten Blick ungewohnt und kompliziert aussehen, scheint es ihnen zunächst einmal schier unmöglich, alles ins tägliche Leben umzusetzen – und so mancher würde am liebsten gleich davor kapitulieren und an den alten Gewohnheiten festhalten. Doch weil ich ohnehin der Meinung bin, daß jede Veränderung nur langsam erfolgen darf, damit der Körper etwas Zeit hat, sich umzustellen, rate ich jedem, sich der Umstellung Schritt für Schritt zu nähern.

Insbesondere langjährige Vegetarier, die sich nach meinen Empfehlungen richten wollen, sollten ihrem Körper Zeit zur Umstellung geben. Die Verdauungssäfte und Enzymsysteme sind bei ihnen schon seit langer Zeit nicht mehr auf Fleisch eingerichtet. Fangen Sie mit kleinen Portionen leicht verdaulicher Fleisch- und Fischsorten an und steigern Sie die Menge im Lauf von mehreren Wochen allmählich. Die meisten meiner Klienten, die ehemals Vegetarier waren, obwohl es nicht ihrem Typ entsprach, berichten nach zwei bis drei Wochen, daß sie nach anfänglicher Skepsis und einiger Überwindung nun ein starkes Verlangen nach Fleisch entwickelt haben, als ob ihr Körper Versäumtes aufholen möchte (Tatsächlich sind bei vielen Vegetariern zum Beispiel die Vitamin-B_{12}-Vorräte erschöpft, und der Körper ist froh, daß er sie wieder auffüllen kann).

Als ersten Schritt empfehle ich, körperlich wieder aktiver zu werden, um so den gesamten Stoffwechsel anzuregen. Wenn Sie in den letzten Jahren nur wenig Bewegung hatten, fangen Sie mit einem kurzen täglichen Spaziergang an und steigern Sie langsam die Dauer. Sobald Sie etwas fitter sind, suchen Sie sich etwas Anstrengenderes wie Fahrradfahren oder Joggen. Und wenn Sie ohnehin schon drei bis vier Mal pro Woche trainieren, überprüfen Sie in Kapitel 7, ob Ihre Sportarten zu Ihrer Blutgruppe passen.

Werden Sie sich erst mal bewußt, was Sie bisher gegessen haben

Zu Anfang ist es gut, wenn Sie sich bewußt werden, wie Sie sich bisher ernährt haben. Essen Sie noch ein paar Tage so weiter wie bisher, schreiben Sie dabei aber alles auf, was Sie zu sich nehmen, selbst kleine Snacks. Nach einigen Tagen vergleichen Sie Ihre Aufzeichnungen mit den für Sie geeigneten Empfehlungen und fangen dann Schritt für Schritt an, einiges von dem, was nicht empfohlen wird, wegzulassen und durch etwas für Sie Geeignetes zu ersetzen. Falls Sie Ihre Vorräte an ungesunden Nahrungs- und Genußmitteln (zum Beispiel zuckerhaltige, stark industriell verarbeitete u. ä.) nicht wegwerfen wollen, brauchen Sie sie langsam auf und kaufen ab jetzt so weit wie möglich gesunde Nahrungsmittel.

Ideal ist es, wenn Sie sich nur noch von Nahrungsmitteln bester biologischer Qualität ernähren. Leider ist dies nicht jedem möglich, manchmal aus praktischen Gründen, manchmal aus finanziellen. Denken Sie daran, daß Sie die Qualität Ihrer Ernährung auch in diesem Fall mit Nahrungsergänzungsmitteln verbessern können (siehe Kapitel 8), die wichtige Nährstoffe in konzentrierter Form enthalten und so die Defizite einer nicht ganz idealen Ernährung zum Teil ausgleichen können.

Bei der Frage, ob Sie sich entsprechend den Bedürfnissen Ihres Stoffwechselprofils ernähren, spielt die Qualität der Nahrungsmittel ohnehin eine untergeordnete Rolle. Bei der typgerechten Ernährung kommt es vor allem anderen darauf an, daß

- Sie so weit wie möglich nur *jene Nahrungsmittel* essen, die ich für Ihren Ernährungstyp empfehle, weil in diesen die Nährstoffe enthalten sind, die zu Ihrem Typ passen.
- die *Mengenverhältnisse* der Nahrungsmittel*gruppen* (eiweißreiche (Fleisch, Geflügel, Fisch, Milchprodukte), fettreiche (Nüsse und Samen, Fette und Öle, Milchprodukte) und kohlenhydratreiche (Obst, Gemüse, Getreide) Nahrungsmittel bilden jeweils eine Gruppe) zueinander den Bedürfnissen Ihres Ernährungstyps entsprechen.
- die Nahrungsmittel, die ich *nicht* für Ihren Ernährungstyp empfehle, so weit wie möglich gemieden werden. Wenn Sie gelegentlich etwas anderes essen, ist das kein großes Problem, vorwiegend sollten Sie sich jedoch an die Empfehlungen halten.

Selbst wenn Sie nur die richtigen Nahrungsmittel im richtigen Mengenverhältnis essen, werden Sie nach einiger Zeit deutliche Verbesserungen bemerken. Die Verbesserungen stellen sich selbstverständlich schneller und tiefgreifender ein, wenn außerdem vorwiegend Nahrungsmittel von sehr guter Qualität mit hohem Nährstoffgehalt verwendet werden.

Aber wie gesagt, gehen Sie Schritt für Schritt vor. Wenn Sie als Stoffwechselprofil 1 auswärts essen, bestellen Sie diesmal Huhn, wenn Sie sonst Rindfleisch gegessen hätten. Als Stoffwechselprofil 2 essen Sie im Restaurant besser eine Mahlzeit mit Fleisch statt ein Nudelgericht. Sie sollen dabei nicht zum Fanatiker werden und immer alles richtig machen wollen und ein schlechtes Gewissen haben, wenn Sie mal etwas anderes essen. Wenn Sie wie die meisten Menschen im Moment circa 70 % „ungesunde" Nahrungsmittel essen, die außerdem oft nicht zu Ihrem Typ passen und nur 30 % „gesunde", so ist Ihnen schon viel geholfen, wenn Sie in Zukunft das Verhältnis umkehren, das heißt, 70 % Gesundes und nur noch 30 % Ungesundes verzehren. Noch besser wäre es natürlich, wenn Sie 90 % oder gar 100 % gesunde Nahrungsmittel essen würden, die für Ihren Ernährungstyp ideal sind.

Wenn Sie erst merken, wie gut es Ihnen nach der Umstellung geht, vermissen Sie das Alte nicht mehr

Sie werden feststellen, daß Ihnen die Umstellung nicht so schwer fällt, wie Sie es vielleicht befürchten. Wenn Sie erst merken, wie gut es Ihnen mit dieser Ernährung geht, vermissen Sie Ihren alten Ernährungsstil nur noch selten.

Bitte meiden!

Meiden Sie so weit wie möglich alles, was sowieso ungesund ist

Zuerst will ich die Nahrungsmittel aufführen, die für keinen Ernährungstyp geeignet sind. Unabhängig von Ihrer Blutgruppe, Ihrer Verbrennungsgeschwindigkeit oder der Ernährung Ihrer Vorfahren: Unnatürliche Nahrungsmittel sind für niemanden geeignet und haben in Ihrem Körper nichts zu suchen. Sie schwächen das Immunsystem, rauben Ihnen Energie, machen Sie krank oder treiben Ihr Gewicht in die Höhe.

Die folgenden Nahrungsmittel sollten daher möglichst gemieden werden!

Veränderte Fette und trans-Fette: Verzichten Sie auf Margarine, Schmalz und alle Backwaren, die hydrierte Öle enthalten (wie in Großbäckereien hergestelltes Brot und Gebäck, Plätzchen, Kuchen und ähnliches); industriell hergestellte Speiseöle schlechter Qualität (die stark erhitzt oder chemisch behandelt werden); Mayonnaise und Nußbutter (zum Beispiel Erdnußbutter), die nicht aus dem Reformhaus oder Naturkostladen stammen; alles Gebratene (besonders Pommes frites).

Oxidiertes Cholesterin: Geräucherte und getrocknete Fleisch- und Fischwaren einschließlich Speck und Schinken; Trockenmilchpulver, Trockenei, Puddingpulver und alte Käsesorten (zum Beispiel alter Gouda) sollten nicht verzehrt werden.

Weißer Zucker: Meiden Sie Kuchen, Plätzchen, Bonbons, Marmeladen und Limonadengetränke, die Zucker enthalten. Bedenken Sie auch, daß in vielen Dosengerichten, in Ketchup und anderen Nahrungsmitteln große Mengen Zucker versteckt sein können.

Zuckerersatzstoffe: Halten Sie sich von allen künstlichen Zuckeraustauschstoffen, wie sie häufig in Light-Getränken, Diät-Marmeladen, Diabetiker-Plätzchen und ähnlichem zu finden sind, fern.

Raffinierte Kohlenhydrate: Verzichten Sie auf alle Nahrungsmittel aus Weißmehl. Denken Sie daran, daß raffinierte Kohlenhydrate (zum Beispiel viele Brotsorten, Plätzchen, Nudeln, Gebäckstücke, Kuchen u. ä.) im Körper wie einfache, kurzkettige Kohlenhydrate verstoffwechselt werden und daher in der täglichen Ernährung möglichst wenig vorkommen sollten. Ihre Mahlzeiten sollten ohnehin nicht vorwiegend aus Kohlenhydraten bestehen, auch nicht aus komplexen, sondern daneben ein ausgewogenes Maß an eiweißhaltigen Nahrungsmitteln und an Gemüse enthalten.

Menschen mit einer Glutenüberempfindlichkeit (vor allem auch Personen mit Blutgruppe 0) sollten Weizen, Roggen, Hafer und Gerste meiden und statt dessen Naturreis, Hirse, Buchweizen, Quinoa und

Amaranth essen. Dinkel und Kamut, beides uralte Getreidesorten, werden oft besser vertragen, obwohl sie auch Gluten enthalten.

Getränke: Alle Limonadengetränke und Nektare (sowohl die mit Zucker als auch die künstlich gesüßten, mit oder ohne Koffein), H-Milch, Milchpulver, Dosenmilch und Diätgetränke sollten gemieden werden. Höchstens ein bis zwei Tassen Kaffee pro Tag sind erlaubt. Auch mehr als ein Fruchtsaft pro Tag sollte nur bei starker körperlicher Aktivität getrunken werden. Seien Sie zurückhaltend bei Alkohol.

Trinken Sie kein Wasser aus Flüssen oder Seen, auch wenn es sehr klar aussieht. Quellwasser und Brunnenwasser enthält eventuell den Eingeweideparasiten Giardia, der in Europa, Rußland, den USA, Asien und Südamerika verbreitet ist. Verwenden Sie zumindest einen guten Wasserfilter, der Mikroorganismen wie Giardia und Cryptosporidium herausfiltert. Beim Camping oder auf Reisen sollten Sie einen tragbaren Filter oder Wasser aus Flaschen dabei haben.

Eiweiß: Meiden Sie rohe Eier, rohes Fleisch (zum Beispiel Tartar) und rohen Fisch (zum Beispiel Sushi) ebenso wie nicht vollständig gegartes Fleisch und Fisch. Sie können viele verschiedene Bakterien (Salmonellen oder Escherichia coli) sowie Parasiten (Bandwürmer) enthalten. Diese Organismen werden erst nach längerem Erhitzen bei mindestens 80° C abgetötet.

Bei rohem Fleisch können Sie sich mit Parasiten infizieren

Fische aus Zuchtbetrieben – wie Lachs und Regenbogenforellen oder Garnelen – sind oft nicht so hohen Schadstoffbelastungen ausgesetzt wie ihre freilebenden Artgenossen, liefern dafür aber weniger natürliche essentielle Fettsäuren.

Gemüse: Meiden Sie Gemüse aus Konserven. Am besten ist frisches Gemüse, die zweitbeste Möglichkeit ist tiefgefrorenes.

Gewürze: Kaufen Sie keine bestrahlten Kräuter und Gewürze. Salz mit Streuzusätzen sollten Sie ebenfalls meiden, verwenden Sie statt dessen ein natürliches Meersalz.

Nahrungsmittel, die für bestimmte Blutgruppen nicht geeignet sind

Wie durch Forschungsarbeiten belegt wurde, reagieren die verschiedenen Blutgruppen unterschiedlich auf die in bestimmten Nahrungsmitteln enthaltenen Lektine, so daß es zu Gesundheitsproblemen kommen kann. Daher raten wir, daß bestimmte Nahrungsmittel von einzelnen Blutgruppen möglichst gemieden werden sollten.

Achten Sie mal darauf, wie Ihnen diese Nahrungsmittel bei Ihrer Blutgruppe bekommen

Blutgruppe 0 sollte meiden: Brombeeren, Kakao, Heilbutt, Flunder, Schokolade, Seezunge und Sonnenblumenkerne. Milchprodukte, glutenhaltige Getreide und Mais werden von dieser Blutgruppe oft ebenfalls nicht gut vertragen.

Blutgruppe A sollte meiden: Brombeeren, Corn Flakes, Flunder, Grüne Bohnen, Heilbutt, Limabohnen, Seezunge, Shiitakepilze, Sojabohnen,

Sojasprossen und Venusmuscheln. Auch rotes Fleisch, Milch und Käse werden oft nicht gut vertragen, obwohl Joghurt oft toleriert wird. Achten Sie zudem darauf, wie Sie auf Tomaten, Auberginen, Paprika und Kartoffeln reagieren. Bei negativen Reaktionen sollten Sie diese besser gar nicht oder nur selten essen.

Blutgruppe B sollte meiden: Augenbohnen, Granatäpfel, Helmbohnen, Kakao, Kastorbohnen, Lachs, Schokolade, Sesam, Sojabohnen, Sonnenblumenkerne, Tahini, Thunfisch.

Blutgruppe AB sollte meiden: Brombeeren, Corn Flakes, Flunder, Granatäpfel, Grüne Bohnen, Heilbutt, Kakao, Kastorbohnen, Lachs, Limabohnen, Seezunge, Sesam, Shiitakepilze, Sojabohnen, Sojasprossen, Sonnenblumenkerne, Tahini, Thunfisch, Venusmuscheln.

Ernährungsempfehlungen für die einzelnen Stoffwechselprofile

Doch nun zu den Nahrungsmitteln, die ich den drei Stoffwechselprofilen vorschlage. Wenn ein Nahrungsmittel für Ihr Stoffwechselprofil nicht empfohlen wird, bedeutet dies natürlich nicht, daß sein Verzehr sofort merkbare Schäden anrichtet. Doch langfristig kann das Stoffwechselgleichgewicht durch häufigen Genuß dieses Nahrungsmittels stark gestört werden, wodurch auch die Gesundheit beeinträchtigt werden kann.

Halten Sie sich so gut wie möglich an die empfohlenen Mengenverhältnisse

Die Mengenangaben auf den folgenden Seiten sollen vor allem die Mengenverhältnisse zwischen den einzelnen Nahrungsmittelgruppen verdeutlichen und basieren auf einem durchschnittlichen Kalorienverbrauch. Sie sollen jedoch nur als Orientierungshilfe dienen. Je nach eigenem Bedürfnis und Hunger können Sie die Mengen jedoch beliebig ändern – solange Sie die Mengenverhältnisse zu den anderen Nahrungsmittelgruppen weitgehend einhalten. Wenn Sie zum Beispiel als Stoffwechselprofil 1 pro Tag statt der empfohlenen vier Portionen Gemüse nur zwei essen, sollen Sie auch nur zwei Portionen Kohlenhydrate, 1/2 Eßlöffel Öl und 60–85 g Eiweiß essen. Essen Sie jedoch zum Beispiel acht Portionen Gemüse – weil Sie körperlich sehr aktiv sind – sollten auch die anderen Mengen entsprechend erhöht werden (also acht Portionen Kohlenhydrate, zwei Eßlöffel Öl, 240–340 g Eiweiß). Es geht also bei den Mengenangaben nicht darum, Ihnen vorzuschreiben, wieviel Sie essen dürfen, sondern nur darum, die Mengenverhältnisse zwischen eiweiß-, fett- und kohlenhydratreichen Nahrungsmitteln zu verdeutlichen.

Ernährungsempfehlungen für Stoffwechselprofil 1

Jetzt sind wir endlich so weit, alle Informationen über Ihr persönliches Gesundheitskonzept in einer leicht zu befolgenden Ernährungsempfehlung zusammenstellen zu können. Folgende Mengenverhältnisse von kohlenhydratreichen (komplexe Kohlenhydrate, Gemüse, Obst,), eiweißreichen (Eiweiß, Milchprodukte) und fettreichen (Fettsäuren) Nahrungsmitteln sind für Stoffwechselprofil 1 am besten geeignet:

Kohlenhydratreiche Nahrungsmittel
- 4 oder 5 Portionen vollwertige, komplexe Kohlenhydrate
- 4 oder 5 Portionen Gemüse
- 2 bis 4 Portionen Obst

Eiweißreiche Nahrungsmittel
- 120 bis 170 g fett- und purinarmes Eiweiß
- 2 Portionen fettarme Milchprodukte (nur, wenn sie gut vertragen werden)

Fettreiche Nahrungsmittel
- 1 Eßlöffel essentielle Fettsäuren (Öle) von guter Qualität (1 Eßlöffel faßt ca. 10 ml)

Wie Sie sehen, haben wir aus praktischen Gründen drei Maßeinheiten verwendet: Portionen (bei Gemüse, Obst, Kohlenhydraten und Milchprodukten), Gewicht (beim Eiweiß) und Volumen (beim Fett). Im Anhang (ab Seite 166) können Sie den Tabellen entnehmen, wie groß jeweils eine Kohlenhydratportion (bei Gemüse und Obst) ist.

Die richtigen Nahrungsmittel für Stoffwechselprofil 1

Die folgenden Listen sollen Ihnen einen Eindruck vermitteln, aus welchen Nahrungsmitteln die Mahlzeiten bei Stoffwechselprofil 1 zusammengestellt sein können. Zur besseren Orientierung habe ich die Nahrungsmittel in Gruppen eingeteilt.

Es ist wichtig, daß Sie sich vor allem von den hier empfohlenen Nahrungsmitteln ernähren

Kohlenhydratreiche Nahrungsmittel
Komplexe Kohlenhydrate:
Essen Sie täglich vier oder fünf Portionen der Nahrungsmittel, die in der nachfolgenden Liste aufgeführt sind. Je nach dem, wie aktiv Sie körperlich sind und wie gut Sie diese Kohlenhydrate verstoffwechseln, können Sie etwas mehr oder etwas weniger nehmen. Glutenreiche

Getreide (Weizen, Roggen, Hafer, Gerste) sollten nicht häufig gegessen werden; wechseln Sie öfter mit glutenarmen ab, die besser vertragen werden. Essen Sie häufig auch die Nahrungsmittel aus der Gruppe der stärkereichen Gemüse.

Stärkereiche Gemüse:
- Erbsen • Kartoffeln • Kastanien • Kürbis • Limabohnen • Mais • Pastinak

Hülsenfrüchte:
- Bohnen (z. B. Lima-, Pinto-, Kidney-, Weiße Bohnen) • Erbsen • Linsen

Getreidesorten, ihre Zubereitungen und verwandte Produkte:
- Brötchen (aus Vollkornmehl) • Brot (Roggen- und Weizenvollkorn, Pumpernickel) • Buchweizen • Buchweizenmehl • Couscous • Croutons • Gerste • Haferbrei • Hafergrütze • Hirse • Kartoffelstärke • Kleie (von Weizen oder Reis) • Maisbrei • Maisstärke • Matzen (aus Vollkornmehl) • Nudeln • Pfannkuchen (aus Vollkornmehl) • Pfeilwurzelstärke • Pitabrot • Polenta • Popkorn • Puffreis • Reis (Vollkorn) • Reis, wilder • Reisbrei • Reismehl • Reiswaffeln (aus Vollkornreis) • Roggenknäckebrot (aus Vollkornmehl) • Sojamehl • Tapioka • Weizenknäckebrot (aus Vollkornmehl) • Weizenvollkornmehl

Gemüse:
Essen Sie täglich vier oder fünf Portionen Gemüse aus unten aufgeführter Liste. Täglich sollten frische Salate gegessen werden, als Zwischenmahlzeiten eignen sich zudem Gurken, Tomaten und Sprossen. Da Kalium für das Stoffwechselprofil 1 besonders geeignet sind, sind gerade Gemüsesorten wie Tomaten und Kürbis mit ihrem besonders hohen Kaliumgehalt günstig.
- Aubergine • Bambussprossen • Bohnen (Grüne- und Wachsbohnen) • Brokkoli • Gelbe Kohlrüben • Gemüsesaft • Grüne Blattgemüse (Salat, Wirsing) • Kohl • Kohlrabi • Kürbis • Paprika • Petersilie • Radieschen • Rote Beete • Sprossen (von Alfalfa, Mungbohnen, Radieschen) • Tomaten • Wasserkresse • Wasserkastanien • Zucchini • Zwiebeln

Obst:
Auch die folgenden Früchte können zwischen den Mahlzeiten gegessen werden. Wir empfehlen zwei bis vier Portionen Obst täglich. Denken Sie daran, daß Zitrusfrüchte (Orangen, Zitronen, Grapefruit u. ä.) und Bananen wegen ihres hohen Kaliumgehalts besonders gut sind. Meiden Sie tiefgefrorene Früchte und solche aus Dosen, besonders alle, die Zusätze wie Konservierungs- oder Süßstoffe enthalten. Am besten ist Obst aus biologischem Anbau.
- Ananas • Ananassaft • Apfel • Apfelkraut (zuckerfrei) • Apfelmus (ungesüßt) • Apfelsaft oder Apfelwein • Aprikosen (frisch) • Apri-

kosen (getrocknet) • Bananen • Beeren (Brombeeren, Blaubeeren, Himbeeren, Erdbeeren) • Birne • Cantalupe, Warzenmelone • Datteln • Erdbeeren • Feigen (frisch) • Feigen (getrocknet) • Früchtemarmelade (zuckerfrei) • Grapefruit • Grapefruitsaft • Kirschen • Kiwi • Mandarinen • Mango • Nektarine • Obstsalat (im eigenen Saft) • Orange • Orangensaft • Papaya • Pflaumen • Pflaumensaft • Rosinen • Trauben • Traubensaft • Wassermelone • Zitrone

Eiweißreiche Nahrungsmittel

Verwenden Sie täglich in beliebiger Kombination insgesamt 120 bis 170 g von den in der folgenden Liste aufgeführten eiweißreichen Nahrungsmitteln. Am besten essen Sie zu jeder Mahlzeit einen Teil dieser Gesamtmenge, da es besser ist, die Eiweißaufnahme über den Tag zu verteilen. Die zwei Portionen Milchprodukte können Sie zusätzlich zu dieser Menge essen. Milchprodukte sollten nicht als Ersatz für Fleisch, Geflügel, Fisch und Eier angesehen werden und sind daher in der Liste der Mengenverhältnisse zu Beginn dieses Abschnitts getrennt aufgeführt.

Verwenden Sie so oft wie möglich Fleisch, Geflügel und Eier aus biologischer Haltung, da diese bis zur fünffachen Menge an essentiellen Fettsäuren und wesentlich weniger ungesundes Cholesterin als bei Massentierhaltung enthalten.

Fleisch:
• Kalbfleisch (mager) • Rindfleisch (mager)

Geflügel:
• Hühnerfleisch (hell) • Putenfleisch (hell)

Eier:
• Ei • Eiweiß

Fische und Meerestiere:
• Flunder • Flußbarsch • Kabeljau • Schellfisch • Seezunge • Steinbutt • Thunfisch

Milchprodukte:
Wenn Sie auf Milchprodukte auf keinen Fall verzichten wollen, so beschränken Sie diese am besten auf höchstens zwei Portionen der unten aufgeführten Nahrungsmittel. (Im Anhang finden Sie ab Seite 166 eine Tabelle, aus der Sie die Größe einer Portion entnehmen können). Milchprodukte sind wegen ihres hohen Kalziumgehalts für das Stoffwechselprofil 1 nicht so gut geeignet. Wenn Sie eine Laktoseunverträglichkeit haben (die vor allem bei Menschen mit afrikanischer, indianischer, mexikanischer und asiatischer Abstammung sowie bei Juden mit osteuropäischen Vorfahren verbreitet ist), sind für Sie eventuell die fermentierten Milchprodukte wie Joghurt, Kefir und Buttermilch günstiger. Oder

Sie lassen sich das Enzym Laktase verschreiben, um die Milchprodukte besser verdauen zu können.

- Buttermilch (fettarm), Joghurt (fettarm), Hüttenkäse, Kefir (fettarm), Kuhmilch (fettarm), Mozzarella, Parmesan, Schweizer und andere Hartkäse, Ziegenmilch

Fettreiche Nahrungsmittel

Von den folgenden Ölen können Sie pro Tag insgesamt einen Eßlöffel zu sich nehmen: Leinöl, Sonnenblumenöl, Sesamöl und Maiskeimöl sollten nicht erhitzt werden, sondern kalt – zum Beispiel in Salaten – Verwendung finden oder nachträglich zu gekochten Speisen gegeben werden, wenn diese etwas abgekühlt sind. Leinöl schmeckt ausgezeichnet auf Reis oder Folienkartoffeln; es ähnelt im Geschmack ausgelassener Butter. Obwohl unsere Menüvorschläge Leinöl nicht besonders hervorheben, können Sie es immer anstelle anderer nehmen.

Zum Kochen und Braten können Sie Erdnuß- oder Olivenöl verwenden, allerdings sollten Sie das Braten grundsätzlich nach Möglichkeit vermeiden, da durch die starke Hitze auch diese an sich ziemlich stabilen Öle verändert werden. Besser wäre es, Öl erst nach dem Garen hinzuzufügen und auf das Braten möglichst ganz zu verzichten.

Denken Sie daran, nur Öle bester Qualität – am besten aus dem Naturkostladen oder Reformhaus oder noch besser von der Bezugsadresse, auf die wir im Anhang ab Seite 169 verweisen – zu verwenden. Die folgenden Öle können beliebig untereinander ausgetauscht werden, nur sollte der Verbrauch am Tag insgesamt einen Eßlöffel nicht überschreiten. Außerdem können Sie statt der Öle die Nüsse und Samen verwenden. Ich habe im Anhang auf Seite 168 die Menge, die einem Teelöffel Öl (circa 5 ml, 2 Teelöffel sind 1 Eßlöffel) entspricht, ebenfalls angegeben.

Am besten sind folgende Öle geeignet:
- Erdnußöl, Leinsamenöl, Maiskeimöl, Olivenöl und Sesamöl.

Nüsse und Samen (roh oder ohne Fett geröstet):
- Cashewnüsse, Erdnüsse, Kürbiskerne, Pistazien, Sesamsamen, Sonnenblumenkerne

Wenn Sie gern Mayonnaise essen, stellen Sie diese am besten selbst aus einem der oben genannten Öle her oder kaufen Sie gute Qualitäten.

Gewürze

Wenn Sie die folgenden Menüvorschläge für zu fad halten, können Sie gerne Gewürze verwenden. Bei Stoffwechselprofil 1 sind besonders Cayenne, Chili, Curry und alle scharfen Soßen geeignet. Allerdings sollten Sie damit sparsam umgehen, da sie eine starke Wirkung auf das Stoffwechselgleichgewicht haben.

Menüvorschläge für Stoffwechselprofil 1

Die folgenden Menüvorschläge für eine Woche sollen Ihnen einen Eindruck davon vermitteln, wie Sie die richtige Ernährung für Ihr Stoffwechselprofil zusammenstellen können. Wir haben lediglich für das Frühstück ein Getränk angegeben, doch am besten trinken Sie zu den Mahlzeiten nichts – nur dazwischen – um die Verdauung nicht zu stören. Zwischen den Mahlzeiten trinken Sie am besten viel (etwa acht Gläser täglich) gutes Wasser (ideal wäre destilliertes oder Wasser aus Umkehrosmose). Kräutertee (Alfalfatee ist für das Stoffwechselprofil 1 besonders gut geeignet) oder Kaffeesurrogate, zum Beispiel Getreidekaffee sind zwar auch gelegentlich erlaubt, haben aber nicht die gleiche reinigende Wirkung.

Wenn Sie zwischen den Mahlzeiten etwas essen möchten, sollten Sie sich auf fettarme, leicht verdauliche Nahrungsmittel wie Obst, Gemüse (zum Beispiel eine kleine rohe Karotte als Zwischenmahlzeit) und Vollkornprodukte beschränken.

Jedes Menü ist nach den Richtlinien zusammengestellt, die ich auf den vorhergehenden Seiten für das Stoffwechselprofil 1 entworfen habe. Allerdings sollten Sie zusätzlich Ihre Blutgruppe nach folgenden Überlegungen berücksichtigen:

Blutgruppe 0: Wenn Sie Blutgruppe 0 haben, geht es Ihnen wahrscheinlich mit etwas mehr magerem Eiweiß zum Frühstück besser. Achten Sie darauf, ob Sie Milchprodukte gut vertragen oder Probleme haben, weil Sie vielleicht Laktose nicht verdauen können oder auf Milchprodukte aus anderen Gründen empfindlich reagieren. Dann sollten Sie entweder Milchprodukte ganz meiden oder nur laktosearme wie fermentierte – zum Beispiel Joghurt oder Kefir – essen. Außerdem sollten Sie darauf achten, ob Sie glutenreiche Getreideprodukte gut vertragen. Dinkel und Kamut sind Getreidearten, die nur wenig Gluten enthalten, Reis, Hirse, Quinoa und Amaranth sind frei davon und können als Ersatz zum Beispiel zum Brotbacken verwendet werden.

Blutgruppe A: Wenn Sie Blutgruppe A haben, können Sie sich weitgehend vegetarisch ernähren, sollten allerdings nicht ganz auf tierisches Eiweiß verzichten.

Blutgruppe B: Wenn Sie Blutgruppe B haben, ersetzen Sie das Hühnerfleisch in den Menüvorschlägen durch Putenfleisch oder Fisch. Wahrscheinlich werden Sie fermentierte Milchprodukte wie Joghurt u. ä. gut vertragen.

Blutgruppe AB: Menschen mit dieser Blutgruppe können entweder stärker zu den Eigenschaften von Gruppe A oder von Gruppe B neigen. Neigen Sie stärker zu Gruppe A, sollten Sie die für diesen Typ geltenden Empfehlungen befolgen, neigen Sie eher zu Gruppe B, werden Sie die fermentierten Milchprodukte ohne Probleme essen können.

An unsere Menüvorschläge müssen Sie sich nicht halten

Seien Sie kreativ und stellen Sie sich aus dem Angebot etwas zusammen

Sie können Ihre Blutgruppe zusätzlich einbeziehen

Montag

Frühstück:
- 1/2 Grapefruit
- Omelett mit 1 Ei, Zwiebeln, Petersilie und grüner Paprika
- 2 Scheiben Vollkornbrot mit
- 1 Teelöffel Butter
- 1 Tasse Getreidekaffee

Mittagessen:
- 60g Seezungenfilet
- Mischung aus Lauch, Zucchini und Roter Paprika, insgesamt 1 Tasse
- Gemischter Sprossensalat mit Zitronensaft, insgesamt 1 Tasse

Abendessen:
- 60 g Hühnerbrust
- 1 Tasse Gemüseratatouille mit
- 1 Teelöffeln Sesamöl und
- 2/3 Tasse gekochte Gerste oder Reis

Dienstag

Frühstück:
- 3/4 Tasse Blaubeeren mit
- 1/2 Tasse Vollkornhaferflocken und
- 120 ml fettarme Milch
- 1 Tasse Getreidekaffee

Mittagessen:
- 90 g Hackfleisch aus Putenfleisch als Frikadelle mit
- 1 Tasse Kartoffelbrei und
- 1/2 Tasse gedünstete Aubergine mit Zwiebeln. Dazu
- Salat aus Eisbergsalat, Gurken und Radieschen mit
- 1 Teelöffel Leinöl und Zitronensaft

Abendessen:
- 90 g Tofu mit
- insgesamt 1 Tasse Wasserkastanien, Chinakohl, Brokkoli und Rote Paprika, kurz angebraten in
- 1 Teelöffeln Erdnußöl
- 1/2 Tasse Buchweizennudeln

Mittwoch

Frühstück:
- 1 Orange
- 1 Spiegelei
- 2 Scheiben Roggenbrot mit
- 1 Teelöffel Butter
- 1 Tasse Getreidekaffee

Mittagessen:
- 90 g gedünsteter Thunfisch als Salat mit
- 2 Teelöffeln Mayonnaise und
- insgesamt 1 Tasse Stangensellerie, Zwiebeln und Grünem Paprika
- 2 Reiswaffeln
- Radicchiosalat angemacht mit Apfelessig und 1 Teelöffel Leinöl

Abendessen:
- 60 g Hühnerbrust
- 1/2 Tasse wilder Reis mit Lauch
- 1/2 Tasse Rotkohlgemüse mit Kümmel

Donnerstag

Frühstück:
- 1/2 Banane mit
- 1 Tasse fettarmer Yoghurt und
- 6 Teelöffeln Weizenkeimen
- 1 Tasse Getreidekaffee

Mittagessen:
- 90 g Hühnerbrust auf
- 2 Scheiben Roggenbrot mit
- Sprossen, Senf, Tomatenscheiben und Zwiebeln

Abendessen:
- 60 g Kabeljau mit
- pikanter Tomatensauce und
- 1 Folienkartoffel mit
- 1 Eßlöffel Leinöl (erst kurz vor dem Servieren darüber geben)
- Grüne Bohnen
- Salat aus Eisbergsalat, Petersilie und Frühlingszwiebeln mit Apfelessig oder Zitronensaft und 1 Teelöffel Leinöl

Freitag

Frühstück:
- 1 gedünsteter Apfel mit Zimt und
- 2 Teelöffeln Rosinen
- 1/4 Tasse Hüttenkäse
- 1 Scheibe Vollkornbrot
- 1 Tasse Getreidekaffee

Mittagessen:
- 90 gedünsteter Heilbutt
- insgesamt 1 Tasse Rosenkohl mit angebratenen Zwiebeln, mit Muskat gewürzt
- 1 Eßlöffel Salatdressing aus 1 Teelöffel Leinöl und Zitronensaft
- 1/2 Tasse Süßkartoffeln

Abendessen:
- 60 g Salat aus 30 g kaltem Fisch in einer ausgehöhlten Tomate
- 4 Vollkornknäcke
- Blattsalat mit
- 1 Teelöffeln Leinöl und Zitronensaft

Samstag

Frühstück:
- 1 Pfirsich
- 1/2 Tasse gemischte Getreideflocken
- 120 ml fettarme Milch
- 1 Tasse Getreidekaffee

Mittagessen:
- Griechischer Salat aus
- 60 g Schafskäse mit insgesamt 1 Tasse Tomaten, Zwiebeln und Salatgurken
- 1 Teelöffel Olivenöl
- 2 Reiswaffeln

Abendessen:
- 60 g Putenbrust mit
- 1 Tasse Vollkornnudeln
- 1 Tasse gemischtes gedünstetes Gemüse mit
- 1 Teelöffel Leinöl

Sonntag

Frühstück:
- 1/3 Tasse Buchweizen mit
- 1 Tasse fettarmer Joghurt
- 1 Banane
- 1 Tasse Getreidekaffee

Mittagessen:
- 90 g Hühnerbrust
- 1/2 Tasse Karotten, grüne Bohnen und Zucchini
- 1 Kartoffel
- 1/2 Tasse Endividiensalat mit Frühlingszwiebeln
- 2 Teelöffel Salatsoße aus 1 Teelöffel Zitronensaft und 1 Teelöffel Leinöl

Abendessen:
- 1 Tasse Gemüsesuppe
- Salat mit 1 Ei,
- insgesamt 1 Tasse gehacktem Sellerie, Zwiebeln und Tomate, gemischt mit
- 2 Teelöffel Mayonnaise, auf
- 2 Scheiben Vollkornroggenbrot

Die besten Nahrungsmittel für Stoffwechselprofil 1

In dieser Liste sind alle Nahrungsmittel zusammengefaßt, die für das Stoffwechselprofil 1 besonders geeignet sind.

* **Gemüse:** Alfalfasprossen, Aubergine, Bambussprossen, Blattsalat (alle Sorten), Brokkoli, Erbsen, Frühlingszwiebeln, Gelbe Kohlrüben, Gemüsepaprika, Grüne Bohnen, Grünkohl, Karotten, Kartoffeln, Kastanien, Kidneybohnen, Knoblauch, Kohl, Kohlrabi, Kürbis, Lauch, Limabohnen, Linsen, Mais, Meerrettich, Mungbohnensprossen, Paprika, Pastinak, Petersilie, Pintobohnen, Rosenkohl, Rote Beete, Salatgurke, Sellerie (Stangen und Knolle), Senfsprossen, Sojasprossen, Süßkartoffeln, Tomaten, Wachsbohnen, Weißkohl, Wirsing, Zucchini, Zwiebeln
* **Obst:** Ananas, Äpfel, Aprikosen, Bananen, Beeren (alle Sorten), Birnen, Cantaloupe, Datteln, Erdbeeren, Feigen, Grapefruit, Kirschen, Kiwi, Limonen, Mandarinen, Mango, Melonen, Nektarinen, Orangen, Papaya, Pfirsiche, Pflaumen, Rosinen, Trauben, Warzenmelonen, Wassermelonen, Zitronen
* **Getreide und ähnliches:** Amaranth, Buchweizen, Dinkel, Gerste, Hafer, Hirse, Kamut, Mais, Reis, Roggen, Quinoa, Tapioka, Teff, Weizen
* **Milchprodukte:** verwenden Sie möglichst nur fettarme Varianten folgender Milchprodukte: Hüttenkäse, Joghurt, Käse, Kefir, Milch, Ziegenmilch
* **Fleisch und Geflügel:** Hühnerbrust, Putenbrust, mageres Kalbs- und Rindfleisch, Eier
* **Meeresfrüchte:** Flunder, Flußbarsch, Kabeljau, Schellfisch, Seezunge, Steinbutt, Thunfisch
* **Nüsse und Samen:** Cashewkerne, Erdnuß, Kürbiskerne, Pistazien, Sesamsamen, Sonnenblumenkerne
* **Fette und Öle:** Erdnußöl, Leinöl, Maiskeimöl, Olivenöl, Sesamöl, Sonnenblumenöl
* **Getränke:** Gemüsesäfte, Getreidekaffee, Obstsäfte, Wasser

Ernährungsempfehlungen für Stoffwechselprofil 2

Für Stoffwechselprofil 2 sind folgende Mengenverhältnisse von eiweißreichen (Eiweiß, Milchprodukte), fettreichen (Fettsäuren) und kohlenhyratreichen (Gemüse, Obst, komplexe Kohlenhydrate) Nahrungsmitteln am besten geeignet:

Eiweißreiche Nahrungsmittel

* 180 bis 240 g tierisches Eiweiß, einschließlich 4 mal wöchentlich die fett- und purinreicheren Eiweiße

- 2 Portionen Milchprodukte mit natürlichem Fettgehalt (nur, wenn sie gut vertragen werden)

Fettreiche Nahrungsmittel
- 2 Eßlöffel essentielle Fettsäuren (Öle und Fette) von guter Qualität (1 Eßlöffel faßt ca. 10 ml)

Kohlenhydratreiche Nahrungsmittel
- 4 oder 5 Portionen Gemüse
- 1 bis 2 Portionen Obst
- 2 oder 3 Portionen vollwertige, komplexe Kohlenhydrate

Wie Sie sehen, habe ich aus praktischen Gründen drei verschiedene Maßeinheiten verwendet: Portionen (bei Gemüse, Obst, Kohlenhydraten und Milchprodukten), Gewicht (beim Eiweiß) und Volumen (beim Fett). Im Anhang (ab Seite 166) können Sie den Tabellen entnehmen, wie groß jeweils eine Kohlenhydratportion (bei Gemüse und Obst) ist.

Die richtigen Nahrungsmittel für Stoffwechselprofil 2

Die folgende Liste gibt Ihnen einen Überblick darüber, aus welchen Nahrungsmitteln jede Mahlzeit bei Stoffwechselprofil 2 zusammengestellt sein sollte. Zur besseren Orientierung habe ich die Nahrungsmittel in Gruppen eingeteilt.

Es ist wichtig, daß Sie sich vor allem von den hier empfohlenen Nahrungsmitteln ernähren

Eiweißreiche Nahrungsmittel
Verwenden Sie täglich in beliebiger Kombination insgesamt 180–240 g von den hier aufgeführten eiweißreichen Nahrungsmitteln. (Im Anhang finden Sie für einige eiweißreiche Nahrungsmittel Mengenangaben, die circa 30 g entsprechen. Zum Beispiel entsprechen fünf kleine Muscheln 30 g.) Denken Sie daran, daß für Stoffwechselprofil 2 alle tierischen Eiweiße geeignet sind. Trotzdem sollten Sie darauf achten, mindestens viermal pro Woche auch die purinreichen Sorten zu essen, da sie diesem Typ besonders viel Energie liefern (die purinreichen Sorten sind mit einem Stern * gekennzeichnet).

Am besten essen Sie zu jeder Mahlzeit nur einen Teil dieser Gesamtmenge, da es besser ist, den Eiweißkonsum über den Tag zu verteilen. Die zwei Portionen Milchprodukte können Sie zusätzlich zu dieser Menge essen. Milchprodukte sollten nicht als Ersatz für Fleisch, Geflügel, Fisch und Eier verwendet werden und sind daher in der obigen Liste der Mengenverhältnisse getrennt aufgeführt.

Kaufen Sie Fleisch, Fisch, Geflügel und Eier so oft wie möglich aus biologischer Haltung, da diese bis zur fünffachen Menge an essentiellen Fettsäuren und wesentlich weniger ungesundes LDL-Cholesterin als bei Massentierhaltung enthalten.

Fleisch:
- *Kalbfleisch, *Lammfleisch, *Rindfleisch, *Wildfleisch, *Innereien (wie Leber, Nieren, Herz)

Geflügel:
- *Ente, *Fasan, *Gans, Hühnerfleisch (dunkel), Putenfleisch (dunkel)

Fisch und Meerestiere:
- *Anchovis • *Austern • Forelle • Garnelen • Hai • *Hering • Hummer • Kammuscheln • Karpfen • *Kaviar • Krabben • Lachs • Languste • Makrele • Muscheln • Sardine • Schwertfisch • Thunfisch • Venusmuscheln • Weißfisch • Wels

Andere Nahrungsmittel:
- Erdnußbutter, Mandelmus

Milchprodukte:
Falls Sie Laktose vertragen und nicht gegen Milchprodukte allergisch sind, können Sie zwei oder drei Portionen der unten aufgeführten Nahrungsmittel essen. Verwenden Sie am besten Milchprodukte mit natürlichem Fettgehalt, nicht die fettarmen Varianten. Milchprodukte sind auch wegen ihres hohen Kalziumgehalts für das Stoffwechselprofil 2 geeignet. Selbstverständlich ist es wie bei allen Nahrungsmitteln am besten, wenn die Milchprodukte aus ökologischer Landwirtschaft stammen.

Wenn Sie eine Laktoseunverträglichkeit haben, bekommen Ihnen eventuell die fermentierten Milchprodukte wie Joghurt, Kefir und Buttermilch besser. Oder Sie lassen sich das Enzym Laktase verschreiben, um die Milchprodukte problemlos verdauen zu können.
- Buttermilch, Hüttenkäse, Joghurt, Kefir, Kuhmilch, Ziegenmilch

Fettreiche Nahrungsmittel

Von den Ölen und Fetten können Sie pro Tag zwei Eßlöffel zu sich nehmen. Wenn Sie unbedingt zum Braten ein Fett verwenden möchten, eignet sich dazu am besten Butterfett (auch unter der Bezeichnung „Ghee" erhältlich), da es trotz der Hitze keine schädlichen trans-Fettsäuren bildet.

Denken Sie daran, nur Öle bester Qualität – am besten aus dem Naturkostladen oder Reformhaus oder noch besser von der Bezugsadresse, auf die wir im Anhang ab Seite 169 verweisen – zu nehmen. Die folgenden Öle können beliebig untereinander ausgetauscht werden, nur sollte der Verbrauch am Tag insgesamt zwei Eßlöffel nicht überschreiten. Außerdem können Sie statt der Öle auch die Nüsse und

Samen verwenden, von denen sie stammen. Ich habe im Anhang ab Seite 166 die Menge, die einem Teelöffel Öl (circa 5 ml, 4 Teelöffel ergeben 2 Eßlöffel) entspricht, ebenfalls angegeben.

Die Öle aus der nachfolgenden Liste sollten nicht erhitzt werden, sondern kalt – zum Beispiel in Salaten – Verwendung finden oder nachträglich zu gekochten Speisen gegeben werden, wenn diese etwas abgekühlt sind.

Am besten sind folgende Öle geeignet:
• Avocadoöl, Mandelöl, Olivenöl, Sesamöl, Sonnenblumenöl

Andere fettreiche Nahrungsmittel:
• Avocado • Butter • Creme Fraiche • Kokosnuß • Oliven • Sahnequark • Saure Sahne • Schlagsahne

Wenn Sie Mayonnaise nehmen wollen, stellen Sie diese am besten selbst aus einem der oben angegebenen Öle her oder verwenden Sie ein Öl guter Qualität aus dem Reformhaus oder Naturkostladen.

Kohlenhydratreiche Nahrungsmittel

Gemüse:
Essen Sie täglich vier oder fünf Portionen Gemüse aus nachfolgender Liste. Für das Stoffwechselprofil 2 sind die purinreichen Gemüse (die mit einem Stern* gekennzeichnet sind) und diejenigen, die viel Vitamin A oder viel Kalzium enthalten, am besten geeignet. Besonders die Meeresalgen mit ihrem hohen Kalziumgehalt sind daher ebenfalls zu empfehlen.
• *Artischocken • Artischockenherzen • *Blumenkohl • Brokkoli • Endivien • *Erdartischocken • Gelbe Kohlrübe • Hizikialgen • Kohl • Kombualgen • Kürbis • Meeresalgen • Norialgen • Okra • Pastinake • Petersilie • *Pilze • Rosenkohl • Rote Seealge • *Spargel • *Spinat • Wirsing

Obst:
Mit Stoffwechselprofil 2 sollten Sie sich auf eine bis zwei Portionen pro Tag beschränken und sie zusammen mit einem fett- oder eiweißreichen Nahrungsmittel wie Nußbutter, Joghurt oder einem Stück Käse essen. Vor allem die Zitrusfrüchte mit ihrem hohen Kaliumgehalt sollten gemieden werden.

Machen Sie einen Bogen um tiefgefrorene Früchte und solchen aus Dosen, besonders alle, die Zusätze wie Zucker, Konservierungs- oder Süßstoffe enthalten. Am besten ist Obst aus biologischem Anbau.
• Apfel • Aprikosen • Birnen • Blaubeeren • Kirschen • Nektarinen • Netzmelonen • Papayas • Pfirsiche • Preiselbeeren

Komplexe Kohlenhydrate

Essen Sie täglich zwei bis drei Portionen der Nahrungsmittel aus nachfolgender Liste. Je nach dem, wie aktiv Sie körperlich sind und wie gut Sie diese Kohlenhydrate verstoffwechseln, können Sie mehr oder weniger essen, wenn Sie auch von den anderen Nahrungsmittelgruppen entsprechend mehr oder weniger essen. Verzehren Sie diese Kohlenhydrate am besten in Verbindung mit einem fett- oder eiweißreichen Nahrungsmittel wie Butter, Nußbutter, Öl oder Käse.

Wenn Sie Getreide oder Getreideprodukte verwenden, so ist es für das Stoffwechselprofil 2 am günstigsten, wenn das Getreide gekeimt hat, um die darin enthaltene Phytinsäure zu beseitigen, die die Aufnahme von Kalzium behindert. Dazu reicht es aus, daß die Getreidekörner 24 Stunden lang eingeweicht werden und so der Keimvorgang eingeleitet wird. Brote und andere Nahrungsmittel aus gekeimtem Getreide sind für diesen Typ besser geeignet.

Die purinreicheren Nahrungsmittel, die Sie mehrmals pro Woche essen sollten, sind mit einem Stern * gekennzeichnet.

Stärkereiche Gemüse:
- *Erbsen • Kartoffelbrei • Kartoffeln • Kastanien • Kürbis • Limabohnen • Mais • Pastinak

Hülsenfrüchte:
- *Bohnen (z.B. Lima-, Pinto-, Kidney-, Weiße Bohnen), *Erbsen, *Linsen

Getreidesorten, ihre Zubereitungen und verwandte Produkte:
- Brötchen (aus Vollkornmehl) • Brot (Roggen- und Weizenvollkorn, Pumpernickel) • Buchweizen • Buchweizenmehl • Croutons • Couscous • Gerste • Haferbrei • Hafergrütze • Hirse • Kartoffelstärke • Kleie (von Weizen oder Reis) • Maisbrei • Maisstärke • Matzen (aus Vollkornmehl) • Nudeln • Pfannkuchen (aus Vollkornmehl) • Pfeilwurzelstärke • Pitabrot • Polenta • Popkorn • Puffreis • Reis (Vollkorn) • Reis, wilder • Reisbrei • Reismehl • Reiswaffeln (aus Vollkornreis) • Roggenknäckebrot (aus Vollkornmehl) • Sojamehl • Weizenknäckebrot (aus Vollkornmehl) • Weizenvollkornmehl

Menüvorschläge für Stoffwechselprofil 2

Die folgenden Menüvorschläge für eine Woche sollen Ihnen einen Eindruck davon vermitteln, wie Sie die richtige Ernährung für Ihr Stoffwechselprofil zusammenstellen können. Ich habe lediglich für das Frühstück ein Getränk angegeben, doch am besten trinken Sie bei den Mahlzeiten gar nichts, nur zwischendurch, um die Verdauung nicht zu stören. Zwischen den Mahlzeiten trinken Sie viel (circa acht Gläser täglich) gutes Wasser (ideal wäre destilliertes oder Wasser aus Umkehrosmose). Kräutertee (Haferstroh oder Ackerschachtelhalm ist für das Stoffwechselprofil 2 besonders gut geeignet) oder Kaffeesurrogate wie zum Beispiel Getreidekaffee können zwar auch gelegentlich getrunken werden, haben aber nicht die gleiche reinigende Wirkung.

Wenn Sie zwischen den Mahlzeiten etwas essen möchten, sollten Sie sich auf die fett- und eiweißreicheren Nahrungsmittel konzentrieren (zum Beispiel Reiswaffeln mit Nußbutter und etwas Honig. Oder ein hartgekochtes Ei. Oder Obst mit ein paar Nüssen, etwas Quark oder Käse).

Jedes Menü ist nach den Richtlinien zusammengestellt, die ich auf den vorhergehenden Seiten für das Stoffwechselprofil 2 entworfen habe. Allerdings sollten Sie zusätzlich Ihre Blutgruppe nach folgenden Überlegungen berücksichtigen:

Blutgruppe 0: Achten Sie darauf, ob Sie Milchprodukte gut vertragen oder Probleme haben, weil Sie Laktose nicht verdauen können oder auf Milchprodukte aus anderen Gründen empfindlich reagieren. Dann sollten Sie entweder die Milchprodukte ganz beiseite lassen (versuchen Sie statt dessen Produkte wie Sojamilch, Sojaquark u. ä.) oder nur laktosearme wie die fermentierten – zum Beispiel Joghurt oder Kefir – essen. Außerdem sollten Sie darauf achten, ob Sie glutenreiche Getreideprodukte gut vertragen. Dinkel und Kamut sind Getreidearten, die nur wenig Gluten enthalten, Reis, Hirse, Quinoa und Amaranth sind frei davon und können als Ersatz auch zum Brotbacken verwendet werden.

Blutgruppe A: Wenn Sie Blutgruppe A haben, wäre es für Sie eigentlich gut, etwas weniger Eiweiß zu essen, doch hat in diesem Fall Ihr Stoffwechselprofil eindeutig Vorrang, und Sie dürfen auf keinen Fall ganz auf tierisches Eiweiß verzichten. Sonst laufen Sie Gefahr, daß Ihre Gesundheit darunter leidet.

Blutgruppe B: Wenn Sie Blutgruppe B haben, sollen Sie das Hühnerfleisch in den Menüvorschlägen durch Putenfleisch oder Fisch ersetzen. Wahrscheinlich werden Sie die fermentierten Milchprodukte wie Joghurt u. ä. gut vertragen.

Blutgruppe AB: Diese Blutgruppe kann entweder stärker zu den Eigenschaften von Gruppe A oder mehr zu Gruppe B neigen. Neigen Sie stärker zu Gruppe A, sollten Sie die dort geltenden Empfehlungen befolgen, neigen Sie eher zu Gruppe B, werden Sie die fermentierten Milchprodukte ohne Problem essen können.

An unsere Menüvorschläge müssen Sie sich nicht halten. Seien Sie kreativ und stellen Sie sich aus dem Angebot etwas zusammen

Sie können Ihre Blutgruppe zusätzlich einbeziehen

Montag

Frühstück:

- 2 Rühreier mit Pilzen
- 1 Scheibe Vollkornbrot mit
- 1 Teelöffel Butter
- 1 Tasse Kräutertee

Mittagessen:

- 120 g Hühnerleber, in Sherry mit Zwiebeln gedünstet
- 1 Folienkartoffel mit 2 Teelöffeln Butter oder Olivenöl
- Gedünsteter Brokkoli und Blumenkohl

Abendessen:

- Salat aus 60 g Lachs mit
- 2 Teelöffeln guter Mayonnaise (am besten selbstgemacht) und
- 1/2 Tasse gekochte Erbsen sowie
- Artischockenherzen

Dienstag

Frühstück:

- 80 g Magerquark mit vielen frischen Kräutern, gemischt mit
- 2 Teelöffeln Leinöl
- 1 Scheibe Vollkornbrot
- 1 Pfirsich
- 1 Tasse Kräutertee

Mittagessen:

- 1 mittelgroße Tomate
- 40 g Mais, 40 g Spargel, 2 mittelgroße Champignons (in dünne Scheiben geschnitten)
- 2 Eßlöffel saure Sahne oder 1 Eßlöffel Leinöl
- zum würzen frische Kräuter, Sojasoße, Apfelessig
- Diese Zutaten zu einen Salat mischen und mit
- 200 g Entenbrust, in Streifen geschnitten, garnieren

Abendessen:

- 1 gekochtes Ei mit

- 1 Scheibe Vollkorntoast und
- 1 Teelöffel Butter
- 1 Scheibe Käse mit
- 1 Scheibe Vollkorntoast und
- 1 Teelöffel Butter

Mittwoch

Frühstück:

- 70 g Roasbeef
- 1 Scheibe Vollkornbrot
- 2 Teelöffel Butter
- 1 Tomate
- 1 Tasse Kräutertee

Mittagessen:

- 120 g Lammkottelet
- gedünsteter Blattspinat
- 2 Teelöffel zerlassene Butter oder Leinöl
- 1/2 Tasse gekochter Vollkornreis

Abendessen:

- gemischter Blattsalat mit
- 2 Eßlöffeln Salatsoße (Leinöl oder Olivenöl, Salz, Apfelessig, frische Kräuter) und
- 60 g Hüttenkäse mischen und
- 2 Teelöffel Sesamsamen darüberstreuen
- 1 Scheibe Roggenknäcke
- 1 Teelöffel Butter

Donnerstag

Frühstück:

- 1/2 Avocado zerquetschen und mischen mit
- 80 g Magerquark gemischt mit
- 2 Teelöffeln Leinöl,
- 1/2 Knoblauchzehe, zerkleinert und abgeschmeckt mit
- Zitronensaft, Salz und Muskatblüte
- 1 Scheibe Vollkornbrot mit
- 1 Teelöffel Butter
- 1 Tasse Kräutertee

Mittagessen:

- 2 Eier mit
- 1 mittelgroße Zwiebel (kleingeschnitten und angedünstet) und

- 50 g Käse (in kleine Würfel geschnitten) mischen, mit
- Salz und Muskat abschmecken und als Omelett bereiten und danach mit
- Petersilie bestreuen. Dazu
- 80 g Hirse, gemischt mit
- 1 Eßlöffel Sahne

Abendessen:
- 1 Tomate mit
- 2 Eßlöffeln kaltem Reis oder kalter Hirse,
- 1/2 Tasse Käse in kleinen Würfeln,
- 2 Eßlöffeln saurer Sahne mischen und mit
- Salz, Zitronensaft, Gewürzen und frischen Kräutern abschmecken. Auf
- 2 Blatt Salat anrichten

Freitag
Frühstück:
- 2 gekochte Eier
- 1 Scheibe Vollkornbrot
- 2 Teelöffel Butter
- 1 Nektarine
- 1 Tasse Kräutertee

Mittagessen:
- 120 g Fisch, gebacken
- 80 g Kartoffelsalat (aus 60 g Pellkartoffeln, 2 Eßlöffeln gute Mayonnaise, 1/2 kleingehackte Zwiebel, 1 kleingewürfelten Gewürzgurke)

Abendessen:
- 1 großer Apfel, gewürfelt mit
- 100 g Käse mischen auf
- 2 Blatt Kopfsalat anrichten. Mit Dressing aus
- 2 Eßlöffeln Leinöl und
- Schnittlauch, Petersilie, Basilikum und 1 Eßlöffel Sojasauce übergießen

Samstag
Frühstück:
- 3/4 Tasse Vollkornflocken
- 50 g Hüttenkäse
- 2 Eßlöffel Sahne oder Leinöl

- 2 Eßlöffel Sonnenblumenkerne
- 2 Datteln, kleingeschnitten
- 1 Tasse Kräutertee

Mittagessen:
- 120 g Putenbraten
- 1 Tasse Auberginen (gewürfelt) mit
- 1 kleine Zwiebel (gewürfelt) und
- 1 mittelgroße Karotte (in dünne Scheiben geschnitten) dünsten, danach
- 2 Teelöffel Butter zugeben
- 80 g gekochter Reis

Abendessen:
- 1 Tomate
- 80 g Käse
- Schnittlauch
- 1 Scheibe Vollkorntoast mit
- 1 Teelöffel Butter

Sonntag
Frühstück:
- 80 g Lachs
- 1 Eßlöffel Sahnemeerrettich
- 1 Scheibe Vollkornbrot
- 1 Teelöffel Butter
- 1 Birne
- 1 Tasse Kräutertee

Mittagessen:
- 160 g Lammbraten in Auflaufform mit
- 1 Zehe Knoblauch und je
- 1 Teelöffel Majoram, Rosmarin, Thymian plus 2 Blättern Salbei im Backofen zubereiten
- 120 g Rosenkohl, vor dem Essen in
- 1 Eßlöffel Butter schwenken

Abendessen:
- 100 g gedünsteter Thunfisch (kalt) gemischt mit
- 1 kleine Zwiebel (fein gewürfelt) und
- 2 Eßlöffel Mayonnaise, abgeschmeckt mit
- Kräutern, Salz und Gewürzen
- 2 Scheiben Vollkorntoast

Die besten Nahrungsmittel für Stoffwechselprofil 2

In dieser Liste sind alle Nahrungsmittel zusammengefaßt, die für das Stoffwechselprofil 2 besonders geeignet sind.

- **Fleisch und Geflügel:** Eier, Ente, Fasan, Gans, Huhn (das dunkle Fleisch), Innereien (Leber, Nieren, Herz usw.), Kalb, Lamm, Rind, Schwein, Pute (das dunkle Fleisch), Wild
- **Meeresfrüchte:** Anchovis, Austern, Forelle, Garnelen, Hai, Hering, Hummer, Kammuschel, Karpfen, Kaviar, Krabben, Lachs, Languste, Makrele, Muscheln, Sardinen, Schwertfisch, Tintenfisch, Thunfisch (das dunkle Fleisch), Venusmuschel, Weißfisch, Wels
- **Milchprodukte:** verwenden Sie möglichst nur Varianten mit natürlichem Fettgehalt: Hüttenkäse, Joghurt, Käse, Milch, Sahne. (Die Milchprodukte sollten nicht als Ersatz für Fleisch, Geflügel und Meeresfrüchte verwendet werden.)
- **Fette und Öle:** alle Sorten können verwendet werden, am besten sind Leinöl, Mandelöl, Olivenöl und Sonnenblumenöl.
- **Nüsse und Samen:** alle Sorten können gegessen werden
- **Gemüse:** Artischocken, Blumenkohl, Bohnen, Brokkoli, Endivien, Erbsen, Erdartischocke, Erdnüsse, Gelbe Rüben, Hizikialgen, Karotten (nicht zu viele), Kartoffeln (nicht zu viele), Kastanien, Kidneybohnen, Kohl, Kombualgen, Kürbis, Limabohnen, Linsen, Mais, Norialgen, Okra, Pastinak, Petersilie, Pilze, Pintobohnen, Rosenkohl, Rote Seealge, Sellerie, Spargel, Spinat, Weiße Bohnen, Wirsing
- **Obst:** Äpfel (nicht zu viele), Aprikosen, Avocado, Birnen (nicht zu viele), Blaubeeren, Kirschen, Nektarinen, Netzmelonen, Oliven, Papayas, Pfirsiche, Preiselbeeren
- **Getreideähnliches:** alle Getreide können in Maßen gegessen werden
- **Getränke:** Kräutertee, Wasser. Gemüsesäfte und Obstsäfte sollten mit Wasser verdünnt werden und von den empfohlenen Sorten stammen

Ernährungsempfehlungen für Stoffwechselprofil 3

Stoffwechselprofil 3 hat Eigenschaften von Profil 1 und 2 und liegt mit vielen Merkmalen zwischen beiden. Auch seine Ernährungsbedürfnisse vereinigen die der beiden anderen Typen. Das hat Vor- und Nachteile. Einerseits steht Profil 3 dadurch eine wesentlich größere Auswahl an Nahrungsmitteln zur Verfügung, andererseits ist jedoch sein Stoffwechsel auf eine sehr große Vielfalt von Nahrungsmitteln angewiesen. Er darf sich auf keinen Fall einseitig ernähren, weder rein vegetarisch noch zu eiweißbetont, sondern sollte aus einer abwechslungsreichen Palette gesunder Nahrungsmittel auswählen. Für ihn ist folgende Zusammenstellung am besten geeignet:

Eiweißreiche Nahrungsmittel
- 180 g tierisches Eiweiß, sowohl fett- und purinarme als auch -reiche Sorten
- 2 Portionen Milchprodukte, fettarme und fettreiche (nur, wenn sie gut vertragen werden)

Fettreiche Nahrungsmittel
- 1 1/2 Eßlöffel essentielle Fettsäuren (Öle und Fette) guter Qualität

Kohlenhydratreiche Nahrungsmittel
- 4 oder 5 Portionen Gemüse
- 2 Portionen Obst
- 3 oder 4 Portionen vollwertige, komplexe Kohlenhydrate

Wie Sie sehen, haben wir aus praktischen Gründen dreierlei Maße verwendet: Portionen (bei Gemüse, Obst, Kohlenhydraten und Milchprodukten), Gewicht (beim Eiweiß) und Volumen (beim Fett). Im Anhang (ab Seite 166) können Sie den Tabellen entnehmen, wie groß jeweils eine Kohlenhydratportion (bei Gemüse und Obst) ist.

Die richtigen Nahrungsmittel für Stoffwechselprofil 3

Die folgende Listen sollen Ihnen einen Eindruck vermitteln, aus welchen Nahrungsmitteln jede Mahlzeit bei Stoffwechselprofil 3 zusammengestellt sein sollte. Zur besseren Orientierung habe ich die Nahrungsmittel in Gruppen eingeteilt.

Es ist wichtig, daß Sie sich vor allem von den hier empfohlenen Nahrungsmitteln ernähren

Eiweißreiche Nahrungsmittel
Verwenden Sie täglich in beliebiger Kombination insgesamt circa 180 g von den in der nachfolgenden Liste aufgeführten eiweißreichen Nahrungsmitteln. (Im Anhang finden Sie für einige eiweißreiche Nahrungsmittel Mengenangaben, die circa 30 g entsprechen. Zum Beispiel entsprechen fünf kleine Muscheln 30 g.) Denken Sie daran, daß für Stoffwechselprofil 3 alle tierischen Eiweiße geeignet sind. Wechseln Sie zwischen den purinreichen (die mit einem Stern * gekennzeichnet sind) und den purinarmen Sorten ab, ebenso zwischen den fettreichen und fettarmen.

Am besten essen Sie zu jeder Mahlzeit einen Teil dieser Gesamtmenge, da es besser ist, den Eiweißkonsum über den Tag zu verteilen. Die zwei Portionen Milchprodukte können Sie zusätzlich zu dieser Menge essen. Milchprodukte sollten nicht als Ersatz für Fleisch, Geflügel, Fisch und Eier dienen und sind daher in der obigen Liste der Mengenverhältnisse getrennt aufgeführt.

Verwenden Sie so oft wie möglich Fleisch, Fisch, Geflügel und Eier aus ökologischer Haltung, da diese bis zur fünffachen Menge an essentiellen Fettsäuren und wesentlich weniger ungesundes LDL-Cholesterin als bei Massentierhaltung enthalten.

Fleisch:
- *Innereien (wie Leber, Nieren, Herz), *Kalb, *Lamm, *Rind, *Wild

Geflügel:
- *Ente, *Fasan, *Gans, Huhn (helles und dunkles Fleisch), Pute (helles und dunkles Fleisch)

Fisch und Meerestiere:
- *Anchovis • *Austern • Flunder • Flußbarsch • Forelle • Garnelen • Hai • *Hering • Hummer • Kabeljau • Kammuscheln • Karpfen • *Kaviar • Krabben • Lachs • Languste • Makrele • Muscheln • Sardine • Schellfisch • Schwertfisch • Seezunge • Steinbutt • Thunfisch • Venusmuscheln • Weißfisch • Wels

Andere Nahrungsmittel:
- Erdnußbutter, Mandelmus

Milchprodukte:
Falls Sie Laktose vertragen und nicht gegen Milchprodukte allergisch sind, können Sie circa zwei Portionen der unten aufgeführten Nahrungsmittel essen. Verwenden Sie sowohl Milchprodukte mit natürlichem Fettgehalt als auch die fettarmen Varianten. Selbstverständlich ist es wie bei allen Nahrungsmitteln am besten, wenn die Milchprodukte aus ökologischer Landwirtschaft stammen.

Wenn Sie eine Laktoseunverträglichkeit haben, vertragen Sie eventuell fermentierte Milchprodukte wie Joghurt, Kefir und Buttermilch besser. Oder Sie lassen sich das Enzym Laktase verschreiben, um die Milchprodukte leichter verdauen zu können.
- Buttermilch, Hüttenkäse, Joghurt, Kefir, Kuhmilch Ziegenmilch

Fettreiche Nahrungsmittel
Von den Ölen und Fetten können Sie pro Tag etwa 1 1/2 Eßlöffel zu sich nehmen. Wenn Sie unbedingt zum Braten ein Fett verwenden möchten, eignet sich dazu am besten Butterfett (auch unter der Bezeichnung „Ghee" erhältlich), da es trotz der Hitze keine schädlichen trans-Fette bildet.

Denken Sie daran, nur Öle bester Qualität – am besten aus dem Naturkostladen oder Reformhaus oder noch besser von der Bezugsadresse, auf die wir im Anhang ab Seite 169 verweisen – zu verwenden. Die folgenden Öle können beliebig untereinander ausgetauscht werden, nur sollte der Verbrauch am Tag insgesamt 1 1/2 Eßlöffeln nicht überschreiten. Außerdem können Sie statt der Öle auch die Nüsse und Samen verwenden, von denen sie stammen. Ich habe im Anhang ab Seite 166 die Menge, die einem Teelöffel Öl entspricht, ebenfalls angegeben.

Die Öle in der folgenden Liste sollten nicht erhitzt werden, sondern kalt – zum Beispiel in Salaten – Verwendung finden oder nachträglich zu gekochten Speisen gegeben werden, wenn diese etwas abgekühlt sind.

Am besten sind folgende Öle geeignet:
- Avocadoöl, Erdnußöl, Leinöl, Mandelöl, Olivenöl, Sesamöl, Sonnenblumenöl

Andere fettreiche Nahrungsmittel:
- Avocado • Butter • Creme Fraiche • Kokosnuß • Oliven • Sahnequark • Saure Sahne • Schlagsahne

Wenn Sie gern Mayonnaise essen, stellen Sie diese am besten selbst aus einem der oben genannten Öle her oder verwenden Sie solche guter Qualität aus dem Reformhaus oder Naturkostladen.

Kohlenhydratreiche Nahrungsmittel
Gemüse:
Essen Sie täglich vier oder fünf Portionen der Gemüse aus der nachfolgenden Liste. Für das Stoffwechselprofil 3 sind sowohl die purinreichen Gemüse (die mit einem Stern * gekennzeichnet sind) als auch die purinarmen geeignet.
- Alfalfasprossen • *Artischocken • Artischockenherzen • Aubergine • Bambussprossen • Blattsalate (alle Sorten) • *Blumenkohl • Brokkoli • Endivien • *Erdartischocken • Frühlingszwiebeln • Gelbe Kohlrübe • Gemüsepaprika • Grünkohl • Hizikialgen • Karotten • Kohl • Kohlrabi • Kombualgen • Kürbis • Lauch • Mungbohnensprossen • Norialgen • Okra • Pastinak • Petersilie • *Pilze • Rosenkohl • Rote Beete • Rote Seealge • Salatgurke • *Spargel • Sellerie (Stangen und Knollen) • Senfsprossen • Sojasprossen • *Spinat • Süßkartoffeln • Tomaten • Wachsbohnen • Weißkohl • Wirsing • Zucchini • Zwiebeln

Obst:
Mit Stoffwechselprofil 3 sollten Sie circa zwei Portionen Obst pro Tag essen. Meiden Sie tiefgefrorene Früchte und solche aus Dosen, besonders alle, die Zusätze wie Zucker, Konservierungs- oder Süßstoffe enthalten. Am besten ist Obst aus ökologischem Anbau.
- Ananas • Ananassaft • Apfel • Apfelkraut (zuckerfrei) • Apfelmus (ungesüßt) • Apfelsaft oder Apfelwein • Aprikosen (frisch) • Aprikosen (getrocknet) • Bananen • Beeren (Brombeeren, Blaubeeren, Himbeeren, Erdbeeren) • Birne • Cantalupe, • Datteln • Erdbeeren • Feigen (frisch) • Feigen (getrocknet) • Früchtemarmelade (zuk-

kerfrei) • Grapefruit • Grapefruitsaft • Kirschen • Kiwi • Mandarinen • Mango • Nektarine • Netzmelonen • Obstsalat (im eigenen Saft) • Orange • Orangensaft • Papaya • Pflaumen • Pflaumensaft • Preiselbeeren • Rosinen • Trauben • Traubensaft • Warzenmelone • Wassermelone • Zitrone

Komplexe Kohlenhydrate

Essen Sie täglich drei bis vier Portionen der Nahrungsmittel aus nachfolgender Liste. Je nach dem, wie aktiv Sie körperlich sind und wie gut Sie diese Kohlenhydrate verstoffwechseln, können Sie mehr oder weniger essen, wenn Sie auch von den anderen Nahrungsmittelgruppen entsprechend mehr oder weniger nehmen.

Die purinreicheren Nahrungsmittel sind mit einem Stern * gekennzeichnet und sollten abwechselnd mit den purinarmen verzehrt werden.

Stärkereiche Gemüse:
• Erbsen, Kartoffeln, • Kastanien • Kürbis • Limabohnen • Mais • Pastinak

Hülsenfrüchte:
• *Bohnen (z. B. Lima-, Pinto-, Kidney-, Weiße Bohnen), *Erbsen, *Linsen

Getreidesorten, ihre Zubereitungen und verwandte Produkte:
• Brötchen (aus Vollkornmehl) • Brot (Roggen- und Weizenvollkorn, Pumpernickel) • Buchweizen • Buchweizenmehl • Croutons • Couscous • Gerste • Haferbrei • Hafergrütze • Hirse • Kartoffelstärke • Kleie (von Weizen oder Reis) • Maisbrei • Maisstärke • Matzen (aus Vollkornmehl) • Nudeln • Pfannkuchen (aus Vollkornmehl) • Pfeilwurzelstärke • Pitabrot • Polenta • Popkorn • Puffreis • Reis (Vollkorn) • Reis, wilder • Reisbrei • Reismehl • Reiswaffeln (aus Vollkornreis) • Roggenknäckebrot (aus Vollkornmehl) • Sojamehl • Weizenknäckebrot (aus Vollkornmehl) • Weizenvollkornmehl

Menüvorschläge für Stoffwechselprofil 3

Seien Sie kreativ und stellen Sie sich aus dem Angebot etwas zusammen

Die folgenden Menüvorschläge für eine Woche sollen Ihnen einen Eindruck davon vermitteln, wie Sie die für Ihr Stoffwechselprofil richtige Ernährung zusammenstellen können. Ich habe lediglich für das Frühstück ein Getränk angegeben, aber am besten trinken Sie bei den Mahlzeiten gar nichts, nur dazwischen, um die Verdauung nicht zu stören. Zwischen den Mahlzeiten trinken Sie am besten viel (etwa acht Gläser täglich) gutes Wasser (ideal wäre destilliertes oder Wasser aus Umkehrosmose). Kräutertee oder Kaffeesurrogate wie zum Beispiel Getreidekaffee sind zwar auch gelegentlich erlaubt, haben aber nicht die gleiche reinigende Wirkung.

Sie können Ihre Blutgruppe zusätzlich einbeziehen

Jedes Menü ist nach den Richtlinien zusammengestellt, die ich auf den vorhergehenden Seiten für das Stoffwechselprofil 3 entworfen habe. Allerdings sollten Sie zusätzlich Ihre Blutgruppe nach folgenden Überlegungen berücksichtigen:

Blutgruppe 0: Achten Sie darauf, ob Sie Milchprodukte gut vertragen oder Probleme haben, weil Sie Laktose nicht verdauen können oder auf Milchprodukte aus anderen Gründen empfindlich reagieren. Dann sollten Sie entweder Milchprodukte ganz beiseite lassen (versuchen Sie statt dessen Sojamilch, Sojaquark und ähnliches) oder nur laktosearme wie die fermentierten – zum Beispiel Joghurt oder Kefir – essen. Außerdem sollten Sie darauf achten, ob Sie glutenreiche Getreideprodukte gut vertragen. Dinkel und Kamut sind Getreidearten, die nur wenig Gluten enthalten, Reis, Hirse, Quinoa und Amaranth sind frei davon und können als Ersatz auch zum Brotbacken verwendet werden.

Blutgruppe A: Wenn Sie Blutgruppe A haben, können Sie sich weitgehend vegetarisch ernähren, doch hat in diesem Fall Ihr Stoffwechselprofil eindeutig Vorrang, und Sie dürfen auf keinen Fall ganz auf tierisches Eiweiß verzichten. Sonst laufen Sie Gefahr, daß Ihre Gesundheit darunter leidet.

Blutgruppe B: Wenn Sie Blutgruppe B haben, sollen Sie das Hühnerfleisch in den Menüvorschlägen durch Putenfleisch oder Fisch ersetzen. Wahrscheinlich werden Sie fermentierte Milchprodukte wie Joghurt u. ä. gut vertragen.

Blutgruppe AB: Diese Blutgruppe kann entweder stärker zu den Eigenschaften von Gruppe A oder von Gruppe B neigen. Tendieren Sie stärker zu Gruppe A, sollten Sie die hier geltenden Empfehlungen befolgen, neigen Sie eher zu Gruppe B, werden Sie fermentierte Milchprodukte ohne Probleme essen können.

Die besten Nahrungsmittel für Stoffwechselprofil 3

In dieser Liste sind alle Nahrungsmittel zusammengefaßt, die für das Stoffwechselprofil 3 besonders geeignet sind.

- **Fleisch und Geflügel:** Eier, Ente, Fasan, Gans, Huhn (helles und dunkles Fleisch), Innereien (Leber, Nieren, Herz usw.), Kalb, Lamm, Rind, Schwein, Pute (helles und dunkles Fleisch), Wild
- **Meeresfrüchte:** Anchovis, Austern, Flunder, Flußbarsch, Forelle, Garnelen, Hai, Hering, Hummer, Kabeljau, Kammuschel, Karpfen, Kaviar, Krabben, Lachs, Languste, Makrele, Muscheln, Sardinen, Schellfisch, Schwertfisch, Seezunge, Steinbutt, Tintenfisch, Thunfisch (helles und dunkles Fleisch), Venusmuschel, Weißfisch, Wels
- **Milchprodukte:** Hüttenkäse, Joghurt, Käse, Kefir, Kuhmilch, Sahne, Ziegenmilch. (Die Milchprodukte sollten nicht als Ersatz für Fleisch, Geflügel und Meeresfrüchte verwendet werden.)

Montag

Frühstück:

- 1 Rührei mit Pilzen
- 1 Scheibe Vollkornbrot mit
- 1 Teelöffel Butter
- 1 Tasse Kräutertee

Mittagessen:

- 120 g Seezungenfilet
- Mischung aus Lauch, Zucchini und Roter Paprika
- Gemischter Sprossensalat mit Zitronensaft und gekochtem, kaltem Reis

Abendessen:

- Salat aus 40 g Lachs mit
- 1 Teelöffeln guter Mayonnaise (am besten selbstgemacht) und
- 1 Tasse gekochte Erbsen sowie
- Artischockenherzen mit
- 1 Scheibe Vollkorntoast

Dienstag

Frühstück:

- 50 g Magerquark mit vielen frischen Kräutern, gemischt mit
- 2 Teelöffeln Leinöl
- 2 Scheiben Vollkornbrot
- 1 Pfirsich
- 1 Tasse Getreidekaffee

Mittagessen:

- 1 mittelgroße Tomate
- 50 g Mais, 50 g Spargel, 2 mittelgroße Champignons (in dünne Scheiben geschnitten)
- 2 Eßlöffel saure Sahne oder 1 Eßlöffel Leinöl
- zum würzen frische Kräuter, Sojasoße, Apfelessig
- Diese Zutaten zu einen Salat mischen und mit
- 150 g Entenbrust, in Streifen geschnitten, garnieren

Abendessen:

- 1 gekochtes Ei mit
- 1 Scheibe Vollkorntoast und
- 1 Teelöffel Butter
- 1 Scheibe Käse mit
- 1 Scheibe Vollkorntoast und
- 1 Teelöffel Butter

Mittwoch

Frühstück:

- 50 g Hühnerbrust
- 1 Scheibe Vollkornbrot
- 1 Teelöffel Butter
- 1 Tomate
- 1 Tasse Kräutertee

Mittagessen:

- 100 g Lammkottelet
- gedünsteter Blattspinat
- 1 Teelöffel zerlassene Butter oder Leinöl
- 1 Tasse gekochter Vollkornreis

Abendessen:

- Gemüsesuppe
- 60 g Salat aus kaltem Fisch in einer ausgehöhlten Tomate
- 4 Vollkornknäcke
- Blattsalat mit
- 2 Teelöffeln Leinöl und Zitronensaft

Donnerstag

Frühstück:

- 1/2 Avocado mit einer Gabel zerquetschen und mischen mit
- 50 g Magerquark, gemischt mit
- 2 Teelöffeln Leinöl,
- 1/2 Knoblauchzehe, zerkleinert und abgeschmeckt mit
- Zitronensaft, Salz und Muskatblüte
- 1 Scheibe Vollkornbrot
- 1 Tasse Getreidekaffee

Mittagessen:

- 120 g Hackfleisch aus Putenfleisch als Frikadelle mit
- 3/4 Tasse Kartoffelbrei und

- gegrillter Aubergine mit Zwiebeln. Dazu
- Salat aus Eisbergsalat, Gurken und Radieschen mit
- 2 Teelöffeln Olivenöl und Zitronensaft

Abendessen:
- 60 g Tofu mit
- Wasserkastanien, Chinakohl, Brokkoli und Rote Paprika, kurz angebraten in
- 1 Teelöffel Erdnußöl
- 1/2 Tasse Buchweizennudeln

Freitag
Frühstück:
- 1 gekochtes Ei
- 1 Scheibe Vollkornbrot
- 1 Teelöffel Butter
- 1 Scheibe Roastbeef
- 1 Birne
- 1 Tasse Kräutertee

Mittagessen:
- 150 g Fisch, gebacken
- 80 g Kartoffelsalat (aus 60 g Pellkartoffeln, 2 Eßlöffeln gute Mayonnaise, 1/2 kleingehackte Zwiebel, 1 kleingewürfelten Gewürzgurke)

Abendessen:
- 1 kleiner Apfel, gewürfelt mit
- 70 g Käse mischen auf
- 2 Blatt Kopfsalat anrichten. Mit Dressing aus
- 1 Eßlöffel Leinöl und
- Schnittlauch, Petersilie, Basilikum und 1 Eßlöffel Sojasauce übergießen

Samstag
Frühstück:
- 3/4 Tasse Vollkornflocken
- 60 g Hüttenkäse
- 1 Eßlöffel Sahne oder Leinöl
- 1 Eßlöffel Sonnenblumenkerne
- 2 Datteln, kleingeschnitten
- 1 Tasse Getreidekaffee

Mittagessen:
- 100 g Putenbraten
- 1 Tasse Auberginen (gewürfelt) mit
- 1 kleine Zwiebel (gewürfelt) und
- 1 mittelgroße Karotte (in dünne Scheiben geschnitten) dünsten, danach
- 2 Teelöffel Butter zugeben
- 100 g gekochter Reis

Abendessen:
- 1 Tomate
- 60 g Käse
- Schnittlauch
- 2 Scheiben Vollkorntoast mit
- 2 Teelöffeln Butter

Sonntag
Frühstück:
- 60 g Lachs
- 1 Eßlöffel Sahnemeerrettich
- 2 Scheiben Vollkornbrot
- 2 Teelöffel Butter
- 1 Pfirsich
- 1 Tasse Getreidekaffee

Mittagessen:
- 120 g Lammbraten in Auflaufform mit
- 1 Zehe Knoblauch und je
- 1 Teelöffel Majoram, Rosmarin, Thymian plus 2 Blättern Salbei im Backofen zubereiten
- 150 g Rosenkohl, vor dem Essen in
- 2 Eßlöffeln Butter schwenken

Abendessen:
- 40 g gedünsteter Thunfisch (kalt) gemischt mit
- 1 kleine Zwiebel (fein gewürfelt) und
- 1 Eßlöffel Mayonnaise, abgeschmeckt mit
- Kräutern, Salz und Gewürzen
- 2 Scheiben Vollkorntoast

- **Fette und Öle:** Erdnußöl, Leinöl, Maiskeimöl, Mandelöl, Olivenöl, Sesamöl, Sonnenblumenöl
- **Nüsse und Samen:** alle Sorten können gegessen werden
- **Gemüse:** Alfalfasprossen, Artischocken, Auberginen, Bambussprossen, Blattsalat (alle Sorten), Blumenkohl, Bohnen, Brokkoli, Endivien, Erbsen, Erdartischocke, Erdnüsse, Frühlingszwiebeln, Gelbe Rüben, Gemüsepaprika, Grüne Bohnen, Grünkohl, Hizikialgen, Karotten, Kartoffeln, Kastanien, Kidneybohnen, Knoblauch, Kohl, Kohlrabi, Kombualgen, Kürbis, Lauch, Limabohnen, Linsen, Mais, Meerrettich, Mungbohnensprossen, Norialgen, Okra, Paprika, Pastinak, Petersilie, Pilze, Pintobohnen, Rosenkohl, Rote Beete, Rote Seealge, Salatgurken, Sellerie (Stangen und Knollen), Senfsprossen, Sojasprossen, Spargel, Spinat, Süßkartoffeln, Tomaten, Wachsbohnen, Weiße Bohnen, Weißkohl, Wirsing, Zucchini, Zwiebeln
- **Obst:** Äpfel, Ananas, Aprikosen, Avocado, Bananen, Beeren (alle Sorten), Birnen, Cantaloupe, Datteln, Feigen, Grapefruit, Kirschen, Kiwi, Limonen, Mandarinen, Mango, Melone, Nektarinen, Netzmelonen, Oliven, Orangen, Papayas, Pfirsiche, Pflaumen, Preiselbeeren, Rosinen, Trauben, Warzenmelonen, Wassermelonen, Zitronen
- **Getreide und ähnliches:** alle Getreide können gegessen werden
- **Getränke:** Gemüsesäfte, Obstsäfte, Kräutertee, Getreidekaffee

Ein Wort zum Schluß

Inzwischen weiß ich genau: Optimale Gesundheit ist nur mit der Ernährung möglich, die genau zu Ihrem Ernährungstyp paßt

Ich hoffe, daß das Ende dieses Buches ein neuer Anfang für Sie ist. Mir wäre es am liebsten, wenn Sie die Informationen, die ich in diesem Buch zusammengetragen habe, als Sprungbrett benutzen, um noch mehr über die für Sie richtige Ernährung in Erfahrung zu bringen. Ich habe ja schon betont, daß ich nicht auf alle Fragen eine Antwort weiß. Ich bin mir aber sicher, daß jeder Mensch die Ernährung braucht, die zu ihm paßt und daß es nicht eine einzelne Ernährungsform gibt, die für jeden richtig ist.

Wie Sie gesehen haben, ist die Frage der richtigen Ernährung nicht einfach zu beantworten, doch hat die Wissenschaft in den letzten Jahren in dieser Beziehung große Fortschritte gemacht. Zum Beispiel wurde seit der ersten Veröffentlichung dieses Buches ein neues Testverfahren entwickelt, mit dem sich nun auch wissenschaftlich nachweisen läßt, daß die hier dargelegten Prinzipien richtig sind. Außerdem sind von Bill Wolcott Fragebögen entwickelt worden, die eine wesentlich genauere Typenbestimmung ermöglichen, als ich sie im Rahmen dieses Buches vorstellen kann. (Wenn Sie Ihren Ernährungstyp genauer bestimmen möchten – etwa im Fall einer chronischen Erkrankung – wenden Sie sich bitte an den deutschen Vertreter des Synergie-Systems, dessen Adresse Sie auf Seite 169 im Anhang finden.)

Das Ziel dieses Buches war es, klar darzulegen, daß es zwar im Hinblick auf die Ernährung einige Bedürfnisse gibt, die allen Menschen gemeinsam sind (zum Beispiel braucht jeder Mensch gesunde Nahrungsmittel), daß aber die Unterschiede mindestens genauso wichtig sind. Manche Menschen leben gesünder mit viel Eiweiß und Fett, anderen geht es mit vielen Kohlenhydraten besser. Manche sind geborene Vegetarier, andere nicht.

Wenn wir unser Stoffwechselprofil, unsere Abstammung und unsere Blutgruppe kennen, wissen wir schon sehr viel darüber, wie wir uns in Zukunft richtig ernähren können und welche Nahrungsergänzungsmittel für uns geeignet sind.

Anhang

1. Ergänzende Mengenangaben für die Nahrungsmittel in Kapitel 9

Kohlenhydratreiche Nahrungsmittel

Die kohlenhydratreichen Nahrungsmittel in Kapitel 9 sind in Portionen angegeben. Mit Hilfe der folgenden Tabellen finden Sie heraus, wie groß jeweils eine Portion ist. (Als Maßeinheit wird häufig das Volumen einer Tasse (T) angegeben. Dabei entspricht 1 T einer großen Tasse mit einem Volumen von circa 250 ml = 1/4 Liter.)

Getreidesorten, ihre Zubereitungen und verwandte Produkte:

Brötchen (aus Vollkornmehl)	1 kleines
Brot (Roggen- und Weizenvollkorn, Pumpernickel)	1 Scheibe
Buchweizen (gekocht)	1/3 T
Buchweizenmehl	3 Eßlöffel
Couscous	1/2 T
Croutons	1/3 T
Gerste (gekocht)	1/2 T
Haferbrei (gekocht)	1/2 T
Hafergrütze (gekocht)	1/2 T
Hirse (gekocht)	1/2 T
Kartoffelstärke	2 1/2 Eßlöffel
Kleie (von Weizen oder Reis)	1/2 T
Maisbrei (gekocht)	1/2 T
Maisstärke	2 Eßlöffel
Matzen (aus Vollkornmehl)	1/2 Scheibe (15 x 10 cm)
Nudeln (gekocht)	1/2 T
Pfannkuchen (aus Vollkornmehl)	1 kleiner dünner
Pfeilwurzelstärke	2 Eßlöffel
Pitabrot	1/2 kleine Scheibe (bei 15 cm Ø.)
Polenta	3 Eßlöffel
Popkorn	3 Tassen
Puffreis	1 1/2 Tassen
Reis (Vollkorn, gekocht)	1/3 T
Reis, wilder (gekocht)	1/2 T
Reisbrei (gekocht)	1/2 T
Reismehl	3 Eßlöffel
Reiswaffeln (aus Vollkornreis)	4 Scheiben
Roggenknäckebrot (aus Vollkornmehl)	2 Scheiben
Sojamehl	3 Eßlöffel
Tapioka	2 Eßlöffel
Weizenknäckebrot (aus Vollkornmehl)	4 Scheiben
Weizenvollkornmehl	3 Eßlöffel

Stärkereiche Gemüse:

Erbsen (gekocht)	1/2 T
Erbsen (frisch, ungekocht)	3/4 T
Kartoffelbrei	1/2 T
Kartoffeln (gekocht oder gebacken)	1 kleine
Kastanien (geröstet)	4 große oder 6 kleine
Kürbis (gekocht)	1 T

Limabohnen (gekocht)	1/3 T
Maiskolben	1 Kolben (ca. 10 cm lang)
Mais (gekocht)	1/3 T
Pastinak	1 kleine

Hülsenfrüchte:

*Bohnen, gekocht (z. B. Lima-, Pinto-, Kidney-, Weiße Bohnen)	1/3 T
*Erbsen (gekocht aus getrockneten)	1/3 T
*Erbsen (gekocht aus frischen)	1/3 T
*Linsen (gekocht)	1/3 T

Gemüse:

Alfalfasprossen	1 T roh
*Artischocken	1 T roh, 1/2 T. gekocht
Artischockenherzen	1 T roh, 1/2 T gekocht
Aubergine	1 T roh, 1/2 T gekocht
Bambussprossen	1 T roh, 1/2 T gekocht
Blattsalate (alle Sorten)	1 T roh
*Blumenkohl	1 T roh, 1/2 T gekocht
Brokkoli	1 T roh, 1/2 T gekocht
Endivien	1 T roh, 1/2 T gekocht
*Erdartischocken	1 T roh, 1/2 T gekocht
Frühlingszwiebeln	1 T roh, 1/2 T gekocht
Gelbe Kohlrübe	1 T roh, 1/2 T gekocht
Gemüsepaprika	1 T roh, 1/2 T gekocht
Grünkohl	1 T roh, 1/2 T gekocht
Hizikialgen	1 T roh, 1/2 T gekocht
Karotten	1 T roh, 1/2 T gekocht
Kohl	1 T roh, 1/2 T gekocht
Kohlrabi	1 T roh, 1/2 T gekocht
Kombualgen	1 T roh, 1/2 T gekocht
Kürbis	1 T roh, 1/2 T gekocht
Lauch	1 T roh, 1/2 T gekocht
Mungbohnensprossen	1 T roh, 1/2 T gekocht
Norialgen	1 T roh, 1/2 T gekocht
Okra	1 T roh, 1/2 T gekocht
Pastinak	1 T roh, 1/2 T gekocht
Petersilie	1 T roh, 1/2 T gekocht
*Pilze	1 T roh, 1/2 T gekocht
Rosenkohl	1 T roh, 1/2 T gekocht
Rote Bete	1 T roh, 1/2 T gekocht
Rote Seealge	1 T roh, 1/2 T gekocht
Salatgurke	1 T roh
*Spargel	1 T roh, 1/2 T gekocht
Sellerie (Stangen und Knollen)	1 T roh
Senfsprossen	1 T roh, 1/2 T gekocht
Sojasprossen	1 T roh, 1/2 T gekocht
*Spinat	1 T roh, 1/2 T gekocht
Süßkartoffeln	1 T roh, 1/2 T gekocht
Tomaten	1 T roh, 1/2 T gekocht
Wachsbohnen	1 T roh, 1/2 T gekocht
Weißkohl	1 T roh, 1/2 T gekocht
Wirsing	1 T roh, 1/2 T gekocht
Zucchini	1 T roh, 1/2 T gekocht
Zwiebeln	1 T roh, 1/2 T gekocht

Obst:

Ananas	1/2 T
Ananassaft	1/3 T
Apfel	1 kleiner
Apfelkraut (zuckerfrei)	2 Teelöffel
Apfelmus (ungesüßt)	1/2 T
Apfelsaft oder Apfelwein	1/3 T
Aprikosen (frisch)	2 mittelgroße
Aprikosen (getrocknet)	2
Bananen	1/2 kleine
Beeren (Brombeeren, Blaubeeren, Himbeeren, Erdbeeren)	3/4 T
Birne	1 kleine
Cantalupe, Warzenmelone	1/3 Melone
Datteln	2
Erdbeeren	3/4 T
Feigen (frisch)	2
Feigen (getrocknet)	1 1/2

Früchtemarmelade (zuckerfrei)	2 Teelöffel
Grapefruit	1/2
Grapefruitsaft	1/2 T
Kirschen (große, frisch)	12
Kiwi	1 mittelgroße
Mandarinen	1 große
Mango	1/2 kleine
Nektarine	1 kleine
Netzmelone	1/3 Melone
Obstsalat (im eigenen Saft)	1/2 T
Orange	1 kleine
Orangensaft	1/2 T
Papaya	3/4 T
Pfirsich	1 mittelgroßer
Pflaumen	2 mittelgroße
Pflaumensaft	1/4 T
Preiselbeeren	1/2 T
Rosinen	2 Eßlöffel
Trauben (kleine)	15
Traubensaft	1/4 T
Wassermelone	1 T
Zitrone	1 kleine

Fett- und eiweißreiche Nahrungsmittel

Milchprodukte:

Die folgende Menge an Milchprodukten entspricht einer Portion:

Milch	1 T
Buttermilch	1 T
Hüttenkäse	1/4 T
Joghurt	1 T
Kefir	1 T
Mozzarella	30 g
Parmesan, gerieben	2 Teelöffel
Schweizer und andere Hartkäse	30 g
Ziegenmilch	1 T

Andere fettreiche Nahrungsmittel:

Die folgenden Menge an fettreichen Nahrungsmitteln entspricht 1 Teelöffel Öl:

Avocado	1/2 kleine
Butter	1 Teelöffel
Cashewnüsse	4 Nüsse oder 1 Eßlöffel
Erdnüsse	20 kleine oder 10 große
Erdnußbutter	1 Eßlöffel
Kokosnuß, geraspelt	2 Eßlöffel
Kürbiskerne	1 Eßlöffel
Mandelmus	1 Eßlöffel
Oliven	10 kleine oder 5 große
Pistazien	15 Nüsse
Sahnequark	1 Eßlöffel
Saure Sahne, Creme Fraiche	1 Eßlöffel
Schlagsahne, geschlagen	1 Eßlöffel
Sesamsamen	1 Eßlöffel
Sonnenblumenkerne	1 Eßlöffel

Eier:

Diese Menge entspricht einer Portion:

Ei, ganz	1 mittelgroßes Ei
Eiweiß	3 Eiweiß

Meeresfrüchte:

Diese Menge entspricht 30 g Eiweiß:

*Anchovis	3 mittelgroße
Kammuscheln	5 kleine
Muscheln	5 kleine
Thunfisch	1/4 T
Venusmuscheln	5 kleine

2. Adressen und Bezugsquellen

Wenn Sie mehr über Ihren Ernährungstyp wissen möchten

Im Rahmen dieses Buches ist lediglich eine einfache Bestimmung Ihres Ernährungstyps möglich. Für einen durchschnittlich gesunden Menschen, der wissen möchte, welche Ernährungsform ungefähr zu ihm paßt, reicht dies aus. Zeigen sich jedoch bereits deutliche Zeichen eines Ungleichgewichts im Stoffwechsel, kommt es zu starkem Übergewicht oder treten bereits Krankheiten auf, so kann es sinnvoll sein, den Ernährungstyp genauer zu bestimmen. Dazu brauchen Sie sich allerdings nicht an Healthexcel und Bill Wolcott in Amerika zu wenden, denn seit einigen Jahren wird seine Methode in Deutschland vom Heilpraktiker Peter Königs unter dem Namen „Synergie-System" vertreten, so daß Bill Wolcotts Erkenntnisse nun vollständig in deutscher Sprache vorliegen.

Wenden Sie sich bitte an ihn, wenn Sie Fragen zu der in diesem Buch vorgestellten Methode haben oder mehr über die genauere Bestimmung Ihres Ernährungstyps wissen möchten, besonders bei der Verwendung dieser Methode zur Unterstützung bei chronischen oder anderen schweren Erkrankungen, bei denen eine sehr genaue Typenbestimmung und die gezielte Auswahl von Nahrungsergänzungsmitteln die Heilungschancen deutlich verbessern.

Telefonisch erreichen Sie ihn unter 069 / 560 41 43.

Seit kurzem arbeiten neben ihm noch weitere Therapeuten in Deutschland und Österreich mit dieser Methode. Wenn Sie einen Therapeuten in Ihrer Nähe suchen oder diese Methode selbst als Therapeut in Ihrer Praxis einsetzen möchten, wenden Sie sich bitte ebenfalls an ihn.

Falls Sie ihm schreiben möchten, erhalten Sie seine Adresse unter dieser Telefonnummer oder vom Leserservice des Windpferd-Verlages (siehe unten).

Nahrungsergänzungsmittel und andere Präparate

In Kapitel 8 dieses Buches empfehlen wir Ihnen Nahrungsergänzungsmittel, die von Bill Wolcott speziell für Ihr Stoffwechselprofil zusammengestellt wurden und in den USA von UniKey Health Systems vertrieben werden. Da es sehr schwierig ist, diese Supplemente direkt aus den USA zu beziehen, hat sich dankenswerterweise eine Firma in Europa bereit erklärt, den Vertrieb im deutschsprachigen Raum zu übernehmen. Wenn Sie also mit Hilfe des Fragebogens in Kapitel 6 Ihr Stoffwechselprofil bestimmt haben, können Sie dort die für Sie idealen Supplemente bestellen.

Dort erhalten Sie außerdem die meisten der im Abschnitt über Darmparasiten (in Kapitel 8) empfohlenen Präparate wie zum Beispiel die zu Beginn des Kapitels empfohlenen Algen. Der Leserservice des Windpferd-Verlages (siehe Seite 170) hält diese Adresse für Sie bereit.

Sehr gute Öle

Im Buch weisen wir mehrfach darauf hin, wie wichtig die Verwendung von sehr guten Ölen ist. Da es für den Verbraucher nicht ganz leicht ist, die Qualität von Ölen einzuschätzen, können wir Ihnen eine Ölmühle empfehlen, von deren Qualität wir uns in den letzten Jahren immer wieder überzeugen konnten. Es ist ein alter Familienbetrieb, der zum Beispiel ein ausgezeichnetes Leinöl herstellt. Weil dieses Öl nur wenige Monate haltbar ist, wird es immer erst frisch gepreßt, wenn Sie es bestellen und hat daher einen ausgezeichneten Geschmack, ganz im Gegensatz zu einem einige Monate alten Leinöl, das häufig bitter schmeckt und ranzig ist.

Sicherlich gibt es in Deutschland noch eine Reihe anderer guter Ölmühlen, und wahrscheinlich bieten auch viele Naturkostläden und Reformhäuser und andere Geschäfte ausgezeichnete Öle. Doch aus unserer Erfahrung können wir vor allem diese Ölmühle empfehlen. Der Leserservice des Windpferd-Verlages hält auch diese Adresse für Sie bereit.

Der Leserservice des Windpferd-Verlages

Der Leserservice des Windpferd-Verlages hält eine Liste mit wichtigen Bezugsadressen für Sie bereit. Diese Liste wird ständig aktualisiert. Sollte sich an der hier im Buch angegebenen Adresse etwas ändern, finden Sie in unserer aktualisierten Liste die neue Adresse. Sie können sie unter folgender Internet-Adresse abrufen:

http://www.windpferd.com

Sie können dort das gesamte Windpferd-Buch- und Musikangebot in Ruhe ansehen und sogar Ausschnitte der neuesten Musikproduktionen anhören. Außerdem haben wir ein „Chat-Forum" eingerichtet. Hier können Sie mit anderen Lesern online Ihre eigene Welt des Informationsaustausches kreieren und News und Tips aus der Naturheilkunde austauschen.

Sie sind jederzeit herzlich willkommen!

Sofern sie nicht über einen Internetzugang verfügen, können Sie diese Liste auch direkt beim Windpferd Verlag unter dem Stichwort: „Ihr Ernährungstyp" anfordern. Legen Sie dazu bitte immer einen adressierten und frankierten Rückumschlag bei.

Die Adresse lautet: Windpferd Verlag, Postfach, 87648 Aitrang.

3. Literaturliste

Abraham, Guy, „The Calcium Controversy", Journal of Applied Nutrition 34 (1982): 69.

Abraham, G.E., et al., „A Total Dietary Program Emphasizing Magnesium Instead of Calcium", Journal of Reproductive Medicine 35(5) (1990): 503-07.

Abrams, Leon H., Jr., „Anthropological Research Reveals Human Dietary Requirements for Optimal Health", Journal of Applied Nutrition 34(1) (1982).

Abravanel, Elliott, Dr. Abravanel´s Body Type Diet, New York: Bantam, 1983

Atkins, Robert, Die neue Atkins-Diät, Goldmann 1997.

Atkins, Robert, Diät-Revolution, Fischer 1997.

Balance Nutritional Manual, Santa Barbara, Calif.: Bio Foods, Inc., 1993

Bates, Charles, Essential Fatty Acids and Immunity in Mental Health, Tacoma, Wash.: Life Science Press, 1987

Bernstein, Richard, M.D., Food is Your Best Medicine, New York; Random House, 1966

Bieler, Henry G., Richtige Ernährung, deine beste Medizin, Bauer 1975.

Cohen, Mark Nathan, Health and the Rise of Civilization. New Haven and London; Yale University Press, 1989

Crook, William G., M.D., The Yeast Connection, 3rd ed.: Jackson, Tenn.: Professional Books, 1986

D'Adamo, James, The D'Adamo-Diet. New York: McGraw-Hill, 1989

D'Adamo, P. J., and E.R. Zampieron. „ABO Bias May Signal Innate Differences in 'Natural'Immunity." Journal of Naturopathic Medicine 2(1) (1991): 11-16

D'Adamo, P.J. and E.R. Zampieron, „Gut Ecosystems I: Defense Mechanisms and Interactive Effects: Endotoxins, Allergens and Candidiasis." Townsend Letters for Doctors, April 1991.

D'Adamo, J.P. and E.R. Zampieron, „Gut Ecosystems II: Special Characteristics: Lectins and Mitogens." Townsend Letters for Doctors, November 1993

D'Adamo, P.J. and E.R. Zampieron, „Gut Ecosystems III: The ABO Blood Groups and Other Polymorphic Systems." Townsend Letters for Doctors, August/September 1990.

D'Adamo, Peter J. / Whitney, Catherine, 4 Blutgruppen, 4 Strategien für ein gesundes Leben, Piper 1997.

Dallas, Clouatre, PH.D. Getting Lean With Anti-Fat Nutrients. San Francisco: Pax Publishing, 1993

DeSilver, Drew. „Putting Meat Back on the Menu." Vegetarian Times, January 1995, S. 67-72

Diamond, H., and M. Diamond. Fit for Life. New York: Warner Books, 1985

„Do Our Genes Determine Which Foods We Should Eat?", Newsweek, 9. August 1993, S. 64

Eating Right Pyramid, USDA Food Plan, Human Nutrition Service, Leaflet 572, August 1992

Eaton, S. Boyd, M.D., Marjorie Shostak, and Melvin Konner, M.D., The Paleolithic Prescription, New York: Harper & Row, 1988

Enig, Mary, Ph.D., Trans-Fatty Acids in the Food Supply: A Comprehensive Report Covering 60 Years of Research. Silver Spring, Md.: Enig Associates, 1993

Erasmus, Udo. Fats and Oils, Burnaby, B.C., Canada: Alive Books, 1992

Ezrin, Calvin, und R. Kowalski, Die Stoffwechsel-Revolution, Econ 1996.

„Fat Times", Time, 16. Januar 1995, S. 58-95

Finnegan, John. The Facts about Fats. Berkeley, Calif.: Celestial Arts, 1993

Galbo, H. „Endocrinology and Metabolism in Exercise," International Journal of Sports Medicine 2(1981): 125-30

Gittleman, Ann Louise, M. S. Super Nutrition for Menopause, New York: Pocket Books, 1993

Gittleman, Ann Louise, Guess What Came to Dinner. Garden City, N.Y.: Avery, 1993

Gittleman, Ann Louise, Super Nutrition for Women. New York: Bantam Books, 1991

Grunwald, Lisa. „28 Questions about Fat." Life, Februar 1995, S. 58-74

Guyton, Arthur C. Textbook of Medical Physiology, 8th ed. Philadelphia: W.B. Saunders Co., 1991

Healthexcel „H.O.P.E. Report." Healthexcel Inc., 1986

Heller, Richard, and Rachel Heller. Carbohydrate Addicts Diet. New York: NAL Dutton, 1992

Hills, Hilda. Good Food, Gluten Free. New Canaan, Conn.: Keats, 1976

Hunter, Beatrice. Gluten Intolerance. New Canaan, Conn.: Keats 1987

„Insulin Resistance – A Secret Killer?" New England Journal of Medicine 320(1), 16. März 1989, S. 733-34

Jenkins, D.J.A., et al. „Glycemic Index of Foods: A Physiological Basis for Carbohydrate Exchange." American Journal of Clinical Nutrition 34 (1981): S. 362-366

Kelley, W.D. The Metabolic Types.: Kelley Foundation, 1976

Kushi, Michio, Natürliche Heilung mit Makrobiotik, Ost-West 1995.

Lad, Vasant, Das Ayurveda-Heilbuch, Windpferd 1995.

Malter, R.F. „Energy, Stress and the New Nutrition: New Concepts for Understanding Today's Health Trends," Unveröffentlichte Schrift. Schaumburg, Ill.: Malter Institute for Natural Development, Inc., 1993

Moore-Lappé, Frances, Die Öko-Diät, Fischer 1978.

Moran, Victoria, Streicheleinheit Essen, Fit für's Leben Verlag 1998

Mourant, A.E. Blood Groups and Diseases. Oxford: Oxford University Press, 1978

Newbold, Herbert L., Lustesser und Suchtesser, Droemer-Knaur 1994.

Ornish, Dean, Mehr essen, weniger wiegen, Droemer-Knaur 1996.

Page, Melvin E., and H. Leon Abrams, Jr. Your Body is Your Best Doctor, New Canaan, Conn.: Keats, 1991

Page, Melvin E., and H. Leon Abrams, Jr., Body Chemistry in Health and Disease. Biochemical Research Foundation, 1949 (wieder aufgelegt von der Price Pottenger Nutrition Foundation, La Mesa, Calif.)

Page, Melvin E. et al, Degeneration – Regeneration. Biochemical Research Foundation, 1949 (Neuauflage von der Price-Pottenger Nutrition Foundation, La Mesa, Calif.)

Passwater, Richard A., PH.D. „An Interview with Mary Enig, PH.D.: Health Risks from Processed Foods and Trans Fats." Whole Foods, Januar 1994, S. 47-52

Passwater, Richard A., „An Interview with Mary Enig, PH.D.: Health Risks from Processed Foods and Trans Fats, Part II." Whole Foods, Dezember 1993, S. 52-56

Passwater, Richard A., „An Interview with Mary Enig, PH.D.: Health Risks from Processed Foods and Trans Fats, Part III." Whole Foods, November 1993, S. 46-51

Pottenger, Francis M., Jr., M.D. Pottenger's Cats. La Mesa, Calif.: Price-Pottenger Nutrition Foundation, 1983

Powter, Susan, Ohne Diät geht's auch!, Heyne 1997.

Pritikin, Nathan, Live Longer Now. New York: Grosset & Dunlap, 1974

Pritikin, Nathan, Das Pritikin-Programm für Gesundheit und Fitness, Econ 1982.

Pritikin, Nathan, „High Carbohydrate Diets: Maligned and Misunderstood." Journal of Applied Nutrition, Winter, 1976

Quillen, Patrick. La Costa Book of Nutrition. New York: Pharos, 1988

Reading, Chris, M.D., and Ross S. Meillon. Your Family Tree Connection. New Canaan, Conn.: Keats, 1988

Reaven, G.M. „Role of Insulin Resistance in Human Disease." Diabetes 37 (1988): 1595-1607

Roberts, H.J., M.D. Sweet´ner Dearest. West Palm Beach, Fla.: Sunshine Sentinel Press, 1992

Rosenvold, Lloyd. Can a Gluten-Free Diet Help. New Canaan, Conn.: Keats, 1992

Scheer, James S. „Supplements Fill Gaps in Vegetarian Diets." Nutrition for Today´s Living, August 1994, S. 43-45

Schmidt, Ronald F., N.D. Native Nutrition: Eating According to Ancestral Wisdom. Rochester, Vt.: Healing Arts Press 1987, revised 1994

Sears, Barry, Ph.D. „Essential Fatty Acids and Dietary Endocrinology: A Hypothesis for Cardiovascular Treatment." Journal of Advancement in Medicine 6 (Winter 1993): 211-224

Sears, Barry, „Why Your´re Still Fat" Let´s Play Magazine, November 1991, S. 12

Sheats, Cliff. Lean Bodies. Fort Worth, Tex.: Summit Group 1992

Sheldon, Dr. William H., The Atlas of Men, 1940.

Shelton, Herbert, Fasten kann Ihr Leben retten, Waldthausen 1990.

Shelton, Herbert, „Principles of Natural Hygiene. San Antonio, Tex.: Dr. Shelton´s Health School, 1964

Shelton Herbert, „Natural Hygiene, Man´s Pristine Way of Life, San Antonio, Tex.: Dr. Shelton´s Health School, 1968

Smith, Lendon H., M.D., Happiness Is a Healthy Life. New Canaan, Conn.: Keats 1992

Toshitaka, Nomi, You are Your Blood Type, Pocket 1983.

Vagnini, Frederic J. „Syndrome X – Triglycerides, Insulin Resistance, Hypertension and Cardiovascular Disease." NY Hospital & Health News 7 (1992). 2-3

Valletta, D.J., et al. „Effects of Low and High Carbohydrate Supplemented Diets and Running Performance." Department of Sports and Medicine, Pepperdine Universi-ty, Sports Medicine, Training and Rehabilitation 4 (4), Dezember 1993

Watson, George. Nutrition and Your Mind. New York: Harper & Row, 1972

Webb, Denise. „Nutritionists Make Predictions about Food, Health Issues for ´94." The New Mexican, 29. Dezember 1993

Wiley, Rudolf. BioBalance. Tacoma, Wash.: Life Sciences Press, 1989

William, Roger, Ph.D. Nutrition Against Disease. New York, Bantam, 1973.

William, Roger, Nutrition in a Nutshell. New York: Doubleday, 1962

William, Roger, Biochemical Individuality. New York: Wiley and Sons, 1956

Wolcott, Bill, The H.O.P.E. Report (Health Optimization Profile Evaluation). Healthexcel, 1986, 1990, 1993. Deutsche Fassung: ErGo (Ernährungs- und GesundheitsOptimierung), erhältlich bei Peter Königs, Adresse siehe Anhang ab Seite 169.

Wolcott, Bill, Surviving in the ´90´s . . . In Good Health, Healthexcel, 1989, 1993. Deutsche Fassung: Gesund ins nächste Jahrtausend, erhältlich bei Peter Königs, Adresse siehe Anhang ab Seite 169.

Wolever, T.M.S. „Relationship Between Dietary Fiber Content and Composition in Foods and the Glycemic Index." American Journal of Clinical Nutrition 51 (1990): 72-75

Yudkin, John, M.D., Süß – aber gefährlich, Artha.

Zabaroin, Ivana, et al. „Risk Factors for Coronary Artery Disease in Healthy Persons with Hyperinsulinism and Normal Glucose Tolerance." New England Journal of Medicine 302 (1989): 702-706

Zucker, Martin. „What´s Gumming Up Your Works?" Let´s Live, Februar 1983, S. 79-81

Über die Autoren

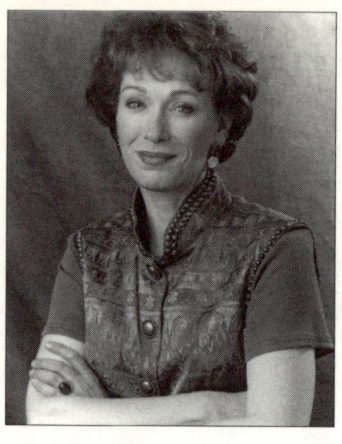

Ann Louise Gittleman ist eine der führenden amerikanischen Ernährungsberaterinnen, die seit Jahrzehnten Erfahrungen sowohl in der Ernährungsberatung von tausenden von Gesunden als auch von unzähligen Kranken gesammelt hat. Sie leitete z. B. am berühmten Pritikin Longevity Center (Pritikin-Zentrum für ein langes Leben) viele Jahre lang die Ernährungsabteilung und schrieb viele Bestseller über Ernährung, z. B. *Supernutrition for Menopause*, *Beyond Pritikin*, *Guess What Came to Dinner* und einige andere. Dabei geht es ihr immer wieder darum, die Verbindung zwischen Ernährungsgewohnheiten, Gesundheit und Wohlbefinden deutlich zu machen.

In Anerkennung ihrer Arbeit wurde ihr unter anderem der renommierte "Excellence in Medical Communications Award" („Auszeichnung für die exzellente Vermittlung von medizinischem Wissen") verliehen. Inzwischen ist sie vor allem als Beraterin für Gesundheitszentren, Kurkliniken und große Firmen in ganz Amerika unterwegs, hält häufig Vorträge über gesunde Ernährung und arbeitet in ihrer Praxis als Ernährungsberaterin.

James William Templeton ist Lehrer und Forscher. Er stellt für Hersteller natürlicher Nahrungsmittel Nahrungsergänzungsmittel zusammen. Die Geschichte seiner eigenen Gesundung wird in mehreren Büchern beschrieben, unter anderem in *Cancer Free* (etwa: *Frei von Krebs*, erschienen bei Japan Publications).

Candelora Versace ist die Autorin von *Refining the Vision: The Art World of Santa Fe* (etwa: *Genau hinsehen: Die Kunstwelt von Santa Fe*) und eine preisgekrönte Journalistin aus Santa Fe in New Mexico, derer Berichte über Kunst und Kultur regelmäßig in diversen Veröffentlichungen erscheinen.

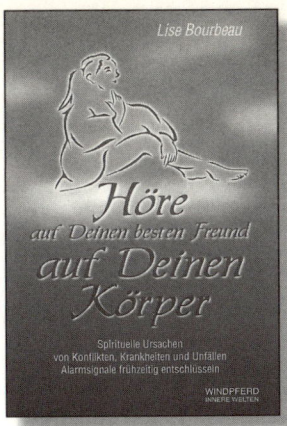

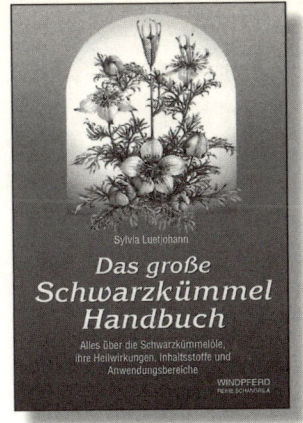

Lise Bourbeau

Höre – auf Deinen besten Freund – auf Deinen Körper

Spirituelle Ursachen von Konflikten, Krankheiten und Unfällen · Alarmsignale frühzeitig entschlüsseln

Krankheiten sind Alarmsignale der Seele. Diese Signale rechtzeitig wahrzunehmen und zu deuten, kann bisweilen sogar lebensrettend sein. Deshalb ist es so wichtig, zu erkennen, was tatsächlich in unserem Körper, unserer Gefühlswelt und in unserem Geist vorgeht. Sobald wir die Botschaft entschlüsselt haben, öffnen sich die Grenzen und unendliche Möglichkeiten zur persönlichen Entwicklung tun sich auf. Dieses Buch ist ein praktischer Begleiter und eine wertvolle Hilfe für all jene, die ihre innere Suche beginnen oder fortführen wollen. Lise Bourbeau ist eine ebenso populäre wie erfolgreiche kanadische Bestsellerautorin. Sie gibt international Seminare zu den Themen ihrer Bücher.

216 Seiten, DM 24,80, SFr 23,00
ÖS 181,00 ISBN 3-89385-224-7

Sylvia Luetjohann

Das große Schwarzkümmel-Handbuch

Alles über die Schwarzkümmelöle, ihre Heilwirkungen, Inhaltsstoffe und Anwendungsbereiche

Lange durch gute Erfahrung bestätigt, sind die sensationellen Wirkungen des Schwarzkümmels heute auch wissenschaftlich nachgewiesen. Seine Einsatzbereiche reichen von der Hautpflege bis hin zur Behandlung von Erkrankungen der Haut und Atemwege. Dabei können durch seine „Zellhormone" besonders Allergien sowie Infektionskrankheiten wirksam behandelt werden.
In dieser umfassenden Darstellung sind die wichtigsten Scharzkümmelsorten mit ihren spezifischen Wirkungen anhand vieler praktischer Beispiele beschrieben. Die bewährtesten Rezepturen aus der traditionellen und modernen Naturheilkunde für Gesundheits- und Schönheitspflege sowie viele praktische Tips von erfahrenen Schwarzkümmel-Kennern runden diesen wertvollen Ratgeber ab.

176 Seiten, DM 19,80, SFr 19,00
ÖS 145,00 ISBN 3-89385-221-2

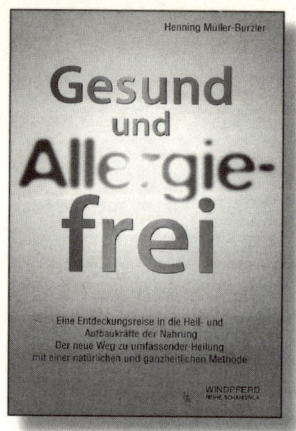

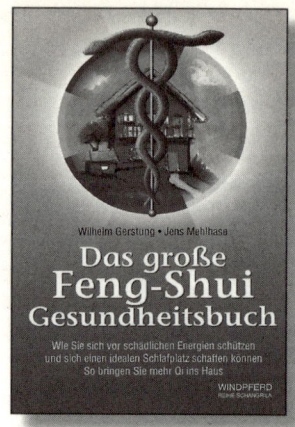

Henning Müller-Burzler

Gesund und Allergiefrei

Eine Entdeckungsreise in die Heil- und Aufbaukräfte der Nahrung · Der neue Weg zu umfassender Heilung mit einer natürlichen und ganzheitlichen Methode

Von der Bedeutung des Salzes für die Magensäurebildung, ohne die eine gute Eiweißverdauung nicht möglich ist, führt uns dieser Ratgeber über die Darstellung verschiedener Ernährungslehren mit ihren Stärken und Schwächen und den naturgemäßen Kombinationen unserer Lebensmittel schließlich zu den vom Autor wiederentdeckten Aufbaukräften der Nahrung. Er zeigt einen Weg, wie unsere Lebensmittel zu unvergleichlichen Heilmitteln werden, wodurch wir gesund werden und bleiben können. Dabei bleibt er immer persönlich, engagiert und von einem spirituellen Geist beseelt und läßt uns hoffnungsvoll in die Zukunft blicken.

ca. 550 Seiten, DM 39,80, SFr 36,00
ÖS 285,00 ISBN 3-89385-231-X

Wilhelm Gerstung · Jens Mehlhase

Das große Feng-Shui Gesundheitsbuch

Wie Sie sich vor schädlichen Energien schützen und sich einen idealen Schlafplatz schaffen können · So bringen Sie mehr Qi in ihr Haus

Über 5000 Jahre reicht die chinesische Kunst des Feng Shui zurück. Heute weiß man: die unsichtbaren Energien wirken direkt auf unsere Gesundheit und unser Wohlbefinden. Die Autoren zeigen, wie sich die unsichtbaren Energien des Feng Shui mit dem Biotensor (Einhandrute) oder Pendel auch ganz direkt messen und bewerten lassen. Dabei wird offensichtlich, daß sich viele Gesundheitsprobleme erklären und auf gestörte Energien zurückführen lassen. In diesem Buch erfahren Sie, wie man die Belastung des Schlafplatzes ermittelt – und mit welchen Mitteln und Wegen die Qualität des Schlafplatzes unmittelbar verbessert werden kann.

280 Seiten, DM 29,80, SFr 27,50
ÖS 218,00 ISBN 3-89385-218-2